Research on the Price Formation
Mechanism and Pricing Model of

MEDICAL
SERVICES

医疗服务价格形成
机制与定价模型研究

蒋 帅 ◎著

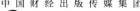
U0244229

中国财经出版传媒集团
经济科学出版社
Economic Science Press

图书在版编目（CIP）数据

医疗服务价格形成机制与定价模型研究/蒋帅著.
—北京：经济科学出版社，2022.4
ISBN 978 - 7 - 5218 - 3634 - 9

Ⅰ.①医…　Ⅱ.①蒋…　Ⅲ.①医疗卫生服务 - 成本
管理 - 研究 - 中国　Ⅳ.①R197.1

中国版本图书馆 CIP 数据核字（2022）第 069083 号

责任编辑：杨　洋　卢玥丞
责任校对：靳玉环　刘　娅
责任印制：王世伟

医疗服务价格形成机制与定价模型研究

蒋帅　著

经济科学出版社出版、发行　新华书店经销
社址：北京市海淀区阜成路甲 28 号　邮编：100142
总编部电话：010 - 88191217　发行部电话：010 - 88191522
网址：www. esp. com. cn
电子邮箱：esp@ esp. com. cn
天猫网店：经济科学出版社旗舰店
网址：http://jjkxcbs. tmall. com
北京季蜂印刷有限公司印装
710×1000　16 开　21.75 印张　320000 字
2022 年 5 月第 1 版　2022 年 5 月第 1 次印刷
ISBN 978 - 7 - 5218 - 3634 - 9　定价：72.00 元

序　一

　　人民健康是民族昌盛和国家富强的重要标志。以习近平同志为核心的党中央坚持以人民为中心的发展思想，切实把保障人民群众健康放在优先发展的战略地位，更好地保障人民群众"病有所医"。在医疗卫生领域中，医疗服务价格是广大人民群众最关心、最直接、最现实的利益问题，深化医疗服务价格改革是推进医疗保障和医疗服务高质量协同发展的重要举措。

　　公立医院进入高质量发展新时期，医疗价格改革面临新局面，相继出现医疗保险资金筹集与支出压力大、医疗服务人员劳务价值体现不充分、医疗服务项目比价关系未理顺等现实问题，受到了社会各界的广泛关注。完善医疗服务价格形成机制已成为当前新形势下公立医院改革的重要内容和研究热点。加快建立科学确定、动态调整的医疗服务价格形成机制，构建更加成熟定型的医疗服务价格模型，为推动公立医院高质量发展奠定了坚实的基础。

　　《医疗服务价格形成机制与定价模型研究》是我的博士研究生蒋帅对我国医疗服务价格体系改革进行持续探索研究的重要成果。本书是他在博士期间学术研究的基础上，结合医疗工作阶段实践积累，撰写而成的关于医疗服务价格改革领域的学术著作。本书旨在探索建立以"成本—质量—价格"为主线的医疗服务项目分级综合定价模型。首先，重点分析医疗服务价格改革的制度变迁和规制问题，并结合政策要求与现实需要来挖掘医疗服务价格形成的关键影响要素；其次，探索建立符合现阶段实际需要的医疗服务价格形成的基本思路，分别构建医疗服务项目人力和非人力成本核算机制；最后，引入医疗服务质量分级机制和价格谈判机制，形成更加符合实际需要的、具有激励波动性的分级定价计量模型，并进行实证模拟分析，为进一步深化医疗服务改革提供理论和实践参考。

蒋帅博士治学态度严谨，民生情怀深厚，持之以恒地开展医疗服务价格领域探索研究，为国家和地方医疗服务价格理论探索和改革策略提出决策参考建议，其所开展的相关工作和前期研究成果得到了政府相关部门和医疗机构的肯定，并在有关省市卫生健康等部门开展的医疗服务项目成本与价格测算中得到应用。

医疗服务价格改革不是一朝一夕所能完成的，需要持续研究、探索与实践。希望在此基础上，蒋帅博士能够继续开展医疗服务价格改革实践路径的相关研究，提出更符合我国国情和实际需要的政策性建议，为助力公立医院高质量发展和健康中国建设做出更大地学术贡献。

华中科技大学同济医学院 教授

序　二

以习近平同志为核心的党中央坚持以人民为中心的发展思想，始终把人民放在心中最高位置。深化医疗服务价格改革是激活公立医院高质量发展新动力的重要内容，也是推进医疗保障和医疗服务高质量协同发展的重要举措，关系着人民群众的根本利益和医疗机构的可持续发展。

近年来，国家发改委、国家卫健委和国家医保局等部门印发了一系列相关政策文件，为医疗服务价格改革提供了国家层面的路线图和行动纲领。各地结合实际情况积极开展医疗服务价格改革试点探索，取得了积极成效。然而在操作和执行层面，医疗服务价格改革仍然面临着诸多体制机制问题，受到了卫生健康政策和管理领域专家及学者的广泛关注。因此，如何建立健全适应经济社会发展、更好发挥政府作用、医疗机构充分参与、体现技术劳务价值的医疗服务价格形成机制，是公立医院高质量发展面临的重要议题之一。

蒋帅博士基于前期的研究成果和工作实践，撰写了《医疗服务价格形成机制与定价模型研究》一书。本书通过理论与实证相结合的方式，从现行医疗服务价格体系入手，归纳了我国医疗服务价格的制度变迁路径与基本特征，挖掘了价格形成机制存在的主要现实问题及深层次原因；厘清了医疗服务价格形成的基本思路和框架，包括价格形成基本要素划分、定调价影响机制探索、医疗服务项目成本界定与测算、医疗服务质量分级、价格谈判机制构建等，建立了以"成本—质量—价格"为主线的医疗服务项目分级综合定价模型并进行实证模拟分析，为深化医疗服务价格改革提供了理论依据和实践参考。

　　蒋帅博士以极大的热忱与恒心，以及严谨的学术态度，致力于医疗服务价格领域的研究，为国家和地方医疗服务价格改革提出了具有一定前瞻性和可操作性的政策建议。医疗服务价格改革任重道远，希望本书能够对医疗卫生领域的研究者和实践者有所裨益，共同推动我国医疗服务价格改革的持续深入。

郑州大学第一附属医院党委书记、院长

前　言

　　党的十八大以来，我国医药卫生体制改革逐步进入攻坚期和深水区。面对新形势、新任务和新要求，如何全面提升人民群众的健康获得感，是我国医疗健康工作者的重要职责。医疗服务价格是人民群众最关心、最直接、最现实的利益问题，关系着公立医疗机构和医疗卫生事业的高质量发展。2021年8月，国家医保局等八部门印发《深化医疗服务价格改革试点方案》，为深化医疗服务价格改革提供国家层面的路线图和行动纲领。在新时期医疗服务价格改革背景下，我们必须躬行实践，深入贯彻落实党和国家医疗改革方针；磨砻淬砺，接力钻研谱写中国特色卫生事业崭新篇章。

　　对医疗服务价格形成机制及定价模型相关研究成果是我起于研究生阶段并延续到在医疗机构工作中的多年实践与科研锱铢积累。作为国内医疗服务价格形成机制研究的重要成果之一，本书系统阐述了我国现行医疗服务价格体系运行现状，并深入剖析医疗服务价格形成机制存在的主要现实问题，归纳出我国医疗服务价格制度变迁的基本特征。进一步分析了医疗服务价格的现行规制模式并评价了传统规制效果，结合医疗服务价格改革政策内容和改革试点状况，探索医疗服务价格定价与调价的影响机制。本书全面阐述了医疗服务价格形成机制内涵，包括新兴的互联网医疗服务价格机制，并结合《全国医疗服务价格项目规范》中的基本内容和医疗服务价格项目成本核算机制，明确了医疗服务价格形成思路和关键决定要素，建立了医疗服务价格形成的规制理论模型和质量导向下的医疗服务分级综合定价计量模型。

　　本书以"长风破浪会有时，直挂云帆济沧海"的信心，以"千淘万漉虽辛苦，吹尽狂沙始到金"的恒心，从激励规制视角出发，创新性地以"成本—质量—价格"为主线，建立和完善医疗服务价格形成机制，制定出符合我国国情的公立医院医疗服务分级综合定价理论模型，为深化医疗服务价格改革试点提供理论依据。在成本方面，本书将医疗服务项目成本分为人力成本和非人力成本，且重点关注体现医疗服务人员技术劳务价值的人力成本，探索建立基于机会成本法（社会平均期望工资）的医疗服务项目人力成本测算机制和基于时间驱动作业成本法（医疗机构成本历史数据）的医疗服务项目非人力成本核算机制。在质量方面，探索并试图建立新的医院等级体系，依托不同等级医疗机构的医疗服务质量综合评价结果，形成具有激励波动性的"三级六类"分级定价模式。在价格形成上，本书针对体现医疗服务人员技术劳务价值的部分医疗服务项目建立谈判机制，并根据医疗服务价格调整启动约束条件，形成医疗服务价格动态调价模型。

曾将梦想悬挂于枝头，希冀在盛夏未央的季节里饱满和绽放，为梦想披星戴月，刷新人生的温度和高度！本书得以问世，离不开华中科技大学同济医学院和郑州大学第一附属医院等机构各级领导、专家学者的大力支持和指导，尤其得到作者的博士导师方鹏骞教授的关心和支持；同时，本书的如期出版得到了河南医学科技攻关联合共建项目（LHGJ2020347）的资助和经济科学出版社的支持，在此表示感谢。同时，对一直以来支持和关心本书的社会各界朋友表达真挚的谢意。

本书为新医改后医疗服务价格方面的最新著作，适合对医药卫生体制改革及医疗服务价格改革感兴趣的读者阅读，可作为卫生健康行政部门、医疗机构、医保管理机构、高校和科学研究机构等管理者和专家学者的参考用书。当然，受水平所限，书中难免出现纰漏或者不足，请各位专家学者同仁们批评指正。

2022 年 5 月 7 日于郑州

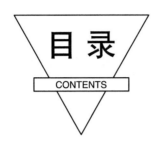

目 录
CONTENTS

第一章

绪　论

第一节　研究背景与意义

健康是人类幸福生活的基础，是促进人的全面发展的必然要求。推动"健康中国"建设，逐步提高人民的健康水平，实现寿命延长及身心健康的理想，是人类社会发展的共同追求。2021 年 3 月，《中华人民共和国国民经济和社会发展第十四个五年规划和 2035 年远景目标纲要》指出，把保障人民健康放在优先发展的战略位置，深入实施健康中国行动，完善国民健康促进政策，为人民提供全方位全生命期健康服务。我国是有着 14 亿多人的发展中大国，医疗卫生事业的发展状况是关系全民健康的重大民生问题。伴随着新一轮的医疗改革浪潮，尤其是党的十八大以来，我国医疗卫生事业处于快速发展时期，各项重点改革举措稳步推进，医疗卫生体制改革逐步走向深水区，也带动公立医院改革进入攻坚期。

医疗卫生事业具有其特殊性，表现在福利性和公益性上，而医疗卫生机构作为其重要参与者，具有社会服务性和市场经济性，这也决定了政府要在医疗卫生事业改革与发展过程中发挥重要作用，也可以说是政府规制或管制。政府对医疗机构实行社会福利政策（医疗机构要先考虑社会效益，再考虑经济效益），其目的是维护广大人民群众健康的根本利益。然而，随着社会经济的发展，人民群众的健康需求日益丰富，医疗服务花费增加，卫生总费用逐步上升。持续上升的医疗卫生费用，促使人们开始反思我国医疗卫生体制改革中的医疗政策有没有发挥应有效力、关键环节有没有触及、比价关系能不能捋顺等问题。

医疗服务价格改革是解决人民群众看病就医的重大民生问题，是体现社会公益性的重要窗口，是新时代推动经济社会高质量发展的系统工程。为了防止医疗机构因规模经济性和技术垄断性等特性，只顾追求经济利益而忽略社会服务责任，采取医疗服务价格（medical service price, MSP）垄断方式损害医疗服务需求者的利益，政府势必对医疗服务价格进行不同程度的管制，如对价格水平和机构管制、准入管制等。在中国特色社会主义制度背景下，政府对医疗服务价格管制方式是多样的，常常采取探索完善的改革路径，逐步实现对线下和线上医疗服务价格的有效规制。

推进医疗服务价格改革是我国医药卫生体制改革的重要内容和任务，是公立医院综合改革的关键环节，也是政府实现医疗服务价格有效规制的策略。2015年，中共中央、国务院印发的《关于推进价格机制改革的若干意见》要求理顺医疗服务价格，其明确了医疗服务价格改革目标和实现路径。2016年，国家发展改革委、原国家卫生计生委、人力资源社会保障部、财政部四部门印发了《关于印发推进医疗服务价格改革意见的通知》，明确全面推进医疗服务价格改革，有效地指导地方积极推进医疗服务价格项目管理和定价调价方式改革。同年，国家发展改革委办公厅《关于贯彻落实推进医疗服务价格改革意见的通知》明确了价格改革的"十条"关键问题（即"十条"指示）。

2019年，国家医疗保障局出台《关于完善"互联网＋"医疗服务价格和医保支付政策的指导意见》，为制定"互联网＋"医疗服务价格指明方向。同年，与国家卫生健康委、财政部、市场监管总局等四部委联合出台《关于做好当前医疗服务价格动态调整工作的意见》，要求设置动态调整启动条件，定期开展调价评估，合理设置调价空间，优化选择调价项目，以完善动态调价机制。2020年，《关于积极推进"互联网＋"医疗服务医保支付工作的指导意见》旨在完善和积极推进"互联网＋"医疗服务的价格项目分类管理和医保支付政策。

2021 年 5 月，中央全面深化改革委员会第十九次会议审议通过了《深化医疗服务价格改革试点方案》，指出建立目标导向的价格项目管理机制，使医疗服务价格项目更好计价、更好执行、更好评价，更能适应临床诊疗和价格管理需要。同年 6 月，国务院办公厅《关于推动公立医院高质量发展的意见》指出，公立医院发展方式从规模扩张转向提质增效；建立健全适应经济社会发展、更好发挥政府作用、医疗机构充分参与、体现技术劳务价值的医疗服务价格形成机制。同年 8 月，国家医保局等八部门印发的《深化医疗服务价格改革试点方案》指出，要坚持以人民健康为中心、以临床价值为导向、以医疗事业发展规律为遵循，在破除疏导深层次机制性矛盾、建立健全医疗服务价格管理体系、发挥系统协同作用上发力，建立健全更可持续的总量调控机制、规范有序的价格分类形成机制、灵敏有度的价格动态调整机制、目标导向的价格项目管理机制、严密高效的价格监测考核机制等。这些政策是本书研究的核心背景，其基本思想贯穿本研究始终。医疗服务价格研究是以价格改革内容为前提，展开理论结合实际的医疗服务价格形成机制探索研究。

在医疗服务价格改革过程中，各地积极探索改革路径或方式，通常以"取消药品加成"为突破口，合理调整医疗服务价格，并建立动态调整机制。之所以进行医疗服务价格改革，主要在于我国现行医疗服务价格管理体制不健全和运行机制不完善，政府、医疗机构、医疗服务人员、患者等机构或个人对医疗服务价格体系不满意，以及其要求完善医疗服务价格的强烈呼声。严格来讲，进行医疗服务价格改革，是对当前医疗服务价格制度的变革，以推动其更好地发挥制度性作用。本书的选题依据具有其合理性和必然性，主要体现在如何解决医疗服务价格体系存在的问题。抓住问题本质，才能找到很好的解决办法，才有研究的理论价值和现实意义。接下来，本章将分析医疗服务价格存在的主要问题。

一、医疗费用出现不合理增长

一般地，医疗费用（medical expenditure，ME）与医疗服务价格是密切相关的（ME = MSP × Q，Q 为医疗服务数量），医疗价格的不合理性，往往通过医疗费用表现出来。医疗费用增长是多因素作用的结果，有其合理增长部分，也有其不合理增长部分。

根据罗力等[①]研究医疗费用合理增长率的测算方法，本书选取 2009 ~ 2014 年我国卫生总费用（total health expenditure，THE）和医疗机构业务收入（患者就医花费的医疗费用，ME）这两项指标，单位为亿元，拟合出简单线性回归方程：$Y = 161.89 + 1.35 \times X$，（$p < 0.0001$）。据此，可认为医疗费用增长可以解释卫生总费用增长的比例为 74.07%（$= 1 \div 1.35$），亦可认为医疗费用（医疗机构的业务收入）是卫生总费用的重要耗散部分。

根据《2021 中国卫生健康统计年鉴》和《中国统计年鉴 2021》，2020 年我国卫生总费用为 72175.00 亿元，人均卫生费用为 5112.34 元。卫生总费用占国内生产总值（gross domestic product，GDP）的比重为 7.10%，且在 2000 ~ 2019 年呈现波动式上升（见图 1 - 1）。2000 ~ 2020 年人均卫生总费用持续攀升（见图 1 - 2），且年均增长率为 14.16%，高于 GDP 的年均增长率（11.65%）。

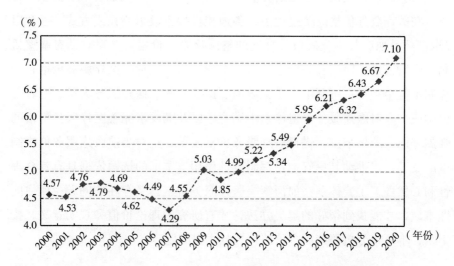

图 1 - 1　2000 ~ 2020 年我国卫生总费用占 GDP 的比重情况

---

① 罗力、章滨云、华颖等：《四种医疗费用合理增长率测算方法》，载《中国医院管理》2002 年第 9 期，第 27 ~ 29 页。

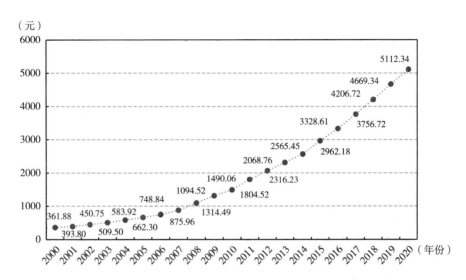

图 1 – 2　2000～2020 年我国人均卫生总费用变化情况

众所周知，政府和社会对我国医疗卫生和居民健康的重视程度不够，也会在一定程度上触发医疗服务价格的扭曲和不合理的医疗服务行为，最终导致医疗总费用的不合理增长。接下来，本书比较分析卫生总费用的构成情况，即政府卫生支出（government health expenditure，GHE）、社会卫生支出（social health expenditure，SHE）、个人卫生支出（out-of-pocket health expenditure，OOP）。

在我国医疗卫生费用构成中，如图 1 – 3 所示，2000～2020 年个人卫生支出增长相对较缓（年均增长率为 10.51%），但政府卫生支出和社会卫生支出增长速度较快（年均增长率分别为 18.71% 和 17.65%）。2012～2020 年社会卫生支出分别大于政府卫生支出和个人卫生支出，这表明社会承担的国民健康保障费用高于政府通过再分配担负的费用。2015 年首次出现个人卫生支出分别小于政府和社会卫生支出，但 2018～2019 年又再次出现政府卫生支出分别低于个人和社会卫生支出，2019～2020 年社会卫生支出的增长趋势上升。结合卫生总费用的耗散根源——医疗机构业务收入，不难让人思考购买医疗服务的价格问题，换句话说，价格不合理是导致医疗费用增长不合理的重要因素。有学者认为不合理的价格规制可能是医疗费用增加的重要原因①。

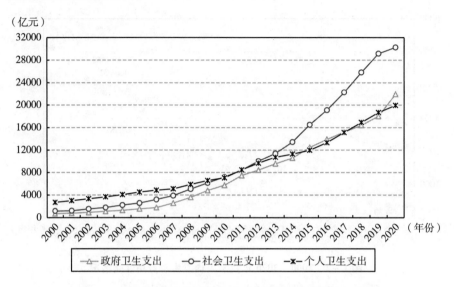

图1-3　2000～2020年我国卫生总费用构成的费用支出情况
资料来源：《中国卫生健康统计年鉴》。

二、医疗费用内部构成不合理

为了便于研究的需要，本书把医疗费用的结构划分为技术劳务费用和
非技术劳务费用，其中技术劳务费用主要有挂号费、诊察费、床位费、治
疗费、手术费、护理费和药事服务费7项，非技术劳务费用主要有检查费、
化验费、卫生材料费、药费4项。

本书以武汉市公立医院为例，分析2012～2014年武汉市部属、省属、
市属和区属医院的医疗技术劳务收入占医疗总收入的比重情况，结果表明
其技术劳务收入占比中位数维持在19.49%～30.16%之间（见表1-1），
而非技术劳务收入维持在70%～80%。可见，当前的医疗服务价格体系的
运行没有充分体现医疗服务人员技术劳务价值，医院的医疗收入内部构成
极不合理。

---

① 佟珺、石磊：《价格规制、激励扭曲与医疗费用上涨》，载《南方经济》2010年第1期，
第38～46页。

表1-1 　　　　　　　2012~2014 年样本医院医疗服务人员技术劳务收入
占医疗总收入比重

年份	类别	医院个数（个）	最大值（%）	最小值（%）	中位数（%）
2012	部属	7	34.54	16.43	22.72
	省属	7	52.77	10.68	21.93
	市属	13	56.21	17.15	30.16
	区属	21	45.59	16.57	24.83
2013	部属	7	29.33	16.06	20.57
	省属	7	72.78	11.16	20.07
	市属	13	58.39	17.16	29.17
	区属	21	48.19	16.34	24.06
2014	部属	7	27.15	15.10	19.49
	省属	7	43.40	9.90	20.77
	市属	13	56.37	17.62	27.47
	区属	21	51.95	14.64	23.06

注：表中所指"部属"医院指卫生健康委直管医院、部分教育部直管高校附属医院。
资料来源：武汉市公立医院收支结构调查表，调查结果见附件。

降低大型医用设备检查治疗和检验等非技术劳务价格是 2016 年医疗服务价格改革的重点之一。根据《2021 中国卫生健康统计年鉴》数据，本书以检查费用为例，2020 年综合医院门诊患者次均检查费用为 71.4 元，占当年门诊医药费（319.6 元）的比重为 22.34%。总体来看，2008~2020年门诊患者次均检查费用呈现持续增长趋势，其年均增长率为 8.82%，略高于次均医药费用的年均增长率（8.00%）；门诊患者次均检查费用占次均医药费用的比值呈现波浪式上升（见图 1-4）。

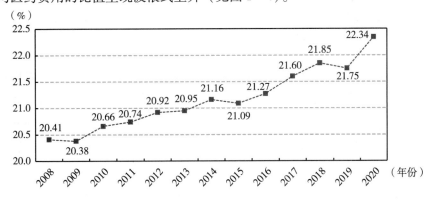

图1-4　2008~2020 年综合医院门诊患者次均检查费用占门诊医药费的比重

2020 年综合医院住院患者人均检查费用为 1171.7 元，占当年住院医药费（11605.0 元）的比重为 10.10%。总体来看，2008～2020 年住院患者人均检查费用呈现持续增长趋势，其年均增长率为 12.20%，高于人均医药费用的年均增长率（7.90%）；住院患者人均检查治疗费用占住院医药费用的比值呈现上升趋势（见图 1－5）。

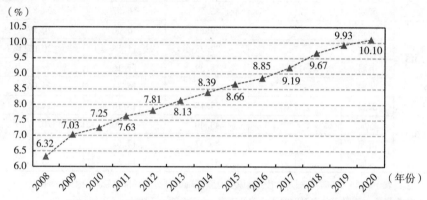

图 1－5　2008～2020 年综合医院住院患者人均检查费用占住院医药费的比重

这说明综合医院的检查费用占医药费用的比例仍然较重，侧面反映出体现医疗服务人员技术劳务价值的项目费用占比偏低，医疗费用结构不合理。因此，亟待降低检查项目价格，以降低不合理的检查费用增长速度。

三、医疗服务价格扭曲较为严重

医疗服务价格扭曲（price distortion）是当前医疗服务行业中较为普遍的现象，通常指医疗服务价格严重偏离成本的状态，或者医疗服务价格并没有围绕价值波动而是偏离价值。根据医疗服务价格改革意见，本书认为价格扭曲可以表现在两个层面：一是体现医疗服务人员技术劳务价值的项目价格扭曲；二是医疗药品、耗材、大型设备检查检验等价格扭曲。当然，有学者将医疗服务价格扭曲分为政策性价格扭曲和供方价格扭曲，前者是医疗服务价格与价值的背离，后者是收费标准与实际收费水平的背离[1]。本书考虑更多

---

①　孟庆跃、郑振玉：《医疗服务价格扭曲的测量及其分析》，载《中国卫生资源》2003 年第 5 期，第 225～227 页。

的是医疗服务定价标准与实际成本之间的偏离，主要是当前医疗服务价格没有体现出医疗服务人员的医疗服务价值。换言之，人们习惯性地忽视了"活劳动"（医疗卫生服务者的脑力和体力劳动，包括剩余劳动所创造的价值），而更多重视物化劳动（如耗材、设备、医疗器械等）。

从公立医院来看，我国医疗机构的医疗服务价格执行的是政府指导价，而经营医院所需的实际医疗业务支出（医疗成本），如部分药品、医疗技术、医疗器械、医用耗材等，则是通过市场价购买的，这种不对称关系将会导致医疗服务价格与实际成本之间存在偏差。一部分会使医疗成本上涨，而医疗服务价格不变，最终导致医疗服务成本大于医疗服务价格。为了通俗地比较价格扭曲程度，我们回顾人民日报刊文，其于 2016 年 4 月发表"狗洗澡与人看病（不吐不快）"一文指出，护理病人还不如护理宠物[1]；于 2017 年 3 月发表"让医生的技术更值钱（不吐不快）"一文指出，按照同等时间付出的劳动，医生的收入还不如洗脚工、理发师[2]。这种对比方式，更能深刻地揭示医疗服务价格扭曲程度。

现以武汉市为例分析医疗服务人员相关成本与价格：根据《武汉统计年鉴》数据进行测算，2014～2016 年在岗职工社会平均工资分别为 0.48 元/分钟、0.52 元/分钟、0.57 元/分钟（而实际情况下，医疗服务人员的技术劳务价值收入应该高于社会平均工资才是比较合理的），对比医疗服务价格改革前武汉市一级、二级、三级医院的医师诊查费为 0.5 元、2 元、3 元，抛开其他因素，按每名医师诊查一个患者需要 5 分钟，则医师诊查费为 0.1 元/分钟、0.4 元/分钟、0.6 元/分钟，则可认为医疗服务价格定价偏低，远不能体现医疗服务人员的技术劳务价值。

根据基线调查数据，以武汉地区医院护理收支情况为例，如表 1 - 2 所示，2012～2014 年医院护理收入占其护理人员经费支出的比重呈现降低趋势；其中，部属类医院护理收入占护理人员经费支出的比重最低。这表明我国护理类医疗服务价格并没有体现护理人员的技术劳务价值；而且相比护理人力成本，价格呈现逐渐偏低趋势，护理服务项目价格扭曲越来越严重了。

---

[1]　白剑峰：《狗洗澡与人看病（不吐不快）》，载《人民日报》，2016 年 4 月 8 日，第 19 版。
[2]　白剑峰：《让医生的技术更值钱（不吐不快）》，载《人民日报》，2017 年 3 月 31 日，第 19 版。

表1-2　　　　2012~2014年每家医院护理收入占护理人员经费支出的比重

类别	医院个数（个）	2012年（%）	2013年（%）	2014年（%）
部属	7	6.75	6.56	5.06
省属	5	9.82	9.38	8.31
市属	13	9.18	8.24	7.10
区属	19	16.19	10.13	7.02
平均值	44	9.33	7.61	6.08

归根结底，价格扭曲的深层次原因是定价机制不完善。一是定价主要考虑有形实物的成本消耗，而没有充分考虑"摸不着、看不见"的医疗服务人员技术服务成本。这里不单单是价格制定者的认识问题，还包括医疗消费者的认识问题。二是价格政策层面架空了"社会福利性"，较为片面地认为低收费就可以体现社会福利性。实际上，政府为国民提供福利性的医疗服务，相应的就要多为国民购买医疗服务，完善补偿机制，而不是一味地从价格上进行"压低"。

四、医疗收费价格调整速度缓慢

我国医疗服务价格调整是相对缓慢的，这与我国医疗服务价格制度变迁息息相关（医疗服务价格制度变迁将在第三章详细分析）。我国医疗服务价格项目管理是从中央"严格管制"到"放权让利"再到"放管结合"这样一个发展趋势。很多地区医疗服务价格调整相对滞后的，我国分别于1958年、1960年、1972年大幅下调收费价格，而1985年之后开始逐步上调价格。根据相关文献①②整理出部分省区市医疗服务价格调整时间（见表1-3）。可以看出，调整时间间隔最长的达12年，最短的为2年，三次调整时间间隔均值为7年和5年。因此，医疗服务价格调整的时间不宜过长也不宜过短，本书认为一般4~5年为宜。

① 刘丽杭：《医疗服务价格规制的理论与实证研究》，中南大学学位论文，2005年。
② 刘剑、曹红梅：《我国公立医院医疗服务价格调整的问题与对策分析》，载《中国卫生管理研究》2006年第1期，第130~144页。

表1-3 我国部分省区市医疗服务价格调整时间情况

省区市	T1（年份）	T2（年份）	T3（年份）	T2～T1（年）	T3～T2（年）
甘肃	1986	1998	2004	12	6
辽宁	1986	1991	2002	5	11
湖南	1987	1992	2002	5	10
湖北	1987	1996	2005	9	9
江苏	1987	1998	2005	11	7
四川	1989	1998	2002	9	4
广东	1989	1999	2005	10	6
陕西	1991	1996	2002	5	6
吉林	1991	2001	2003	10	2
新疆	1993	2000	2004	7	4
山东	1994	2000	2003	6	3
重庆	1995	1999	2003	4	4
河南	1996	2001	2004	5	3
浙江	1996	2000	2004	4	4
北京	1997	2001	2004	4	3
平均值（取整数）				7	5

注：表中调整年份资料来源于本书参考文献。

五、小结

推进医疗服务价格进行改革的根本原因是现行医疗服务价格体系存在诸多问题。通过归纳分析，主要表现在：（1）卫生总费用增长较快，不合理的医疗费用持续上升。（2）医疗费用的内部构成不合理。（3）技术劳务价格出现扭曲（技术劳务和知识价值在价格形成和调整中没有得到充分体现；医院规模扩张导致的固定资产折旧成本上涨，成为医疗价格上升的重要原因；大型医疗设备检查治疗价格过高；药品收入成为各大医院的主要筹资渠道）。（4）医疗收费价格调整周期缓慢，改革实施前，很多省份仍在执行多年前的收费标准。（5）医疗服务项目及价格不统一，付费方式不规范等诸多问题。这些问题的出现，使得医疗服务价格改革具有重要的必要性和现实意义。

基于上述分析，本书提出如何构建合理的医疗服务价格定价机制的问题。现行的医疗服务价格体系已不适应当前医疗服务市场环境，不适应医疗卫生事业发展需要，出现了诸多难以规避的现实问题，无法满足人民群众对医疗卫生服务的合理需求。医疗服务领域的价格机制出现缺陷，导致医疗服务市场的费用结构不规范，医疗费用持续上涨与医疗服务价格之间存在复杂的矛盾关系。事实上，当前的这种矛盾是医疗服务价格制度变革的推动力，也是价格制度变迁和逐步完善的必然要求。构建适宜的医疗服务价格定价模型，理顺医疗服务价格形成机制，已成为当前公立医院改革中的重要议题，对提高医疗服务人员的服务价值和推动医疗服务价格改革，降低医疗费用的不合理增长，具有重要的理论和现实意义。

第二节　研究目的与内容

一、研究目的

本书通过深入分析我国现行医疗服务价格体系运行现状，找出医疗服务价格体系中价格形成机制存在的主要现实问题；并结合医疗服务价格改革要求，从激励规制视角出发，建立基于社会平均工资（机会成本法）和机构历史成本数据（时间驱动作业成本法）的医疗服务项目成本核算方式，充分考虑医疗服务质量因素，探索建立和完善医疗服务价格形成机制，制定出符合我国国情的公立医院医疗服务分级综合定价理论模型。

二、主要研究内容

本书的主要研究内容分析基本框架如图1-6所示。

首先，以价格理论和激励规制理论为指导，通过梳理我国医疗服务价格制度变迁过程以探究医疗价格形成规律和管制基础，评价价格规制效果。其次，从我国医疗服务价格改革的关键政策内容出发，剖析医疗服务价格形成的关键决定要素和定价思路，确定人力和非人力成本测算方法和

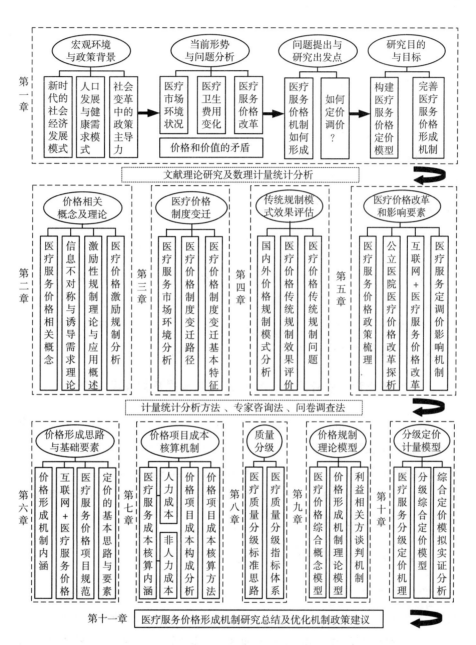

图 1-6　医疗服务价格形成机制研究框架及主要研究内容与方法

相关要素调节系数。最后，依据"成本—质量—价格"为主线，形成医疗服务分级定价模型并进行模拟测算，提出医疗服务价格形成的关键策略。主要研究内容概述如下。

(一) 医疗服务价格相关概念及激励规制理论分析

梳理医疗服务价格基本概念。深入探索国内外激励性规制研究现状，挖掘激励性规制的内涵要素，掌握如何运用激励性规制理论进行医疗服务价格研究。弄清楚激励性规制的理论前提、规制内容及目标，结合我国的基本国情及医疗服务价格体系的现状，分析如何科学地将市场状态下的激励性规制运用到医疗服务市场中。同时，弄清楚为什么规制、如何进行激励性规制以及相关概念等问题。

(二) 研究我国医疗服务价格制度的历史变迁及其特征

探析医疗服务价格制度市场环境，主要剖析我国医疗服务价格制度的确立、发展和变迁的过程，分析医疗服务价格制度在我国特色社会主义经济发展大背景下的变迁路径选择问题，并归纳出其制度变迁的基本特征，分析医疗服务价格的变化规律，指导我国医疗服务定价机制探索。

(三) 研究我国医疗服务价格传统规制模式及其效果评价

研究我国医疗服务价格传统规制模式，梳理基本定价方法。拟以《全国医疗服务价格项目规范（2001年版）》正式实施时间为节点，评价传统模式下全国部分省区市等医疗服务价格机制运行效果情况，重点找出医疗服务价格存在的关键问题，为新时期医疗服务价格改革和完善医疗服务价格形成机制提供实践经验。

(四) 探析我国医疗服务改革趋势及其影响因素

剖析我国医疗服务价格改革政策，重点分析我国传统医疗服务价格改革经验与教训，梳理医疗服务价格改革路径与亮点做法。开展"互联网＋"医疗服务价格政策分析，以及样本地区"互联网＋"医疗服务价格比较分析。同时，结合我国公立医院的医疗服务价格改革情况，探索影响我国医疗服务定价和调价的主要决定因素，并通过专家咨询法分析各个因素的影响程度，确定哪些是可通过激励规制手段进行完善和解决的，探讨我国医疗服务价格规制改革趋势。

（五）探析医疗服务价格形成思路与基础要素

确定医疗服务价格形成机制的基本内涵、政府与市场的边界作用以及"互联网＋"医疗服务价格形成机制。重点剖析项目规范实施情况，并结合实际需要，对比医疗服务价格项目规范的2001年版和2012年版，分析我国医疗服务价格项目规范基本情况及项目内涵等要素，弄清楚医疗服务项目基本情况。构建医疗服务价格形成思路，在价格形成中充分考虑医疗服务人员的价值体现。确定新时期医疗服务价格形成机制的基本思路与关键要素，包括价格主体机构、医疗服务人员价值与薪酬、医保支付方式、价格谈判机制、动态调整机制等。

（六）研究医疗服务价格项目成本核算机制

明确医疗服务成本核算的基本内涵与存在问题，重点剖析医院成本构成及其补偿收入路径，进一步以武汉市部分不同级别医疗机构财务报表数据进行成本构成分析。探索基于机会成本法（社会平均期望工资）的医疗服务项目人力成本测算机制和基于时间驱动作业成本法（医疗机构成本历史数据）的医疗服务项目非人力成本测算机制，建立医疗服务价格项目成本核算机制模型。

（七）医疗服务分级综合价格形成机制模型

分析现行医院分级标准存在的问题。开展医疗质量导向下的医院分级管理研究，构建与完善医疗服务质量分级指标体系，确定评价指标权重。明确基于质量规制的医疗服务分级定价框架，以及不同质量级别强度下的价格波动幅度。重点分析医疗服务项目成本、价格调整系数和调价触发条件，明确价格制定相关的核心要素，构建医疗服务价格形成机制理论模型。确定医疗服务价格利益相关方的价格谈判路径，建立政府指导下的谈判价格方案。在理论分析基础上，确立医疗服务的分级定价内在机理，构架新时期医疗服务综合定价计量模型，明确医疗服务分级价格形成的基本步骤和相应的计量模型。依托现有计量模型，通过数据实证模拟，测算出医疗服务项目价格，并与现行医疗服务项目价格进行比较。

（八）完善医疗服务分级综合价格形成机制的政策建议

基于本书提出的以"成本—质量—价格"为主线的医疗服务价格形成机制模型，结合实际需要和现有问题，提出完善医疗服务价格形成机制的政策建议。

第三节　资料来源与方法

一、资料来源

文献分析资料：主要来源于 Web of Science、PubMed、CNKI 等数据库（国内外已发表或发布的学术论文和研究报告等）、国家及地方出台或发布的政策文件、法律法规、工作报告、相关机构内参等。

定性定量分析资料：本书资料主要来源于国家和地方统计年鉴或统计公报（《中国统计年鉴》《中国社会保险发展年度报告》《全国医疗保障事业发展统计公报》《中国卫生健康统计年鉴》和《我国卫生健康事业发展统计公报》及各省统计年鉴）、各省市医疗服务项目公示价格、部分样本地区现场调查数据（报表等）、访谈与咨询数据等。具体资料来源已在书中相应位置标注。

二、研究方法

（一）文献情报资料研究

利用 Web of Science 等英文数据库和 CNKI、万方、CSSCI 等中国期刊数据库，主要是收集国内外关于激励性规制理论和医疗服务价格规制等文献，重点关注国内外相关规制理论的发展历程和研究现状，运用词频分析等文献计量方法对有关概念进行界定和分析，探索在价格规制领域的研究前沿和热点，为本书奠定理论基础。

分析所收集的卫生管理行政部门、样本医院等机构非公开出版的有关医疗服务价格的相关调查报告、报表数据、刊物和研究成果，开发利用灰色文献的情报价值，为制定和调整医疗服务价格提供理论依据和改革思路。

（二）理论分析法

1. 制度分析法

运用制度分析方法采取了结构分析法、历史分析法和社会文化分析法来揭示社会经济发展要素对医疗卫生制度变革的影响，以及发现这些制度在社会经济体系中的地位和作用。本书拟运用制度分析方法，结合经济发展进程、医疗卫生服务价格制度变迁、社会伦理及文化背景，探讨我国医疗服务价格的定价与调整机制的制度支持与政策障碍，归纳医疗卫生服务价格制度变迁历程和主要特征。

2. STEEPLED 分析

运用 STEEPLED 分析模型对公立医院医疗服务价格影响因素进行分析，包括社会因素（social）、科学技术因素（technological）、经济因素（economic）、教育/道德因素（educational/ethical）、政治因素（political）、法律因素（legal）、环境因素（environmental）和人口因素（demographic）八大类。

在政治因素中，主要体现公共政策、卫生体制、权力机构等对医疗服务价格改革的影响；在经济因素中，主要体现在地区经济发展水平、政府对公立医院财政投入、医疗服务市场环境等；在社会因素中，主要围绕社会发展现状、社会化进程、社会伦理价值与道德体系等进行分析；在技术和教育因素中，主要围绕医学新方法和新手段、医学新知识与技能的运用等展开；在人口和环境因素中，主要围绕疾病谱、生态环境、生活方式、工业化、城镇化、人口老龄化等内容进行分析；在法律或立法因素中，主要围绕医疗服务价格相关的法律法规制定和完善等方面分析。

通过对医疗服务价格内外影响因素进行理论分析，找出影响医疗服务的关键因素，然后对关键因素进行专家咨询和打分，依托半定量分析，归纳出核心的影响因素，为构建医疗服务价格调整系数奠定基础。

（三）实证分析法

1. 问卷调查法

鉴于湖北省武汉市医院的数量规模大，医院类别齐全，具有一定代表性，本书以湖北省武汉市医院为例。在医院基础数据分析部分，选择武汉市 55 所城市公立医院，进行问卷调查（见附件 1），主要包括医院成本运行数据等；在医疗服务价格数据分析部分，通过典型抽样方法，选择公立医院医疗服务价格改革试点医院，分析医疗服务价格改革状况。进一步选取我国东、西、南、北、中部地区的杭州市、广州市、武汉市、哈尔滨市、成都市、兰州市 6 个城市，以及部分医疗服务项目，开展公立医院医疗服务价格比较分析。

2. 专题小组讨论法

根据研究目的和文献理论分析结果，邀请卫生经济、卫生政策、医院管理、成本与价格等方面的专家与学者 15 名组成专题讨论小组，针对我国医疗服务价格改革政策，未来改革趋势、医疗服务价格定价和调整遇到的困境或问题进行深入讨论，为构建新时期医疗服务价格形成机制提供策略。具体实施流程：（1）确定讨论主题。（2）确定讨论人员与分工。拟定主持人为项目负责人，以观察者身份参与小组讨论的记录员 1 名，进行录音及记录所有信息，包括非语言信息。（3）讨论时间和次数。根据实际需要，一般为 1～1.5 小时和 1～2 次。（4）总结和整理资料。（5）撰写专题小组讨论报告。

3. 专家咨询法

主要对医疗服务价格的关键影响因素进行专家咨询，主要针对医院管理者、医疗卫生经济研究者、政府卫生行政部门人员等方面的专家与学者 50 名。通过专家咨询表（见附件 2），进行两轮咨询，重点分析医疗服务价格的关键影响因素，以便更好地形成医疗服务综合定价机制。

4. 数理统计分析方法

对收集的资料进行核查、整理和分析。采用 Excel 2013 建立数据库并进行统计运算，运用 SPSS 21.0、Excel 2013 等进行描述性统计分析；根据研究数据的特性和研究目标的需要，采取相应的统计方法进行分析处理。

本书主要运用计量回归模型对医疗费用或者价格的影响因素分析。

（四）质量控制法

（1）问卷与访谈提纲的设计：为保证测量工具的科学性，调查表设计过程中多次与相关专家讨论，并在正式调查前进行了预调查，检验调查表的有效性和可操作性，最终确定调查表。

（2）调查人员培训：调查人员应熟悉调查目的和意义、指标含义及调查的主要内容，了解可能导致调查质量问题的情况，掌握其避免方法。

（3）质量检查制度：运用 DME 和统计学方法，建立严格的资料质量检查制度，控制在方案设计、资料收集、整理过程中可能出现的偏倚，如：一致性检查、完整性检查、现场调查数据的质量保证等。

（4）资料收集与整理：及时核查收集的资料，保证资料的完整性。资料整理遵循标准化、准确性的原则，建立统一数据库，保证数据录入的质量。

第四节　本书特点和创新点

一、理论创新层面

本书深入剖析现有规制模式下医疗服务价格机制存在的问题，充分考虑医疗服务信息不对称性，运用激励规制理论，研究我国公立医院医疗服务价格规制路径或策略，创新性地联合采用多种理论和实证研究方法。

在价格形成要素上，结合医疗服务价格改革政策和价格影响因素，纳入医院级别、医疗服务人员类别、医疗服务技术难度（technical difficulty）和风险程度（degree of risk）、医用商品价格指数、财政补助、利益相关者等调整指标。

在成本界定和测算上，将医疗成本界定为人力成本和非人力成本。考虑医疗服务人员资源稀缺性和技术劳务价值体现，基于机会成本法，以社会平均工资为基础，测算医疗服务人员的人力成本；基于时间驱动成本作业法，以医疗机构历史数据为基础，测算医疗服务的非人力成本。

在服务质量上，考虑区域医疗机构的医疗服务质量差异性，通过评估划分以质量为标准的价格区间，形成具有激励性的医疗服务波动价格。

在价格谈判上，对需要通过谈判形成的部分医疗服务项目，可以通过本成果提出的医疗服务价格谈判机制开展价格协商谈判，构建符合各利益相关方诉求的医疗服务项目价格。

总之，本书建立以"成本—质量—价格"为主线形成医疗服务项目综合定价计量模型，完善医疗服务价格形成机制。

二、技术方法层面

本书确定了基于激励规制理论视角的医疗服务分级定价机制，即通过基于医疗质量评价的医疗服务分级，确定具有波动性的医疗服务分级定价模型，改变了原有医疗服务项目仅在医院级别上的差别定价机制，将医疗服务质量纳入定价机制中，有利于激励医院提高质量和节约成本。

本书以医院分级为基础，改变了原有不合理的医院分级标准，采用"新三级六类"：三级医院分三个等级（三级三等、三级二等、三级一等）、二级医院两个等级（二级二等、二级一等），一级医院不区分等级。在此基础上，对每一类医院进行医疗服务质量评价分级，使得同一医疗服务项目该类医院中均有上浮价格、基准价格和下调价格，形成具有激励性的医疗服务分级综合定价模型。

三、学术价值层面

在医疗成本与服务价值导向下，本书重点梳理医疗服务价格决定要素，构建以人力和非人力成本为基础，结合医院总资产增长率和政府财政补助收入（基本支出）占医院总收入的比重等，初步建立医疗服务项目定价模型；考虑到同一级别医院医疗服务质量的差异性，则引入医疗服务质量调节系数，构建更加符合实际需要的、具有激励性的医疗服务价格形成机制模型。同时，对人力消耗占主要成本，体现医疗服务人员价值的部分医疗服务项目，则引入利益相关方（主要为医疗机构和医保机构等）谈判形成价格。该理论模型为后续推动医疗服务定价和调价机制改革提供有力支撑，也为研究者打开全新的医疗服务价格形成机制探索空间。

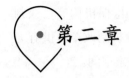

第二章

相关概念界定和理论述评

第一节 医疗服务价格相关概念界定

公立医院是我国医疗服务体系的主体，是深化医药卫生体制改革、切实缓解群众看病问题的关键环节。其主要为患者提供可持续的医疗服务，该医疗服务主要指医疗机构或医疗人员对患者进行医学诊断、疾病预防和治疗、计划生育相关服务等及提供相应的药物或药品、医疗器械或用具、病房等的业务活动。

一、医疗服务市场

市场是商品经济及现代市场经济的运行基础和基本形式[①]。狭义上的市场是指买卖双方按照交易原则进行商品交易活动的场所或行为；广义上的市场是指所有因买卖商品而发生产权转移和交换的关系总和。市场具有自发性、盲目性和滞后性等特点，其构成要素包括供给方、需求方、交易设施和信息等内容。通常将微观市场的三个要件描述为"人＋购买力＋购买欲望"。

根据不同划分标准，可以将市场划分为不同的基本类型。一般地，按购买目的和身份，划分为消费者市场、生产商市场、转卖者市场和政府市

---

① 梁万年：《卫生事业管理学》（第2版），人民卫生出版社2007年版。

场；按产品是否具有物质实体，划分为有形产品市场和无形产品市场；按市场竞争状况，划分为完全竞争市场、完全垄断市场、垄断竞争市场和寡头垄断市场。

医疗服务是指在一定时间、地点、条件下，通过对药品、器械、卫生材料、人才技术、设备、场所等综合利用，以实现满足患者的现实和潜在需求的交换关系总和。基本医疗服务是指在当前的医疗水平下，机构所能提供的且患者所能支付起的基本药物和基本治疗技术服务。在医疗服务过程中，发生的任何商品或者服务都存在价值，而价值是价格的基础，价格是价值的表现形式，因此医疗服务价值是通过医疗服务价格表现出来的。

"互联网＋"医疗服务主要是以互联网为载体，开展的远程医疗、移动医疗、在线医疗等多种新型服务模式，互联网诊疗服务是指医疗机构利用在本机构注册的医师，通过互联网等信息技术开展部分常见病、慢性病复诊和"互联网＋"家庭医生签约服务。互联网移动医疗服务是指通过先进的智能移动终端等设备提供的医疗服务，主要为图文问诊、视频问诊和图文视频相结合的问诊方式，较少实现诊断治疗一体化的电子就医全过程。

医疗服务市场是一个不完全竞争的、具有一定垄断性的特殊市场，有别于一般的商品市场。它是指在一定的时间和区域范围内、一定的环境条件下，医疗卫生服务供给者向医疗服务需求者提供医疗产品、服务和技术劳务等的一种交换关系的总和。这种交换关系，符合市场的商品交换原则，存在着市场活动的基本要素：医疗服务的供方和需方、医疗服务产品或者技术、供需双方用于交换的医疗服务价格等。

在医疗服务市场中，分析医疗服务产品的前提是要弄清楚经济学中的市场产品划分情况。根据经济学理论，产品（或服务）分为私人产品（具备竞争和排他性的产品）、纯公共产品（不具备竞争性和排他性的产品）和准公共产品（不充分具备竞争性或者排他性的产品）三类（见图2－1），其中准公共产品可区分为自然垄断（具有排他性和非竞争性的产品）和共有资源（也称公共资源，具有竞争性和非排他性的产品）两个类型①。

---

① ［美］N. 格里高利·曼昆：《经济学原理》，梁小民译，北京大学出版社1999年版。

		竞争性：有	竞争性：无
排他性	有	私人产品	准公共产品（自然垄断）
	无	准公共产品（共有资源）	公共产品

图2－1　产品分类

医疗服务活动的过程不是一般的商品交换过程，卫生服务产品具有特殊性，总体来看，一部分的公共卫生服务属于纯公共产品，如卫生监督协管、重大疾病预防控制、环境与卫生防疫、健康教育、医学科研等；一部分的基本医疗与卫生服务项目属于准公共产品，如常见病诊疗、复杂病情诊疗、危重患者救助、建立居民健康档案、计划免疫与疫苗接种、妇幼保健服务、计划生育服务等；还有一部分的特需医疗服务属于私人产品，通常可认为超出社会平均水平的特需诊疗服务①，如特需病房服务、奢侈整形美容服务、中医刮痧治疗服务、点名手术、加班手术、全程护理服务等。

在医疗服务市场中，我们既不能简单地认为公共卫生服务是公共产品，也不能简单地认为医疗服务是准公共产品。医疗的服务或产品具有多重特殊性，这也导致学者对卫生服务技术分类有一定的局限性。在通常情况下，政府主要将卫生服务划分为公共卫生服务（基本公共卫生服务）和医疗服务两部分。根据“国家基本公共卫生服务项目管理信息平台”显示，基本公共卫生服务含有12项内容；根据《全国医疗服务价格项目规范》（2012年版）显示，医疗服务含有11项内容（见图2－2）。

① 王屹亭、火煜雯、凤博：《卫生服务准公共产品划分的依据与意义》，载《医学与哲学（A）》2015年第11期，第52～55页。

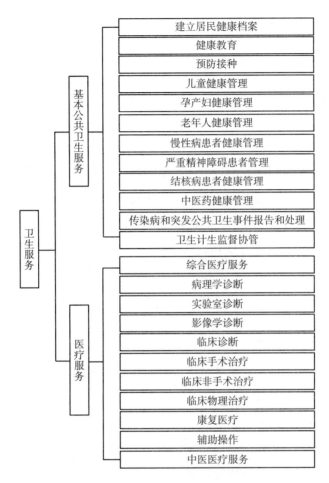

图 2 - 2　我国卫生服务分类情况

二、医疗服务价格

在《中华人民共和国价格法》中，"价格"包含商品价格和服务价格，是指商品（服务）价值的货币表现，是市场经济正常运转的经济杠杆。众所周知，价值是价格形成的基础和依据，而价格是商品（服务）价值的表现形式，同时受到货币价值的影响。用公式表示：某商品价格＝商品的价值÷单位货币价值①。根据价值规律（law of value），价格是围绕着价值上

---

① 李凤芝：《我国医疗服务价格改革与发展策略研究》，天津大学学位论文，2004 年。

下波动的。如果背离这种规律，那么价格就不能真实的反映价值，价格就偏离了价值。

医疗服务价格（medical service price，MSP）是在医疗服务活动中，政府或医疗机构根据所提供医疗服务消耗的成本与收益等内容而确定的单位收费标准[①]。医疗服务价格通常由技术劳务、固定资产折旧、医用材料和药品四部分价格构成的[②]。有学者认为医疗服务价格是指医疗机构对患者服务的医疗服务项目的收费标准，包括门诊、住院、各项检查、治疗、检验、手术项目等的收费价格，它与药品价格一起构成了患者的医疗消费[③]；还有学者认为医疗服务价格是指医院或医疗服务人员在提供医疗技术服务时，向服务对象收取服务费用的标准[④]。医疗服务归根结底是医疗服务人员的技术服务，换言之，医疗服务活动是指医疗服务人员技术提供与患者健康收益之间的不完全市场交换行为。因此，医疗服务价格则为达成不完全市场交换行为的货币表现形式，反映医疗服务人员的技术服务价值和患者健康收益价值[⑤]。

一般地，狭义的医疗服务价格仅针对医疗技术服务的收费，不包括药品、医用耗材、医学检验检查、手术等相关的收费。而广义的医疗服务价格包括医疗机构向患者提供服务过程中所发生的所有费用，包括药品、防疫、手术、检查、治疗、医用耗材、网络通信服务等所有的费用。

结合当前政策环境及研究背景，医疗服务价格通常由卫生材料费、低值易耗品、水电气等消耗、劳务费用、设备折旧与维修费、管理费用、其他间接费用等服务成本决定。而对"互联网＋"医疗服务价格而言，其主要指通过互联网载体开展的新型医疗服务收费标准，包括技术劳务费、设备折旧费、电费、网络通信服务费等，不同于传统医疗服务价格。

---

① 褚金花、于保荣：《我国医疗服务价格管理体制研究综述》，载《中国卫生经济》2010年第4期，第64~66页。

② 郑大喜：《医疗服务价格调整与医疗费用控制的关系研究》，载《医学与哲学》2005年第9期，第18~21页。

③ 吴蓉蓉：《我国现行医疗服务价格的分析研究》，南京中医药大学学位论文，2009年。

④ 吕馥蓉：《完善医疗服务价格政府管制的研究》，华南理工大学学位论文，2013年。

⑤ 蒋帅、付航、苗豫东：《成本视角下公立医院医疗服务分级定价机制模型》，载《解放军医院管理杂志》2020年第8期，第744~747页。

本书将医疗服务价格的含义界定为医疗机构因开展某一医疗服务项目所消耗的成本总和，即医疗机构向就诊患者提供所需医疗服务项目（不包括药品）的收费标准。

现行的医疗服务价格是政府价格主管部门根据医疗服务内容、服务项目（包括传统线下医疗服务项目和"互联网＋"医疗服务项目等）、服务方式等来制定的，并非全成本核算。一般地，医疗服务成本是指医疗机构或医疗服务人员对患者提供医疗服务时所需支付的各项费用的总和。我国一直沿用提供医疗服务按医疗项目计费的方式，而当前也在探索建立按病种定价。我们知道，无论按项目还是按病种（项目叠加），其首要任务都是确定每一服务项目的价格。因此，本书研究的核心是如何从激励规制视角合理确定医疗服务项目价格。医疗服务项目价格是医疗机构向患者提供所需医疗服务项目而发生成本消耗的货币表现形式[①]。

通常情况下，我们常说的医疗费用（medical expenditure，ME）与医疗服务价格是有所区别的，医疗费用不能简单地等同于医疗服务价格；医疗费用主要指患者在医疗机构就医时所花费的全部货币结算总和，即医疗费用是由医疗服务项目价格与医疗服务项目数量（quantity，Q）共同决定的（$ME = MSP \times Q$），换句话说，医疗费用是不低于医疗服务价格的。此外，医疗服务价格并不能完全衡量医疗服务价值，但医疗服务价格变化（调整）能够影响着医疗费用变化。

三、医疗服务价格规制内涵与模式总结

（一）医疗服务价格规制内涵

规制（regulation）一词，在现代汉语词典中解释为"规则、制度"，"规"是规则、规定、谋划等，"制"是制度、制约、管束等。顾名思义，"规制"即规制者按照一定的规则对被规制者进行约束的一种制度安排。

医疗服务价格规制是在医疗服务市场失灵，价格规律无法进行调节的

---

① 蒋帅：《基于成本与价值导向的医疗服务项目定价模型研究》，载《中国卫生经济》2021年第11期，第47~50页。

前提下，通过政府规制手段，以强制性政策对医疗服务市场进行有效的资源配置，以实现公共效益和公共利益的核心目标。换句话说，医疗服务价格规制是政府对医疗服务价格水平和结构等方面进行有效干预，以实现人民群众的医疗负担处于合理水平的一种制度安排。价格规制是政府部门运用公权力制定价格规则，以激励约束医疗服务价格相关者，满足医疗服务的福利最大化和经济有效性的制度安排，即合理有效地发挥政府主导作用，以"改善质量、提升效率、降低成本"为目标，健全医疗服务价格机制①。

政府规制可以追溯到 20 世纪 30 年代，当时一些发达国家运用政府规制这一特殊形式或手段，来管理政府活动中的经济与社会事务。事实上，真正意义上的政府规制研究（或者说经济学规制理论）起源于 20 世纪 70 年代。在此之前，经济学领域对规制的研究多集中在分析一些特殊行业或产业的价格和准入控制方面，即定价问题。一般认为，随着学者对其深入的研究，规制经济学理论逐步趋于完善。

从不同的研究范畴看，人们对政府规制概念的理解也不尽相同，如阿尔弗雷德·卡恩（Alfred E. Kahn，1970）认为"对产业结构及其经济效益的主要部分（如进入、价格、质量等）进行一种直接的政府规定②。"理查德·波斯纳（Richard A. Posner，1974）从经济学角度认为"对各种税收和补贴方式，以及商品价格、市场准入等其他经济活动进行明确的立法和行政管控③。"丹尼尔·史普博（Daniel F. Spulber，1995）在《管制与市场》（*Regulation and Markets*）一书中从政府角度认为"政府行政机构对市场机制进行直接干预或对企业和消费者之间的供需政策进行间接干预所制定并执行的一种规则或特殊行为④。"于立等（2001）认为"政府直接干预私人经济活动所进行的一种行政性的规定和限制⑤。"为了深入了解政府

---

① 王碧艳、方鹏骞、蒋帅等：《我国医疗服务价格规制的关键问题和对策探讨》，载《中国卫生事业管理》2021 年第 3 期，第 192～194 页。

② Alfred E. Kahn. The economics of regulation：principles and institutions，Vol. 1. New York：Wiley，1970.

③ Posner R. A. Theories of economic regulation. The Bell Journal of Economics and Management Science，Vol. 5，No. 2，1974，pp. 335 - 358.

④ ［美］丹尼尔·F. 史普博：《管制与市场》，余晖等译，上海三联书店、上海人民出版社1999 年版。

⑤ 于立、肖兴志：《规制理论发展综述》，载《财经问题研究》2001 年第 1 期，第 17～24 页。

规制的基本含义，应从政府规制理论发展的不同时期来进行研究，此处不再赘述。

基于文献研究（文献综述），可将政府规制主要框架概述为：其规制主体是政府，规制客体是微观经济主体，规制载体（依据）是法律法规、政策标准等。政府规制过程为规制立法、规制执法、规制完善（放松和解除）3 个阶段。故本书把"政府规制"定义为"政府作为规制者，运用行政或经济等公共权力或手段对被规制组织机构（或个人）进行有效干预的特有行为方式或制度安排，以达到预期干预目标。"

事实上，医疗服务价格规制可以理解为政府运用公共权力制定出规范医疗服务价格的政策或法律法规，以约束医疗服务机构等利益相关者，实现医疗服务的社会公众福利最大化和经济有效性。

（二）医疗服务价格规制模式总结与借鉴

在国内外医疗服务定价规制实践中，提出和应用过一些定价规制模式，对其进行归纳都各有特点。规制价格的方法主要有几种模型：成本定价法（边际成本定价加补贴、平均成本定价、两部收费模式等[1][2]）、差别价格模型、收益率定价法（通过对企业运行的资本投资收益率进行管控，避免过高的投资收益，来使企业获得公正、合理的资本收益[3]）、最高限价法等。从定价模型看，有学者从拉姆齐定价法的角度分析我国医疗服务价格规制，并将医疗服务分为核心业务和一般业务，前者为基本医疗服务，后者为特需医疗服务，并发现制定医疗服务价格需要考虑医疗成本、价格政策、价格规制主体等因素[4]。

在取消药品加成后的医疗服务项目定价模型中，有学者结合新版医疗服务价格规范工作手册，考虑人力成本、耗材成本、固定资产折旧费和维

---

[1] 杨君昌：《公共定价的理论》，上海财经大学出版社 2002 年版，第 71 页。

[2] Hotelling H. The general welfare in relation to problems of taxation and of railways and utility rates. Econometrica，Vol. 6，No. 3，1938，pp. 242 - 269.

[3] Attari M. Discontinuous interest rate processes：An equilibrium model for bond option prices. Journal of Financial & Quantitative Analysis，Vol. 34，No. 3，1999，pp. 293 - 322.

[4] 崔莉：《我国医疗服务价格规制研究：基于拉姆齐定价法的探析》，载《中国卫生经济》2015 年第 2 期，第 49 ~ 51 页。

修费、无形资产摊销费、医疗风险基金、医院级别、管理费率、运行费率、财政投入、医疗项目技术难度系数和风险程度系数、医院平均结余率等因素，拟合出综合定价模型。该定价模型属于静态模型，没有反映生产要素的价格水平变化，还可加入物价指数，延伸为定期调价的动态模型[①]。也有学者借鉴收支平衡定价法和 RBRVS 法，将医疗服务成本划分为医生标准劳务成本和标准非人力成本（除人力成本以外的成本，不含药品成本），来研究医疗服务项目定价模型。该模型考虑了每种成本的地区差异系数以及医院和医师相应级别差异系数、医疗项目的耗时、技术难度、风险程度等因素[②]。

这些定价模型为本书提供了一种研究思路，即在进行医疗服务定价时，研究者要充分考虑价格改革政策、医疗成本、医院或医师级别、医院管理费用、财政投入比例、物价指数、医疗项目的耗时、技术难度、风险程度等因素。在成本方面，可以通过均摊方式，简化成本分类，以便更好地构建激励规制视角下的医疗服务价格的定价机制模型。

总之，医疗服务具有一定的公益性和福利性，决定其价格不能完全依靠市场自发形成，而应由政府参与制定和规制。我国医疗服务价格规制机构包括卫生健康委、国家发展改革委、国家医疗保障局、财政部等众多相关部门，规制者之间规制权利的相互作用无疑也会影响规制效果。我国一方面存在着医疗服务规制权力分散的现状；另一方面还存在着医疗行政部门与医院之间的政企同盟。学者较多采用规制经济学理论，对公立医院医疗服务价格进行政府规制研究，并提出一些较好的政策建议，对更好地促进和完善公立医院医疗服务价格指明了方向，但很少有学者采用激励性规制理论研究医疗服务价格的规制，鲜有基于激励性规制理论的医疗服务价格定价模型。

当前，政府规制会出现规制效力和效率低下、规制成本较高的情况，而医疗服务价格的激励性规制在一定程度上可以解决这些问题，激励性规制也已成为医疗服务价格政府规制的新趋势。本书是基于激励性规制理论

---

① 冯欣：《取消药品加成后的医疗服务项目定价模型实证研究》，载《中国卫生经济》2014年第 3 期，第 76～77 页。

② 邹俐爱、许崇伟、龙钊等：《医疗服务项目定价模型研究》，载《中国卫生经济》2013 年第 1 期，第 74～75 页。

来探讨医疗服务价格形成机制，构建医疗服务价格的定价模型，为完善我国医疗服务价格的形成体系提供依据与建议，以进一步推动我国医疗服务价格改革进程。

第二节　信息不对称与诱导需求理论

一、信息不对称与委托代理理论

（一）信息不对称（information asymmetry）

20 世纪 70 年代，三位美国经济学家约瑟夫·斯蒂格利茨（Joseph Stiglitz）、乔治·阿克尔洛夫（George Akerlof）和迈克尔·斯彭斯（Michael Spence）提出了信息不对称理论。该理论认为在经济市场中，卖方拥有更多的商品信息，而且可以通过信息优势进行市场获利，进而损害获得信息较少一方。

从不同市场类型看，服务业将会比制造业面临更多更难克服的信息不对称。从市场存在类型看，完全的自由市场并不一定合理，尤其在环境保护、社会福利事业等，若减少信息不对称对经济活动的影响，就需要政府发挥重要的监督作用，消除或减少市场机制所带来的不良影响。然而，政策制定者和经济行动者对信息不对称问题的关注程度是不够的[①]。

在医疗服务市场中，医疗机构或者医疗服务人员拥有较多医疗健康信息优势，而患者却很难掌握到较多的医学健康专业信息和知识，这种医疗健康信息不对称问题就会显现出来。在医疗市场完全信息假设下，患者就能以低成本高质量的方式获得治疗疾病的最低价格信息，避免受到医疗机构或医疗服务人员的诱导需求甚至欺骗行为[②]，但是患者往往处于医疗健

---

① Tachiciu L., Dinu V., Kerbalek I. Information asymmetry and service quality assessment in business to business relationships. 20th Anniversary Conference, The Resilience of the Global Service Economy, 2010, Gothenburg, Sweden.

② Alger I., Salanie F. A theory of fraud and overtreatment in experts markets. Journal of Economics & Management Strategy, Vol. 15, No. 4, 2006, pp. 853 – 881.

康信息劣势位置，因而需要对医疗服务行为进行约束。

经过文献复习和整理，在医疗服务市场信息不对称情况下，医生所拥有的信息对价格的影响力度达到91.38%（患者所拥有的信息对价格的影响只占到8.62%）[1]，即医生在医疗服务价格制定中的影响程度远大于患者，患者往往被动接受不合理的医疗服务和较高价格。这也进一步印证了信息不对称性对医疗服务价格形成的影响是相对比较大的，如何降低信息不对称程度一直都是该领域学者研究的重点内容。

凭借信息优势获得的超额收益即是信息租金，其为寻租行为的发生提供了可能。1967年，塔洛克（Tullock D.）[2] 分析了寻租现象（rent-seeking phenomenon），即一般通过偷窃、行贿受贿、权钱交易等方式，寻求直接非生产性获利（directly unproductive profit-seeking，DUP）[3] 的行为。但寻租（rent-seeking）概念是由美国经济学家安妮·克鲁格（Anne O. Krueger，1974年）[4] 正式提出的。不同领域研究者对寻租的界定不同，布坎南、托利森和塔洛克（Buchanan J. M.，Tollison R. D. and Tullock G.）认为寻租是追求满足私利的个人极力促使价值最大化的行为，造成了社会资源浪费而不是社会剩余[5]；托利森（Tollison R. D.）认为用稀缺资源来寻获人为创造财富的转移费用[6]等。归根结底，寻租活动会降低了市场资源配置的自发性和效率，浪费了现有的社会生产性活动资源，滋生社会或者行政部门的腐败[7][8]。

随着寻租研究的逐步深入，形成了寻租理论。托利森将寻租理论划分

---

① 卢洪友、连玉君、卢盛峰：《中国医疗服务市场中的信息不对称程度测算》，载《经济研究》2011年第4期，第94~106页。

② Gordon Tullock. The welfare cost of monopoly tariffs and theft. Western Economic Journal, Vol. 5, No. 3, 1967, pp. 224 –232.

③ Bhagwati J. N. Directly unproductive profit-seeking activities. Journal of Political Economy, Vol. 90, No. 5, 1982, pp. 988 –1002.

④ Anne O. Krueger. The political economy of the rent-seeking society. The American Economic Review, Vol. 64, No. 3, 1974, pp. 291 –303.

⑤ James M. Buchanan, Robert D. Tollison, Gordon Tullock. Toward a theory of the rent-seeking society. Texas A&M Univ Press, 1980.

⑥ Robert D. Tollison. Rent Seeking: A Survey. Kyklos, Vol. 35, No. 4, 1982, pp. 575 –602.

⑦ 王性玉、薛来义：《寻租理论三方博弈模型分析》，载《财经问题研究》2001年第11期，第14~17页。

⑧ 李玮彬：《寻租理论文献综述》，辽宁大学学位论文，2013年。

为规范和实证两类。其中，规范寻租理论探究福利性，估测寻租行为带来的经济成本，主要模型有租金完全耗散假说的 Posner 模型、不确定性租金假说的 Jadlow 模型、希尔曼和卡茨（Hillman and Katz）的风险厌恶者假说、塔洛克有效寻租假说、寻租者非对称假说等；实证寻租理论探究利益集团制造的租金来源，主要模型有斯蒂格勒·佩尔茨曼（Stigler-Peltzman）的经济管制模型、贝克尔（Becker）的利益集团理论、立法的经济理论等[1]。

（二）委托代理关系（principal-agent）

信息不对称会导致委托代理人（principal-agent）问题、道德风险（moral hazard）问题和逆向选择（adverse selection）问题。在医疗市场经济活动中，逆向选择阐述的是信息不对称所导致的医疗市场资源配置出现扭曲现象，道德风险阐述的原因是信息不对称，拥有信息优势的一方（代理人：医疗服务人员）采取一些信息弱势的另一方（委托人：患者）所无法观察或者监督的隐性行为，进而导致患者的利益损失或医疗服务人员的获利，即在信息不对称和利益目标不一致的前提下，医疗服务人员最大限度地提高自身效用时，所采取的不利于患者的行动。

委托代理理论是制度经济学契约理论（contract theory）的主要内容之一，是指从信息不对称的契约形成前提下，研究委托人如何以最小的成本去构建一种最优的契约设计或者约束机制，以促使代理人努力工作，最大限度地增加委托人的效用，其研究重点是信息分布、行为激励和风险分配问题[2]。

一般地，两者中掌握信息较多、具有相对信息优势的称为代理人，而掌握信息较少、处于信息劣势的称为委托人。基于委托代理理论观点，供应商或者卖方拥有比买方更多的信息（包括产品和服务）[3]。

---

① 赵娟：《寻租理论的新发展》，载《技术经济与管理研究》2011年第8期，第3~8页。
② 邓旭东、欧阳权：《委托代理理论与国企激励约束机制的构建》，载《企业经济》2004年第10期，第17~20页。
③ Mishra D. P., Heide J. B., Cort S. G. Information asymmetry and levels of agency relationships. Journal of Marketing Research, Vol. 35, No. 3, 1998, pp. 277–295.

委托代理人之间存在显性契约、隐性契约和事实契约等，但并不存在完美的委托代理契约。通常根据"经济人"假设，委托代理之间的利益目标是不一致的，信息不对称性导致了委托代理的存在。委托人追求的是自身利益最大化，代理人追求的是付出最少的努力且获得最大的报酬或收益。

医疗服务价格规制问题涉及诸多利益主体，它们之间是委托代理关系。随着社会经济的发展，我们需要对委托代理关系进行深层次的分析，发现它们之间的关系是非常复杂的。有研究发现，机构或组织的制度差异（如所有权和规模）会直接影响到委托代理问题①。接下来，本书将对医疗领域的委托代理关系进行重新定位和简明扼要分析（见图2-3）：

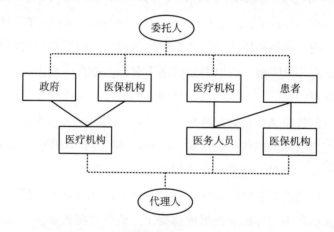

图2-3　医疗服务领域的主要委托代理关系

1. 关系之一：政府与医疗机构的关系

我国政府负有保障全体国民健康权益的责任，以满足国民健康需求，提高健康水平；而政府不直接提供医疗服务，而是委托医疗机构向国民提供医疗服务。政府采取的形式主要有：直接举办医疗机构提供服务和间接向私立医疗机构购买服务，即政府委托公立或私立医疗机构提供医疗服务。

---

① Mishra D. P., Heide J. B., Cort S. G. Information asymmetry and levels of agency relationships. Journal of Marketing Research, Vol. 35, No. 3, 1998, pp. 277-295.

2. 关系之二：医疗机构与医疗服务人员的关系

医疗机构担负着向患者提供服务并培养医疗服务人员的职责，而在提供医疗服务方面，医疗机构只能委托医疗服务人员提供服务（这里面不再讨论更复杂的双重委托代理关系，即院长—科室负责人—医生）。原则上，医疗服务人员作为代理人，通过提供医疗服务为医疗机构（委托人）的社会效益和经济效益而努力。

在实际运行中，受到利益驱使和监管乏力的影响，医疗机构与医疗服务人员的利益目标往往是一致的，进而结成利益团体，加剧了政府、患者和社会的医疗费用支出负担（在第一章绪论中已阐述）。因此，本书认为医疗机构和医疗服务人员之间的委托代理关系呈弱化趋势，严格来讲，可以不谈它们的委托代理关系（或者全是代理人），而是将其看成一个整体。

3. 关系之三：患者与医疗服务人员的关系

众所周知，患者与医疗服务人员存在委托代理关系，即患者委托医疗服务人员为自身提供健康服务。在这层关系中，相对于医疗服务人员，患者是严重处于信息劣势的（前面已阐述），要承担医疗服务人员的道德风险（即医疗服务人员有可能不是很努力）。为了降低这种风险，一种可能是患者往往需要付出额外成本（有形的或无形的）贿赂医疗服务人员。

在实际生活中，医疗服务人员（医疗机构）与患者的利益目标有可能一致，进而形成利益团体，即二者合谋骗取医疗保险资金（在这里，我们不评价是不是普遍现象）。诸如医院医疗服务人员联合患者骗取医疗保险基金的案例比较多，这里不再赘述。这说明医疗服务人员与患者已不再是简单的委托代理关系，还可能会是利益共同体。

4. 关系之四：患者与医疗保险机构的关系

医疗保险机构与患者（投保人）之间的委托代理关系是一种直接的经济利益关系。患者作为委托人，希望参加医疗保险以分散自身的医疗风险，而医保机构作为代理人，在保证成本收益的前提下，为患者的医疗服务提供经济支持或者为患者购买服务。然而，这种医保购买行为，忽略了医疗服务价格因素，造成患者进行不理性的过度医疗消费，甚至促使患者会联合医疗机构进行骗保等。在这种关系中，医保机构可以采取逆向选择或者增加监控成本，来保证自身利益不受损害。

5. 关系之五：医疗保险机构与医疗机构的关系

医疗保险机构与医疗机构之间以患者为中心存在委托代理关系，通常是医疗保险机构作为委托人，医疗机构为代理人。事实上，二者又都是患者的代理人，但利益目标并不一致，均以维护自身利益最大化为前提。医疗机构为患者提供医疗服务并收取相应的医疗费用，医疗保险机构为患者偿付一定额度的医疗费用或者说为医疗机构提供资金补偿（建立补偿机制），并节约自身的风险成本，努力提高医保基金的结余程度。

二、供给诱导需求理论

在医疗服务市场中，医疗卫生服务的需求与供给关系促进了医疗卫生服务的市场经济活动。在一定时期内、一定价格水平下，患者将愿意且有支付能力消费的卫生服务数量称为卫生服务需求，卫生服务提供者愿意且能够提供的卫生服务数量称为卫生服务供给。卫生服务需求是产生卫生服务供给的前提条件，而卫生服务供给是实现卫生服务需求的基础，二者是相互统一、互为对应的[①]。

供给诱导需求（supplier induced demand，SID）现象是最早由罗默和谢恩（Roemer and Shain）发现的。他们研究发现：医院的每千人床位数和每千人住院天数之间存在正相关，即增加床位能够增加病床利用率。这种"有床位就有病人"的现象被称为罗默法则（Roemer's law）或罗默现象[②]。罗默认为：一是在价格固定条件下，医疗服务人员不能提供他们所期望的医疗服务数量，就会诱导患者增加额外的医疗服务消费，诱导程度取决于诱导成本。二是在保持医疗服务人员目标收入前提下，医院的服务人员增加，也会诱使医疗服务价格的提升，以满足自身收入水平目标。

20 世纪 70 年代，美国斯坦福大学的图克斯（Tuchs）教授和加拿大伊坎（R. G. Ecans）教授提出了诱导需求理论。供给诱导需求主要是指在医疗服务市场中，医疗服务供方（医疗服务人员等）掌握的信息要优于医疗服务需方

---

① 李鲁：《社会医学》（第 3 版），人民卫生出版社 2007 年版。

② Roemer M. I. Bed supply and hospital utilization：a natural experiment. Hospitals，No. 35，1961，pp. 35：36 – 42.

（患者），这种供需双方的信息不对称性导致患者没有足够的信息来做出医疗选择，其医疗服务需求处于被动的，在经济利益的驱动下，医疗服务人员就可能在患者缺乏判断信息的情况下，诱导患者进行额外的医疗消费。

基于诱导需求理论的几种模型，本章作进一步阐述医疗服务市场的医疗服务人员诱导患者进行额外消费现象。

（一）供给诱导需求一般模型

一般传统经济理论认为，当医疗服务市场中的需求量与供给量相等时，该价格为均衡价格。如图 2 - 4 所示：D_0 和 S_0 分别代表初始患者的医疗服务需求和医疗服务人员的医疗服务供给，交点 E_0 为均衡点，此时的 P_0 和 Q_0 代表均衡价格和均衡数量。

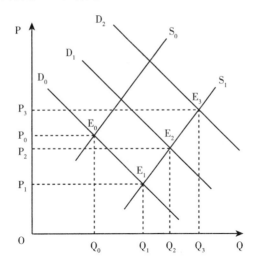

图 2 - 4　供给诱导需求一般模型

当需求曲线 D_0 一定时，供给曲线由 S_0 移动到 S_1，均衡点由 E_0 变为 E_1，均衡价格由 P_0 到 P_1（$P_1 < P_0$），供求数量由 Q_0 增加到 Q_1（$Q_1 > Q_0$）。可以看出，医疗服务供给量增加使得医疗服务价格下降和医疗服务需求量增加，而医疗服务价格的弹性较小，医院所获得的医疗总收入就会减少，但是为了满足医疗服务人员目标收入，就会出现罗默法则的诱导需求，以产生患者的额外医疗需求。

当供给曲线 S_1 一定时，需求曲线由 D_0 移动到 D_1，均衡点由 E_1 变为

E_2，均衡价格由 P_1 到 P_2（$P_0 > P_2 > P_1$），供求数量由 Q_1 增加到 Q_2（$Q_2 > Q_1$）。如果医疗服务人员的诱导能力较强，增加额外医疗需求，就可以将需求曲线由 D_1 移动到 D_2，均衡点由 E_2 变为 E_3，均衡价格由 P_2 到 P_3（$P_3 > P_0 > P_2 > P_1$），供求数量由 Q_2 增加到 Q_3（$Q_3 > Q_2$）。虽然供求数量增加的同时也增加了医疗总成本，但是增加的医疗总收入可以弥补增加的边际成本，并且带来较高利润[1]。

（二）价格固定模型

由于医疗服务市场的特殊性，医疗服务价格往往不因供求关系变化而发生变化的，进而呈现出一种固定的状态。

如图 2-5 所示，D_0 和 S_0 分别代表初始患者的医疗服务需求和医疗服务人员的医疗服务供给，交点 E_0 为均衡点，此时的 P_0 和 Q_0 代表均衡价格和均衡数量。当医疗服务人员的数量增加时，供给曲线由 S_0 移动到 S_1，在均衡价格 P_0 的前提下，对应的供求数量为 Q_1，但此时患者愿意购买的医疗服务数量（需求量）为 Q_0，因此就会出现超额供给（$\Delta Q = Q_1 - Q_0$）现象。超额供给原则上使得医疗服务人员产生诱导需求的动机，相应的需求曲线就会由 D_0 移动到 D_1，产生新的均衡点 E_1。

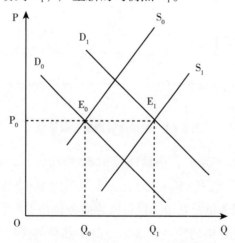

图 2-5　供给诱导需求价格固定模型

---

[1]　苏长春：《我国医疗服务市场供给诱导需求现象的现状研究》，山西医科大学学位论文，2008 年。

（三）目标收入模型

该模型的假设前提是医疗服务人员可以利用信息优势实现诱导需求，通过提高价格以达到自身期望的目标收入。根据斯威尼（Sweeney，1982）的研究模型，第 i 个医疗服务人员的目标收入（T_i）表示为：

$$T_i = P_i \times Q_i - C_i \times (Q_i) \qquad\qquad (2-1)$$

其中，P_i 表示第 i 个医疗服务人员所提供的医疗服务价格；

Q_i 表示第 i 个医疗服务人员所提供的医疗服务数量；

C_i 表示第 i 个医疗服务人员所提供的医疗服务量的成本。

假定医疗服务人员数量增加，则每个医疗服务人员所提供的医疗服务数量（Q_i）会减少，此时医疗服务人员就会通过调整 P_i 或者 Q_i 来实现既定目标收入，如果医疗服务价格固定时，就会选择诱导需求以增加 Q_i 来实现目标收入。该模型无法解释目标收入是如何确定的，以及价格一定时，医疗服务人员诱导需求程度如何。

（四）负效用模型

为了解释医疗服务人员的目标收入或者最优诱导需求是如何确定的，埃文斯（Evans，1974）给出效用函数如下：

$$U = U(Y, W, D) \qquad\qquad (2-2)$$

其中，U 表示医疗服务人员的效用水平；

Y 表示医生的劳务收入；

W 表示医疗服务人员的工作量；

D 表示医疗服务人员的诱导需求程度。

在该效用函数中，医疗服务人员的收入（Y）增加实现其正的效用 [U(Y) > 0]，而医疗服务人员工作量（W）和诱导需求程度（D）的增加实现其负的效用 [U(W) < 0，U(D) < 0]。引入外生变量 R，表示一定区域内医疗服务人员所服务的人口数，则有医疗服务人员的工作量 $W = R \times f(P, D)$，其中 f（P，D）表示患者的医疗服务需求函数，P 为医疗服务人员提供医疗服务的价格；医疗服务人员的收入 $Y = P \times W - C$，其中 C 表示医疗服务人员所提供的医疗服务量的总成本，且假定 C 为常数。

因此，根据 U = U(Y,W,D)，对 D 求一阶导数，有：

$$P \times R \times f(D) \times U(Y) = -[R \times f(D) \times U(W) + U(D)] \quad (2-3)$$

其中，$P \times R \times f(D) \times U(Y)$ 表示医疗服务人员多诱导一个单位的需求以增加收入时，导致效用的增加，即医疗服务人员诱导边际收益；$-[R \times f(D) \times U(W) + U(D)]$ 表示医疗服务人员诱导需求的边际成本。$R \times f(D) \times U(W)$ 表示表示医疗服务人员多诱导一个单位的需求造成工作量的负作用，$U(D)$ 表示诱导需求的行为主体所能造成的负效用。仅当边际成本等于边际收益时，医疗服务人员的效用最大，这时可以得最优诱导需求量。

总之，供给诱导需求的原因主要是政府投入相对不足，医疗机构正常运行就需要诱导需求以增加收入；政府定价机制出现不合理，行政管制没有发挥应有作用。解决供给诱导需求的根本在于构建激励相容机制，满足激励相容的医疗服务制度。

第三节　激励性规制理论与应用概述

一、规制理论体系的形成与发展

规制（regulation）是指在市场经济体制条件下，政府以治理市场失灵为目的，根据有关法律、规章和制度，干预经济主体活动的行为。也指具有法律地位的、相对独立的政府规制机构，依照一定的法律法规对被规制者（如医院）所采取的一些行政管理与监督行为[1][2]。简言之，政府为了维护市场积极秩序和公众利益，提高资源配置效率和利用效率，以及社会的整体福利水平，对不充分重视"社会公众利益"的决策者进行制止与约束[3]。

---

[1]　李晓阳：《我国医疗服务市场规制研究》，哈尔滨工业大学学位论文，2010 年。

[2]　Biles B., Schramm C. J., Atkinson J. G. Hospital cost inflation under stata rata-setting programs. The New England Journal of Medicine, No. 303, 1980, pp. 664 – 668.

[3]　Melnick G. A., Wheeler J. R., Feldstein P. J. Effects of rata regulation on selected components of hospital expenses. Inquiry, Vol. 18, No. 3, 1981, pp. 240 – 246.

　　规制理论主要关注规制的原因和出发点、规制的代表利益方、规制的对象等问题。规制的理论依据是市场失灵，容易出现市场失灵的领域有自然垄断、人为垄断、外部效应、信息不对称等。为了维护正常的市场秩序，政府规制存在其合理性，规制理论应运而生。规制理论体系的形成与发展是一个逐步完善而成熟的渐进过程，纵观历史变迁，经济规制理论大致经历四个发展阶段：规制公共利益理论、规制俘获理论（regulatory capture theory）、规制经济理论（regulatory economics theory）和激励规制理论（incentive regulation theory），而且人们通常把前三个理论称为传统规制理论。

　　每一种理论都是在质疑与批评中发展来的，每个理论的发展都对前一阶段理论研究基础上的修正和完善。其传统规制理论研究的主要代表人物：欧文和布劳第根（Onen and Braentigam，1978）、波斯纳（Posner，1974）、阿顿（Utton，1986）、施蒂格勒（Stigler，1971）、佩尔兹曼（Peltzman，1976）、赫蒂克和万纳（Hettich and Winer，1988）等[1][2]。

　　通过文献复习，本书主要从理论前提或基础、规制目标或目的等角度，对规制理论进行简单的归纳概述（见表2-1）。

表2-1　　　　　　　不同发展阶段的规制理论内容概述

理论类别	理论前提或基础	目标或目的
公共利益理论	以市场失灵和福利经济学为基础，认为规制是政府对公共需要的反应	弥补市场失灵、提高资源配置效率，实现社会福利最大化
利益集团理论之前期规制俘获理论	规制机构逐渐被产业控制，政府制定出的某种公共政策损害公众利益，使少数人的利益团体受益	规制者和立法者并不是追求公共利益最大化，而是私人利益最大化（产业利润）
利益集团理论之后期规制经济理论	以公共利益理论和规制俘获理论为前提假设	用规制经济学的方法来解释规制内涵
激励规制理论	以信息不对称和利益目标不一致为前提	分析委托代理关系，制定规制激励合同，采用博弈论和信息经济学工具，将激励引入信息不对称的环境中，实现激励相容

---

①　于立、肖兴志：《规制理论发展综述》，载《财经问题研究》2001年第1期，第17~24页。
②　马云泽：《规制经济学研究范式的分异与融合》，载《南通大学学报》（社会科学版）2007年第4期，第109~116页。

完全的政府规制，会出现市场失灵问题（紧规制），而完全的市场规制，又会出现政府失灵问题（放松规制）。换句话说，单一的规制并未达到预期效果，如何在政府规制和市场规制之间找到平衡点（市场和政府的管制均衡）是规制研究者的重要议题，这时激励规制就应运而生了。总体上，将经济规制理论体系划分为"公共利益"研究范式—"部门利益"研究范式（"利益集团"研究范式）—"激励性"研究范式这一发展程式，是对经济规制理论体系研究范式的分异与融合概述[①]（见图 2 - 6）。这一归纳结果能够很好地反映出经济规制理论体系发展变化的基本内涵和路径程式。

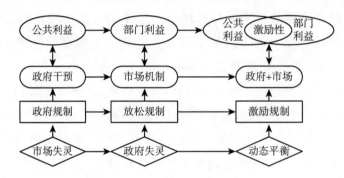

图 2 - 6　规制经济学研究范式

资料来源：马云泽：《规制经济学研究范式的分异与融合》，载《南通大学学报》（社会科学版），2007 年第 4 期。

二、政府规制理论概述

通常认为，政府规制理论是在市场机制失灵的情况下，分析经济运行过程中出现的根本问题及原因，逐步归纳出政府实施的经济规制基础理论，换句话说，政府规制理论是与经济规制理论密不可分的，其始源于经济规制理论。

从规制内涵看，政府规制作为政府管理市场的一种形式（另一种形式是宏观调控），其根本目标是保证社会福利性和经济有效性，即维护市场

---

① 马云泽：《规制经济学研究范式的分异与融合》，载《南通大学学报》（社会科学版）2007 年第 4 期，第 109 ~ 116 页。

秩序和规律，提高经济运行效率，增加社会福利，维护公众利益。

众所周知，政府所采取的宏观调控手段大都以经济规制手段为主，法律或行政命令为辅，且其不是一成不变的，而是根据市场环境的变化而变化的，具有间接的引导作用；然而，政府所采取的规制手段则大都以行政命令为主，经济或法律手段为辅，其规制活动具有一定范围内的时效稳定性和强制约束性。

不同学者对政府规制的分类也不完全相同，一般采用日本经济学家植草益的划分方式。依据政府干预方式，可分为直接规制和间接规制，而依据政府规制性质，直接规制又可分为经济性规制和社会性规制，但是二者并不是完全的分割，而是具有重叠性（见图2-7）。

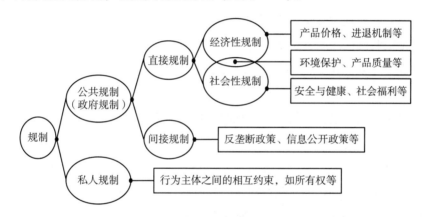

图2-7 政府规制的分类情况

经济性规制主要考虑政府如何通过限制或者约束产品定价、市场进入与退出、产品数量和质量等方面发挥作用，针对的是自然垄断、信息不对称等特征的行业；而社会性规制主要考虑政府如何通过公权力保证公众的安全与健康，涉及环境保护，增加社会福利，针对（负）外部性和影响人身安全与健康风险所采取的措施。

根据以上的分类看，我们可以归纳出医疗服务领域中的政府规制主要手段有：

一是价格规制，如医疗服务项目或产品进行最高限价和最低保护价等。

二是进退机制，如医疗服务机构的经营范围和类型等的资格认证制度或者许可证、医疗服务项目或产品的市场准入或退出制度等。

三是数量规制，如对医疗服务机构在特定医疗服务价格约束下的医疗服务数量（特定人群）上的规定等。

四是质量规制，如对医疗服务机构的产品或服务质量的标准规定，以保证医疗服务产品的质量和患者的健康安全等；当前的医疗服务质量规制主要是通过医疗技术监管、医疗质量考评等，出现违规的进行相关处罚等。

五是投融资规制，如对社会资本办医的鼓励或限制措施、对公立医院改制中的资本构成比例上的规定等。

六是环境规制，如对医疗服务机构的废弃物处理上的规定等。

七是信息规制，如医疗服务价格的公开透明制、医疗药品的阳光采购措施等。

八是法律规制或者立法规制，如对医疗服务价格制定和实施进行立法，形成我国医疗服务价格制定和实施办法。

在价格规制中，政府公共部门通过公共定价的方式，影响企事业决策，以达到规制目标。价格规制的策略主要是从价格水平和结构上进行规制，其定价模型包括投资回报率规制、拉姆齐定价（ramsey pricing）、收费结构规制、价格上限规制等。其基本内涵将在下面的医疗服务价格规制章节中进行阐述，此处不再详细赘述。

如表2-2所示，与政府规制相关理论有政府职能或作用理论（government functions theory，GFT）、交易成本理论（transaction cost theory，TCT）、公共选择理论（public choice theory，PCT）、博弈理论（game theory，GT）、公共利益理论（public benefit theory，PBT）、利益集团理论（interest groups theory，IGT）、绩效评估理论（performance evaluation theory，PET）等。

表2-2　　　　不同理论的核心内容汇总情况（仅本书观点）

类别	核心内容
GFT	政府行政组织依据法律和行政权力来管理社会，以及干预市场，为社会提供公共物品和服务[1]。研究政府在价格市场中发挥什么样的作用
TCT	研究组织机构实施价格制度建立、运行和维护的费用，重点是降低价格机制运行的成本

---

[1] 翟桔红、徐水安：《政府职能内涵的理论阐释》，载《行政与法》2007年第5期，第13~15页。

续表

类别	核心内容
PCT	研究以"经济人"假设为前提下政府或个人对政治市场中不同决策和制度的反应问题，即价格制定要考虑不同的利益相关者（经济人）的问题
GT	研究利益相关方根据所掌握的不同信息进行讨价还价的过程
PBT	研究政府对不完全市场中的价格、质量、数量、进出机制等进行微观干预和宏观调控的过程，以实现社会公共福利最大化
IGT	研究价格相关利益集团对政府规制政策的一种控制或俘虏，包括（大型）医疗机构和政府机构等
PET	研究不同主体出于自身需要，运用数理统计等原理及标准指标，对价格制度实施过程的绩效评价，包括政府绩效评估和医疗机构绩效评估等

三、激励性规制理论及应用模型

（一）激励性规制理论内涵与发展

激励性规制的基本内涵是要通过某种方式激励被规制企业提高内部效率，也就是给予被规制企业以竞争压力和提高生产或经营效率的正面诱因。激励性规制的基本前提是信息的不对称性和目标的不一致性，当然这样会产生委托—代理问题，即逆向选择与道德风险问题。激励性规制往往通过给予被规制企业一定的价格制定权，让其利用信息优势和利润最大化动机，主动提高内部效率、降低成本，并获取由此带来的利润增额。

为了降低或者解决这些问题，一些规制方式应运而生。西方激励性规制理论研究的主要内容包括：一是信息不对称下的洛伯和马盖特（Loeb and Magat，L-M）规制模型。运用"讲真话"机制，让价格等于边际成本，达到消费者和生产者剩余的最大化，提高资源配置的效率[①]。二是存在逆向选择情况下的规制模型——巴伦和梅耶森（Baronand and Myerson）模型。运用先验成本信息，实现最优定价原则所产生的社会福利至少与固

---

① Loeb M., Magat W. A. A decentralized method for utility regulation. The Journal of Law and Economics, Vol. 22, No. 2, 1979, pp. 399 – 404.

定成本一样大①。三是存在道德风险情况下的规制模型，主要是拉丰和梯若尔（Jean Jacques Laffont and Jean Tirole）的委托—代理模型②和萨平顿（Sappington）的委托—代理模型③。当然，不同的模型也有其自身的局限性。

总的来说，规制方案要符合规制环境。在信息不对称条件下，规制者对被规制机构运行效率的掌握是不充分的，而通过激励性规制能够让规制者采取措施以获取更多信息，最大程度减少信息不对称性。一般地，规制者根据自身所掌握的信息设计规制方案，但又不可能仅单方面的采取被规制机构所提供的信息来判断和制定规制方案。在这种情况下，信息约束提高了被规制者的规制成本。

比较普遍的信息约束方式有两类，即道德风险和逆向选择。信息约束会导致被规制机构主动降低自身的正向努力程度，以及攫取与政府互动过程中的租金，所以规制方案就会应运而生。主要方法：审计部门监督、促进竞争和利益相关者监督。在审计部门监督方面，被规制者会出现成本造假和与审计部门合谋等问题。此外，行政约束或者政治约束也是规制性约束的一种类型，当然其也具有一定的局限性④。

事实上，无论是政府规制还是放松规制都无法实现最优的规制方案，归因于交易市场存在严重的信息不对称性。为了解决被规制机构内部低效问题以及实现更加有效的规制，则通过向被规制机构引入激励措施（如回报诱导、竞争刺激等）以诱导或刺激其主动提升内部效率，这种激励性规制方法应运而生。后来诸多学者进行不断探索研究和归纳总结，形成了激励性规制理论。

（二）激励性规制理论应用现状

激励性规制理论作为一种新兴理论，主要应用在自然垄断领域，如电

---

① Baron D. P. , Myerson R. Regulating a monopolist with unknown costs. Econometrica, Vol. 50, No. 4, 1982, pp. 911 –930.

②④ ［法］让·雅克·拉丰、让·梯若尔：《政府采购与规制中的激励理论》，石磊、王永钦译，格致出版社、上海三联书店、上海人民出版社2014年版。

③ Sappington D. E. M. Incentives in principal-agent relationships. Journal of Economic Perspectives, Vol. 5, No. 2, 1991, pp. 45 –66.

信服务业、铁路运输业、供热行业、电力电气行业、网络行业、环保行业、银行业、水类服务业、邮政服务业等。归纳起来看，学者往往主要从价格规制角度以提高行业内部运行效率，较早较多地研究电信服务业，研究规制与效率的问题；也有着手研究激励规制中价格与质量的关系，这为本书提供了一些思路。具体应用情况如下。

从国内看，激励性规制理论主要应用于自然垄断产业价格规制上，如中国铁路运输业、电力企业、地铁运输、电信业、供热行业、医疗服务行业等。激励性规制理论主要研究政府如何进行规制，将规制纳入委托代理问题的分析框架，进行最优规制机制设计。出发点是诱使被规制企业合理地发挥信息优势，按照规制者所期望的行为开展活动，提高企业经营绩效，实现社会福利最大化。

我国已进入新时代，但仍处于社会主义初级阶段，社会主义市场经济体制机制仍不完善，与发达的资本主义市场经济国家相比具有自身的弱点和特点，但不失一般性。政府规制企业的过程中同样会面临"委托—代理"问题，即逆向选择和道德风险等问题。有学者对我国医疗服务价格规制效果进行实证分析发现，医疗服务价格规制政策对药品费用起到一定的抑制作用，但并没有达到预期效果。

从国外看，有学者研究电信服务业的价格上限激励性规制与质量之间的关系，电信业实施价格上限规制后实质性的质量表现不佳[1][2]。激励性规制作为一种改善电信服务的技术效率方式，并没有实际上改善美国的电信业服务效率[3]。有学者研究质量调整的价格上限规制方法，发现价格上限规制要结合服务质量规制，因为价格上限规制可能对质量退化产生激励；在价格上限规制模型中服务质量调整因素证实了随着质量下降，价格也会下降[4]。

---

[1]　Facanha L. O. , Resende M. Price cap regulation, incentives and quality: the case of Brazilian telecommunications. International Journal of Production Economics, Vol. 92, No. 2, pp. 133 – 144.

[2]　Resende M. , Facanha L. O. Price-cap regulation and service-quality in telecommunications: an empirical study. Information Economics and Policy, Vol. 17, No. 1, 2005, pp. 1 – 12.

[3]　Uri N. D. Measuring the impact of incentive regulation on technical efficiency in telecommunications in the United States. Applied Mathematical Modelling, Vol. 28, No. 3, 2004, pp. 255 – 271.

[4]　Currier K. M. A practical approach to quality-adjusted price cap regulation. Telecommunications Policy, Vol. 31, No. 8 – 9, 2007, pp. 493 – 501.

有学者运用激励性规制理论中的收益率定价模型研究公用电力行业①。通过对美国的数字交换基础设施部署的激励性规制效果研究，发现激励性规制的重点是价格监管而不是调节利润和强调了价格上限规制的有效性②。有学者研究发现激励性规制与有效投资之间的兼容性存在争议，对常规基础性投资的激励性规制在基于收益率模型的周期性上进行更新，即动态的激励性规制③。

此外，国外对激励性规制理论的应用主要在于网络行业、环保行业、银行业、公用电气业、水类服务业等。国外的激励性规制理论应用相对比较成熟，比如模型构建，规制效果（与效率、质量等）评价等，对我国的规制研究提供了借鉴意义。

（三）激励性规制理论模型

一般地，激励性规制是指在特定的规制框架下，规制者设计合适的激励方案（规制规则和政策），使被规制者受到合理约束，并运用自身信息优势，避免不正当的趋利行为，提高内部运行效率的同时达到规制者的预期规制目标。激励性规制主要有如下几种模型④：特许投标制度（franchise bidding）、区域竞争制度/标尺竞争（yardstick competition）、社会契约制度/成本调整契约（social contract）、价格上限规制（price cap regulation）等。

一是给予被规制机构竞争刺激的方式有特许投标制度和区域竞争制度等。其中，特许投标制度指政府或公用机构主体根据一定的招标方式，给予某一中标企业一定时期的事业特许经营权，特许期结束后执行新一轮竞争投标，允许以"低价格、优服务"的企业拥有特许经营权。但其有一定

① Joskow P., Schmalensee R. Incentive regulation for electric utilities. Yale Journal on Regulation, Vol. 4, No. 1, 1986, pp. 267 – 274.

② Greenstein S., Mcmaster S., Spiller P. The effect of incentive regulation on infrastructure modernization: local exchange companies' deployment of digital technology. Journal of Economics & Management Strategy, Vol. 4, No. 2, 1995, pp. 187 – 236.

③ Vogelsang I. Incentive regulation, investments and technological change. Cesifo Working Paper, No. 2964, 2010, pp. 43.

④ ［日］植草益，朱邵文、胡欣欣等译：《微观规制经济学》，中国发展出版社1992年版。

的局限性：一方面是无法确保有效竞争（会出现投标企业合谋，损害公众利益；另外，已拥有特许经营权的企业比新进入企业拥有更多信息优势）；另一方面是资产处置问题（假定已中标的企业被新加入的企业取代时，原企业资产如何折旧或处置，完全折旧是几乎不存在的）[①]。

区域竞争制度指国内受规制的垄断大企业所属的几个地区型企业，使特定地区企业在其他地区企业成就的刺激下而提高自身内部效率的方式；它是地区间垄断企业之间的竞争，可以将取得最好成就的企业作为标准，来指导其他企业[②]。如铁路、公交等公共运输行业、配电行业等。对于模型来说，雪理佛（Shleifet, 1985）提出了区域间竞争模型[③]。

二是给予被规制机构回报诱导的方式有社会契约制度、价格上限规制等。其中，社会契约制度（或成本调整契约）是激励规制中比较好的一种规制策略。简单来说，规制部门与被规制企业之间在就费用或价格问题时签订合同，当企业实现或超越合同规定效果时，则给予被规制企业报酬奖励，当未实现合同规定效果时，则给予处罚的方法[④]。这种"优则奖、过则罚"的规制模式，能够很好地激励企业去节约成本和提高内部效率。

价格上限规制是指规制部门规定了产品或服务价格的上限，被规制机构在价格上限以下自由变动价格的方法。有研究表明价格上限规制能够在降低成本方面促进投资，但不能保证消费者未来获得更低价格[⑤]。在实际操作中，上限价格过高无法发挥规制企业价格的作用，上限价格过低又损害被规制企业利益和降低企业竞争力。如何确定过高与过低之间的合理价格，是比较困难的。此外，如果监督机制不健全，会导致"超额利润"和"亏损经营"的两个极端结果；企业往往将价格定于上限位置而不会下调[⑥]。

严格来讲，价格上限规制与激励性规制还是有所区别的，即纯粹的价格上限规制是不考虑被规制企业已实现的利润。纯粹的价格上限排除了在合约上使用成本数据，即不是最优的规制模式。如果将企业利润等诸多因

---

①②③④⑥　［日］植草益，朱邵文、胡欣欣等译：《微观规制经济学》，中国发展出版社 1992 年版。

⑤　Cabral L. M. B., Riordan M. H. Incentives for cost reduction under price cap regulation. Journal of Regulatory Economics, Vol. 1, No. 2, 1989, pp. 93 – 102.

素引入价格上限规制中，实现利润分享特征的激励效果，则称为具有激励性规制机制的混合价格上限规制①。通过这种混合价格上限规制方式，能够很好地进行企业价格规制，激励企业提高内部效率。

实际上，比较有效激励规制方式是实现企业拥有一定的剩余索取权（利润）同时承担相应的可能损失。激励规制合约要以立法为基础，强化利益相关方的监督机制，实现激励规制效益最大化。

第四节　医疗服务价格的激励规制分析

一、医疗服务价格激励性规制概述

（一）医疗服务价格规制

在一个不完全竞争的医疗服务市场中，医疗服务价格规制，可以理解为政府在有效配置医疗资源中发挥主导作用，对价格（或收费）水平和结构进行规制的过程，其出发点是在一定程度上实现医疗服务价格的去伪存真，真实反映医疗资源的稀缺性和市场关系。

医疗服务价格规制是政府对医疗服务行业的一个重要管理手段，以规范医疗服务诊疗行为和提升医疗服务经济可及性，在保护医疗消费者利益的同时鼓励医疗机构的规模再扩大，保证其经济的可持续运行，实现医疗服务供求平衡。可以看出，医疗服务价格规制的主体是政府。其价格规制遵守的基本原则：一是普遍性服务原则，保证满足国民的基本医疗需求及低收入人群的医疗可及性；二是可持续发展原则，保证医院经营者能够获得医疗服务成本补偿和适度的收支结余；三是提高服务质量和效率原则，通过控制价格促进医疗服务提供方节约医疗成本、提高医疗服务效率，同时，通过保证适度价格水平防止医疗服务消费者过度

---

① ［法］让·雅克·拉丰、让·梯若尔，石磊、王永钦译：《政府采购与规制中的激励理论》，格致出版社、上海三联书店、上海人民出版社 2014 年版。

消耗和浪费资源①。

在医疗服务领域中，价格规制的前提是医疗市场活动存在外部性、技术垄断性、信息不对称性等问题，无法实现帕累托最优。为解决或规避这些问题，政府就需要发挥市场所不能发挥的作用（将在后面章节阐述政府与市场在医疗服务价格形成中的作用界定）。价格规制并不否定医疗服务的市场机制，而是对医疗服务市场机制的补充，即市场作用有限时，政府将为其发挥作用创造有利条件。作为政府行为，价格规制是伴随着市场机制失灵应运而生的。

从国内的价格规制研究现状看，有学者基于信息不对称的原因分析，并提出采用"市场—政府"组合来构建医疗服务价格规制框架，建立和完善价格调控机制和质量评估机制②。然而，从本质来看，我国医疗服务收费不透明不规范，政府在医疗服务领域没有尽到应有的责任，没有建立良好的医疗服务成本约束机制③。有学者建议运用医疗费用支付方式对医疗服务价格水平和价格结构规制④，但其价格规制效率并不高。如果要建立有效的医疗服务价格机制，就需要从经济手段和政策约束着手，方能实现预期规制目标⑤。

在医疗价格规制应用探索上，有学者以投资回报率规制模式为基础，引入标准规制价格和价格上限因子，同时考虑了医疗服务质量和物价指数等因素，构建了我国医疗服务价格规制模式，并提出设置独立的医疗价格规制机构、实行强制信息披露和引入民营医院竞争机制等策略⑥。实现公立医院服务价格规制，需要建立和完善医疗服务价格规制的法律体系，引入专家和公众参与规制机制⑦。有学者为降低博弈各方的信息不对称程度，设计的一种规制合同菜单，让被规制者在激励与租金之间进行权衡选择最

①　曲振涛、杨恺钧：《规制经济学》，复旦大学出版社 2006 年版。
②　郭阳旭：《信息不对称条件下的医疗服务价格规制研究》，载《价格理论与实践》2007 年第 8 期，第 32～33 页。
③　刘丽杭：《医疗服务价格规制的理论与实证研究》，中南大学学位论文，2005 年。
④　李丽：《我国医疗服务价格规制的理论与实证分析》，山东大学学位论文，2007 年。
⑤　姜燕燕：《我国政府对医疗服务价格的规制研究》，西安理工大学学位论文，2008 年。
⑥　陈峰：《我国医疗服务价格规制研究》，南京中医药大学学位论文，2011 年。
⑦　冯勇：《公立医院医疗服务价格与政府规制研究》，青岛大学学位论文，2012 年。

优合同①。可以看出，较多学者从不同角度思考如何更好地进行医疗服务价格规制，并提出有针对性的参考策略。

总体而言，医疗服务价格规制同样有直接规制和间接规制，本书研究的核心是直接规制，即政府如何介入定价的问题。医疗服务价格规制的根本任务就是设计一个合理的定价模型，由政府制定医疗产品或服务的价格，或者如何通过设计一系列的条件和标准，指导医疗机构的自主定价，其主要方式有医疗服务价格水平规制和结构规制。众所周知，激励规制理论应用范围涉及关系民生的诸多领域，或者说基本在自然垄断行业。在医疗服务领域中，准市场竞争与价格机制局限性、医疗信息不对称性等因素，造成了一定的垄断特性，使得医疗服务行业变得具有垄断性的行业，若不加以政府干预或规制，就会损害公众利益或者社会福利，这为医疗服务行业引进激励规制提供了可能。

（二）医疗服务价格激励规制

医疗服务价格激励性规制所要解决的关键问题是医疗卫生服务机构的服务绩效问题，也就是说要在激励性规制框架下，以不降低医疗服务水平和质量为前提，最大限度地提高医疗服务机构的配置效率（边际价格接近边际成本）和生产效率（最小化成本），进而可以通过结余医疗服务成本和降低医疗服务价格，来减轻患者和政府的经济负担。

研究医疗服务价格的规制问题，必须以信息不对称为重要前提。规制者（具备信息劣势）与被规制者（具备信息优势）的不对称信息结构是激励性规制理论的重要方面，信息结构、约束条件和可行工具的变化影响到最优规制策略。依托激励性规制理论，需要弄清楚当前激励性规制的医疗服务价格制度环境，设计出医疗服务价格激励性规制的基本契约模型，以实现社会福利最大化的目标。

基于前面阐述的激励性规制理论内容，当前的医疗服务价格规制可以近似看成激励性规制中的价格上限规制或者最高限价规制（price cap

---

① 张昕竹、让·拉丰、安·易斯塔什：《网络产业：规制与竞争理论》，社会科学文献出版社2000年版。

regulation，PCR)。众所周知，公立医疗机构医疗服务价格执行政府指导价。但是，医疗服务存在信息不对称性，医疗机构执行的医疗服务价格往往是最高价格，并没有出现竞争性的价格幅度变化，即价格上限以下自由定价。换句话说，激励规制理论中的经典方法——价格上限规制——在医疗服务的规制中没有充分发挥应有的作用。

实际上，政府规制医疗机构的目的是确保医疗机构向患者提供价格合理和质量满意的医疗服务供给，实现提高效率和降低成本，进而降低价格和提高质量的这一目标。在实际执行中，价格上限规制剥夺了医疗机构对其提供医疗服务的价格制定权，但这给医疗机构留下了医疗服务数量和质量的选择空间，医疗机构为了节约成本，就有可能降低治疗质量、"打发"病人等不合理的医疗服务行为，造成医疗费用的不合理增长等诸多问题。如何从质量方面对价格上限规制进行模型的修正，这是本书研究的核心和主线。

接下来，要考虑的是综合服务质量指标如何选取的问题。很多学者较多的采用 Robert 的标准①，放到医疗服务领域中，则为患者的重要性、医院的可控性、规制机构可测性。我们首先给定某一医疗服务基准价格，然后对被规制医疗机构进行综合服务质量评价和确定基准价格波动范围，最后根据评价结果，将被规制医疗机构归为基准价格波动范围的某一类别中。如提供同一服务，A 医疗机构的综合服务质量高于 B 医疗机构，则 A 可以采用基准价格上浮后的价格，B 则采用基准价格或者基准价格的下调价格。通过这种方式，形成医疗服务价格，具有一定的激励规制（奖与惩）作用。

因此，为了激发医疗服务价格活力，本书认为政府指导价不应该是一个实际上的"最高价格"，而是以基准价格为基础的、在一定范围波动的管制价格。本书的重点是如何形成基准价格和波动范围以及医疗机构归为何类价格的问题。事实上，制定医疗服务价格不能简单地只考虑成本，还应该考虑医疗服务质量等重要因素，厘清成本与质量的关系，将利润和

---

① Robert A. Quality issues for system operators with special reference to European regulators. Brussels：Report，Belgian Transmission System Operator (ELIA)，2001.

质量因素引入价格上限规制中，形成符合可持续发展目标的混合价格上限模型。

二、医疗服务价格激励性规制的适用性分析

在信息不对称的前提下，设计和制定医疗服务价格激励性规制契约模型（合同），要满足参与约束（participation constraint，PC）和激励相容约束（incentive compatibility，IC）。其中，参与约束指代理人接受合同下的期望效用或收益要大于其他市场机会下能获得的最大期望效用或收益；激励相容约束指代理人以自身效用最大化原则采取行动并受到行为规范，同时使委托人效用达到最大化。由于医疗服务行业的主体规制目标不统一，任何规制模型都无法完全解决所有医疗服务价格规制绩效问题，因此要分析不同强度的激励性规制方案。

一般地，政府规制机构往往通过医院会计（财务）数据和市场需求数据来监督医院的运行绩效。激励规制方案原则上是建立在成本数据的基础上的，而在当前医疗服务价格改革背景下，医院的成本收回主要靠政府补助和患者支付，而被规制医疗机构从政府那里获得成本补偿称为转移支付。在进行医疗服务定价时，理论上的医疗服务价格 P_t 应该由当期 t 的目标成本 C_t 决定的，但实际操作中，医疗服务价格 P_t 则由前期的成本 C_{t-1} 决定的。

激励方案强度是指企业（或医疗机构）从政府那里得到的财政补助（转移支付）与该企业的产品价格、成本和利润绩效之间的关系。根据拉丰和梯若尔（laffont and Tirole）的经典模型，从是否允许政府转移支付和激励方案强度等两个方面阐述不同强度下的激励方案（见表2-3）。

表2-3 不同强度的激励方案

激励强度	是否允许政府补助或转移支付	
	允许 （多为公共企业）	不允许 （多为私立机构）
高强度 （企业是剩余索取者）	固定价格合约	价格上限规制

激励强度	是否允许政府补助或转移支付	
	允许 （多为公共企业）	不允许 （多为私立机构）
中等强度 （成本分担或利润共享）	激励性合约	激励性规制
低强度 （政府或消费者是剩余索取者）	成本加成合约	服务成本规制

　　资料来源：[法]让·雅克·拉丰、让·梯若尔：《政府采购与规制中的激励理论》，石磊、王永钦译，格致出版社、上海三联书店、上海人民出版社 2014 年版，第 9 页。

　　在表 2-3 中，成本加成合约（或成本加成合同）是指政府向医疗机构支付实际发生的成本，再加上按成本一定比例支付费用或固定费用的一种合同。成本变动，政府支付的费用也会发生变化，合同风险由政府承担；固定价格合约（或成本加成合同）是指政府与医疗机构签订合约时直接确定价格，之后不再考虑服务量、物价通货膨胀等因素变化。而介于二者之间的称为激励性合约，或称固定价格激励性合约。

　　在医疗服务领域中，政府往往不会全部购买服务（公费医疗）也不会不购买服务（完全自费），而是介于两者之间的部分，即有部分转移支付（如，政府卫生投入占医院收入的比重不到 10%）。也就是说，相比于企业，医疗服务机构价格规制是比较复杂和特殊的。当前的医疗服务价格规制并非完全的价格上限规制也不是服务成本规制（或称收益率规制），但也不是按照按比例分担成本的激励规制，而是政府指导价和市场调节价混合规制。

　　总之，医疗服务价格规制不是简单的一个规制模型所能解决的，而是一个不断完善的过程。本书是从激励规制视角，对现行的医疗服务价格规制方式进行修正，使其具有一定的激励约束作用。本书重点分析医疗服务成本与质量，研究二者如何实现更好的医疗服务价格规制，构建出符合当前实际需要的医疗服务价格的定价模型。

第五节　本章小结

　　本章主要阐述了医疗服务价格相关概念，以及激励规制理论的基本内容和关键模型等，分析医疗服务的信息不对称性，进一步将激励规制理论应用到医疗服务价格管理中，提出了并用价格规制和质量规制的基本思想，即如何从质量方面对价格上限规制进行模型的修正，建立以医疗服务项目基准价格为基础的、一定范围波动的管制价格，为后面构建以"成本—质量—价格"为主线的合理医疗服务价格奠定坚实的理论基础。

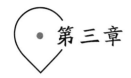

第三章

我国医疗服务价格制度变迁研究

第一节　医疗服务价格制度市场环境

医疗服务价格制度变迁离不开医疗服务市场环境，也是医疗服务活动的最主要参与者，即医疗服务市场的主要构成要素，有医疗服务供方、医疗服务需方和医疗费用支付方等。分析医疗服务价格市场环境，为了解医疗价格制度变迁及其动因等提供依据。

一、医疗服务供方资源环境分析

医疗服务供方资源主要指医疗卫生（服务）机构、医疗服务人员、床位数等。表3-1显示了我国医疗卫生机构分布和数量变化情况。

表3-1　　　2003～2020年我国医疗卫生机构分布和数量变化情况　　　单位：个

年份	医疗卫生机构	医院	基层医疗卫生机构	专业公共卫生机构
2003	806243	17764	774693	10792
2004	849140	18393	817018	10878
2005	882206	18703	849488	11177
2006	918097	19246	884818	11269
2007	912263	19852	878686	11528

续表

年份	医疗卫生机构	医院	基层医疗卫生机构	专业公共卫生机构
2008	891480	19712	858015	11485
2009	916571	20291	882153	11665
2010	936927	20918	901709	11835
2011	954389	21979	918003	11926
2012	950297	23170	912620	12083
2013	974398	24709	915368	31155
2014	981432	25860	917335	35029
2015	983528	27587	920770	31927
2016	983394	29140	926518	24866
2017	986649	31056	933024	19896
2018	997434	33009	943639	18034
2019	1007579	34354	954390	15958
2020	1022922	35394	970036	14492

资料来源:《中国卫生健康统计年鉴》。

(一) 医疗卫生机构及构成情况

1. 医疗卫生机构层面

医疗卫生机构主要包括医院、基层医疗卫生机构、专业公共卫生机构、其他医疗卫生机构等。据《2021 中国卫生健康统计年鉴》数据显示,2020 年我国医疗卫生机构总数为 1022922 个,比上年增加 15343 个,增长速度为 1.52%。如图 3 - 1 所示,2003~2020 年我国医疗卫生机构总量呈现波浪式增长,但增长相对缓慢,年均增长率为 1.41%。

2. 医院层面

医院主要包括综合医院、中医医院、中西医结合医院、民族医院、各类专科医院和护理院,不包括专科疾病防治院、其他医疗卫生机构。2020 年我国医院总数为 35394 个(占医疗卫生机构数的 3.46%),比上年增加 1040 个,增长速度为 3.03%。如图 3 - 2 所示,2003~2020 年我国医院数量总体上呈现持续增长趋势(除 2008 年较上年出现略微下降外),年均增长率为 4.14%。2009 年新医改实施后,我国医院数量首次突破 20000 家,且 2009~2020 年医院数量增长较快,年均增长率为 5.19%。

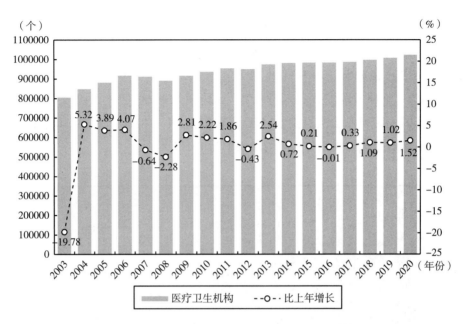

图 3-1 2003～2020 年我国医疗卫生机构总量及增长速度

资料来源:《中国卫生健康统计年鉴》。

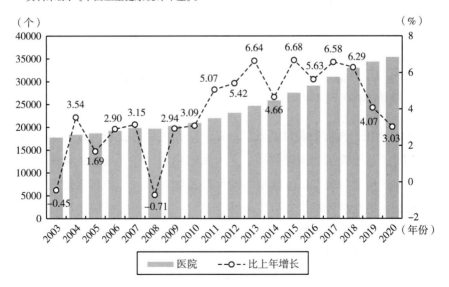

图 3-2 2003～2020 年我国医院数量及其逐年增长率情况

资料来源:《中国卫生健康统计年鉴》。

医院数量增长迅速,与国家的卫生政策环境分不开:一方面,政府加大对公立医院的卫生资金投入,提供价格、土地等支持政策;另一方面,政府逐步激活医疗服务市场，鼓励和引导社会资本办医，包括一系列的鼓励社会资本办医的政策文件。

从医院构成看，2020 年我国公立医院数为 11870 个，占医院数的 33.54%，而民营医院数为 23524 个，占医院数的 66.46%。如图 3 – 3 所示，2009～2020 年公立医院数呈现下降趋势，年均增长率为 – 1.52%；而民营医院数呈现增长趋势，年均增长率为 12.82%。

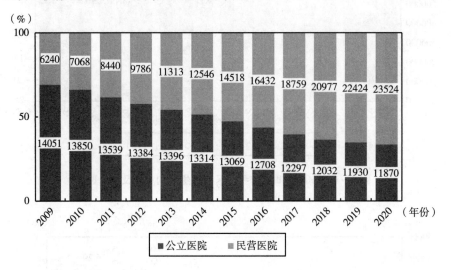

图 3 – 3　2009～2020 年我国公立医院与民营医院数量比例变化情况
资料来源：《中国卫生健康统计年鉴》。

2015 年民营医院数量（占比 52.63%）首次超过公立医院数量（占比 47.37%），这改变了我国医院以公立为主的格局，即形成以民营医院居多的现状，这可能与公立医院改制和社会办医增多有关。根据医疗服务价格管理体制，民营医疗机构实行按市场调节价，这对公立医院的医疗服务价格形成会产生一定的影响。

3. 基层医疗卫生机构层面

基层医疗卫生机构主要包括社区卫生服务中心（站）、街道卫生院、乡镇卫生院、村卫生室、门诊部、诊所（医务室）。2020 年我国基层医疗卫生机构总数为 970036 个（占医疗卫生机构数的 94.83%），比上年增加 15646 个，增长速度为 1.64%。如图 3 – 4 所示，2003～2012 年我国基层医疗卫生机构数量总体上呈现波浪式上升趋势。其中，2007～2008 年基层医疗卫生机构数减少可能与城镇化进程、村卫生室数量相应减少有关。
2003～2020 年我国基层医疗卫生机构数量的年均增长率为 1.33%。

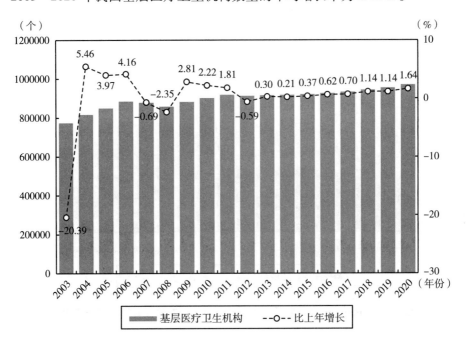

图 3 - 4　2003～2020 年我国基层医疗卫生机构数量及其逐年增长率情况

资料来源：《中国卫生健康统计年鉴》。

4. 专业公共卫生机构层面

专业公共卫生机构主要包括疾病预防控制中心、专科疾病防治机构、
妇幼保健机构、健康教育机构、急救中心（站）、采供血机构、卫生监督
机构、卫生健康部门主管的计划生育服务技术服务机构，不包括传染病医
院、结核病医院、精神病医院、卫生监督（监测、检测）机构。

2020 年我国专业公共卫生机构总数为 14492 个（占医疗卫生机构数的
1.42%），比上年减少 1466 个，增长速度为 - 9.19%。如图 3 - 5 所示，
2003～2012 年我国专业公共卫生机构数总体上呈现平稳态势，而在 2013
年出现骤增，较上年增长 157.84%，这可能与国务院机构改革，即增加原
计划生育部门主管的计划生育技术服务机构有关。然而，2014～2018 年我
国专业公共卫生机构数又出现下降趋势，其年均增长率为 - 15.29%，这可
能与 2015 年 10 月（党的十八届五中全会决定）全面放开"二孩"政策，

即计划生育技术服务机构开始减少有关。

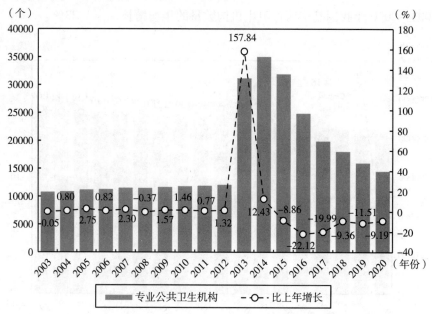

图 3 - 5　2003～2020 年我国专业公共卫生机构数量及其逐年增长率情况
资料来源：《中国卫生健康统计年鉴》。

（二）医疗卫生人员

据《2021 中国卫生健康统计年鉴》数据显示，从卫生人员总量和增长趋势看，2020 年我国医疗卫生人员总数为 1347.50 万人，比上年增加 54.67 万人，增长速度为 4.23%。如图 3 - 6 所示，2003～2020 年我国医疗卫生人员总量呈现持续增长趋势，但增长相对缓慢，年均增长率为 4.66%。

2020 年我国医疗卫生技术人员为 1067.80 万人（占卫生人员数的 79.24%），比上年增加 52.40 万人，增长速度为 5.16%。如图 3 - 7 所示，2003～2020 年我国医疗卫生技术人员总量呈现持续增长趋势，年均增长率为 5.38%。

2020 年我国执业（助理）医师人员为 408.57 万人（占卫生技术人员数的 38.26%），比上年增加 21.88 万人，增长速度为 5.66%。如图 3 - 8 所示，2003～2020 年我国执业（助理）医师人员总量呈现持续增长趋势，年均增长率为 4.47%。

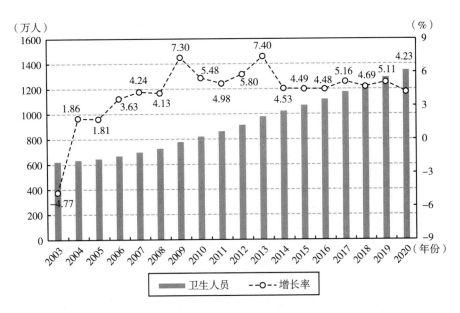

图 3 - 6　2003 ~ 2020 年我国卫生人员数量及其逐年增长率情况

资料来源：《中国卫生健康统计年鉴》。

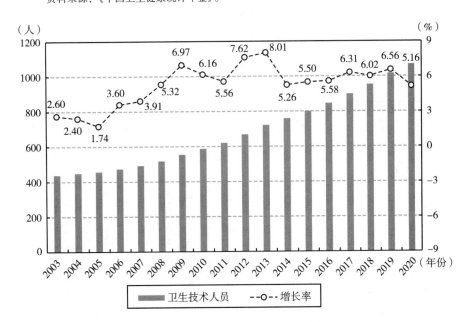

图 3 - 7　2003 ~ 2020 年我国医疗卫生技术人员数量及其逐年增长率情况

资料来源：《中国卫生健康统计年鉴》。

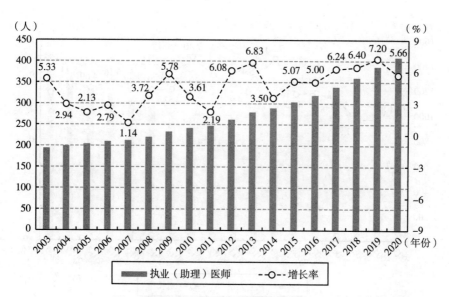

图 3-8 2003~2020 年我国执业（助理）医师人员数量及其逐年增长率情况

资料来源：《中国卫生健康统计年鉴》。

2020 年我国注册护士人员为 470.87 万人（占卫生技术人员数的 44.10%），比上年增加 26.37 万人，增长速度为 5.93%。如图 3-9 所示，2003~2020 年我国注册护士人员总量呈现持续增长趋势，年均增长率为 8.03%。

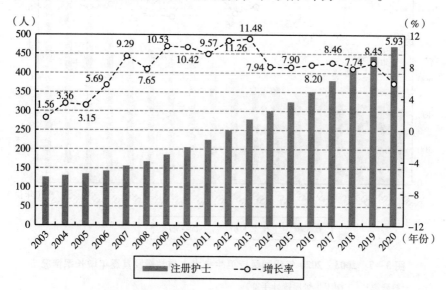

图 3-9 2003~2020 年我国注册护士人员数量及其逐年增长率情况

资料来源：《中国卫生健康统计年鉴》。

根据《中国统计年鉴2021》和《2021中国卫生健康统计年鉴》数据计算，2020年我国每千人口卫生人员数为9.54人，每千人口卫生技术人员数为7.57人，其中每千人口执业（助理）医师人员数为2.90人、每千人口注册护士人员数为3.34人〔自2014年起，首次出现注册护士人数多于执业（助理）医师人数，即医护比例倒置得到解决〕，这表明卫生人力资源配置已实现《全国医疗卫生服务体系规划纲要（2015—2020年）》的目标值，保证了医疗卫生服务市场的人员供给量。

2003~2020年我国每千人口卫生技术人员数、每千人口执业（助理）医师人员数、每千人口注册护士人员数均呈现持续增长趋势（见图3-10），其年均增长率分别为4.68%、3.79%、7.35%。

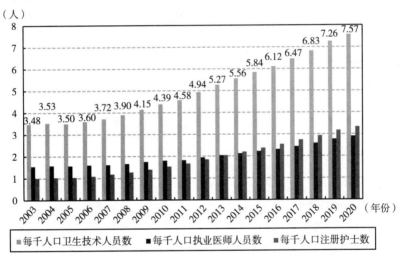

图3-10　2003~2020年我国每千人口各类卫生人员数量及变化趋势情况
资料来源：《中国卫生健康统计年鉴》《中国统计年鉴》。

二、医疗服务需方分析

在医疗服务市场中，卫生服务需求是指在一定时期、一定价格水平基础上，医疗需求者愿意且能够购买的卫生服务数量。众所周知，影响人民群众医疗卫生服务需求的因素相对较多，一般包括人口统计学因素（人口数、婚姻状况、城市人口比等）、居民健康状况（平均期望寿命、死亡率、慢性病患病率等）、居民收入水平〔人均生产总值（GDP）、城镇居民人均可支配收入、农村居民人均纯收入等]、居民文化与生活水平（文盲率、初中文化程度以上人口比例、基本医疗保险覆盖率等）等[1]。

卫生服务需求包括显性需求（患病即就医）和隐性需求（患病应就医而未就医）[2]，前者可以通过医疗机构的诊疗人次数进行估测，后者则可通过全国卫生服务调查进行估测。往往隐性需求患者更需要关注和研究。

如图3-11所示，2020年我国医疗卫生机构总诊疗人次数为774104.8万人次，较上一年总诊疗人次下降97882.5万人次，增长率为-11.23%；其中，医院诊疗人次数为332287.9万人次（占42.93%），较上一年诊疗人次下降51952.6万人次，增长率为-13.52%；基层医疗机构诊疗人次数为411614.4万人次（占53.17%），较上一年诊疗人次下降41472.7万人次，增长率为-9.15%。可见，诊疗人次数在2019年出现拐点，其中，2004～2019年我国医疗卫生机构总诊疗人次数、医院诊疗人次数、基层医疗机构诊疗人次数均呈持续增长趋势，其年均增长率分别为5.35%、7.47%、3.82%。

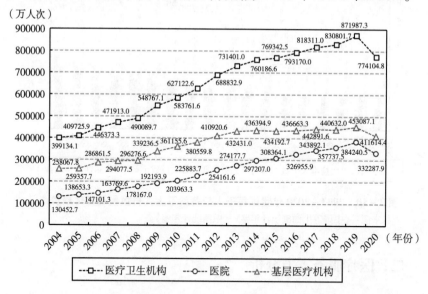

图3-11 2004～2020年我国医疗卫生机构总诊疗人次数及变化趋势情况
资料来源：《中国卫生健康统计年鉴》。

---

① 危凤卿、袁素维、刘雯薇等：《"十二五"末我国居民医疗卫生服务需求状况研究》，载《中国医院管理》2015年第35卷第3期，第5～7页。

② 黄晓璐：《我国医疗服务市场供需关系分析及对策研究》，载《湖北经济学院学报》（人文社会科学版）2009年第6卷第4期，第52～53页。

从公立医院和民营医院的诊疗人次数分析看，2020 年我国公立医院和民营医院的诊疗人次分别为 279193.8 万人次和 53094.1 万人次，较上一年分别下降 48038.5 万人次和 3914.1 万人次。其中，公立医院诊疗人次占比为 84.02%。如图 3－12 所示，2005～2019 年我国公立医院和民营医院的诊疗人次均呈持续增长趋势，其年均增长率分别为 6.70%、16.59%。这说明我国医疗服务市场仍然以公立医疗机构为主体，即由公立医疗机构向患者提供医疗服务，满足患者的医疗服务需求。

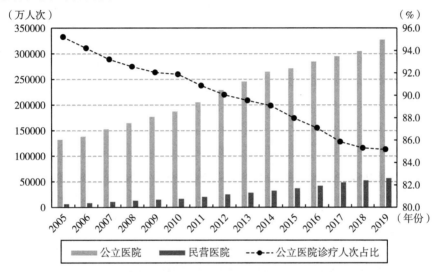

图 3－12　2005～2019 年我国公立医院和民营医院的诊疗人次及占比情况
资料来源：《中国卫生健康统计年鉴》。

根据 1993 年、1998 年、2003 年、2008 年、2013 年全国卫生服务调查结果，归纳出隐性卫生服务需求情况，重点包括两周未就诊率和应住院而未住院率。如表 3－2 所示，我国拥有较大的医疗卫生服务潜在消费群体，即隐性医疗服务需求。调查发现，大部分是因为经济原因而未满足医疗需求。

表 3－2　　我国医疗卫生服务调查显示的隐性医疗服务需求情况　　单位：%

调查次数/项目	两周未就诊率			应住院而未住院率		
	合计	城市	农村	合计	城市	农村
第一次（1993 年）	36.4	41.4	33.4	35.9	26.2	40.6
第二次（1998 年）	38.5	50.0	33.2	33.5	29.5	35.5

续表

调查次数/项目	两周未就诊率			应住院而未住院率		
	合计	城市	农村	合计	城市	农村
第三次（2003 年）	48.9	57.0	45.8	29.6	27.8	30.3
第四次（2008 年）	37.6	37.3	37.8	25.1	26.0	24.7
第五次（2013 年）	15.5	14.5	16.9	17.1	17.6	16.7

资料来源：国家卫生服务调查分析报告。

总的来说，2004~2020 年我国医疗卫生服务需求呈增长趋势，这也预示着未来的医疗卫生服务需求量仍将继续增加，医疗服务需求对医疗服务价格具有一定的影响，分析医疗服务市场需求，尤其是隐性需求，找出问题根本所在，有利于推动医疗服务价格改革。

三、医疗服务支付方分析[①]

医疗服务支付方主要有政府、医保机构和患者等，其中医疗保险机构是最大的医疗服务支付方。医疗保险基金的筹集和使用与医疗费用、医疗价格等息息相关，我国早期的医疗保险类型有新型农村合作医疗（以下简称"新农合"）、城镇居民医疗保险（以下简称"城镇居民医保"）、城镇职工医疗保险（以下简称"城镇职工"）三大基本医疗保险。自 2013 年起，各省按照国家要求整合城镇居民医保和新农合两项制度，建立统一的城乡居民医疗保险。2016 年 1 月，《国务院关于整合城乡居民基本医疗保险制度的意见》，要求各地在 2016 年底出台整合方案，标志着新农合与城镇居民医保将会成为历史，整合形成新的医保类型，即城乡居民基本医疗保险。本书重点阐述医保基金收支和结余（本基金结余均指当年结余，不是累计结余）情况。

（一）城镇职工基本医疗保险基金收支及结余情况

根据《国务院办公厅关于全面推进生育保险和职工基本医疗保险合并

---

① 本部分资料来源：《中国统计年鉴》《中国社会保险发展年度报告》《全国医疗保障事业发展统计公报》《中国卫生健康统计年鉴》和《我国卫生健康发展统计公报》等。

实施的意见》，不再单列生育保险基金收入，因此自 2019 年起，职工基本医疗保险基金中包含了生育保险基金。如图 3 - 13 所示，2020 年我国城镇职工基本医疗保险基金收入和支出金额（含生育保险）分别为 15731.6 亿元和 12867.0 亿元，其中基金收入较上一年下降了 113.80 亿元，平均增长率为 -7.18%；基金支出较上一年增加了 203.80 亿元，平均增长率为 1.61%。

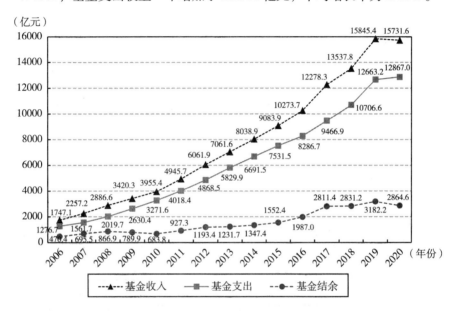

图 3 - 13　城镇职工基本医疗保险基金收支结余情况

资料来源：《中国社会保险发展年度报告》《人力资源和社会保障事业发展统计公报》《全国医疗保障事业发展统计公报》。

总体来看，2006~2018 年我国城镇职工基本医疗保险基金收入和支出呈现持续增长趋势。从医保基金收入看，2006~2018 年城镇职工基本医疗保险基金筹资年均增长率为 18.60%。从医保基金支出看，2006~2018 年城镇职工基本医疗保险基金支出年均增长率为 19.39%。可以看出，我国城镇职工基本医疗保险基金收入年均增长率小于基金支出年均增长率。虽然短期内不会出现当期"收不抵支"现象，但从长远看，仍需要进一步加强医疗费用控制。

（二）新型农村合作医疗基金收支及结余情况

如图 3 - 14 所示，2015 年我国新型农村合作医疗保险基金收入和支出分别为3286.6亿元和2993.5亿元；2006~2015年我国新型农村合作医疗保险基金收入和支出均为持续增长趋势，但在2013年之后增长趋势放缓。从基金收入看，2006~2013年新农合医保基金收入年均增长率为45.66%，远大于2013~2015年新农合医保基金收入年均增长率（5.16%）。从基金支出看，2006~2013年新农合医保基金支出年均增长率为51.91%，远大于2013~2015年新农合医保基金支出年均增长率（1.44%）。新农合医保基金总体略有结余。

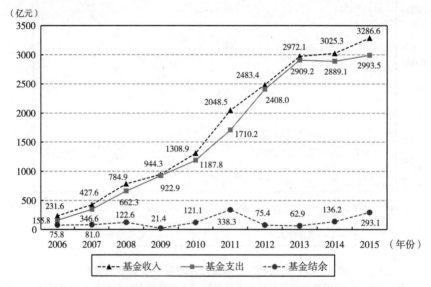

图3-14　新型农村合作医疗基金收支结余情况

资料来源：《中国卫生和计划生育统计年鉴》（2007—2015年）和《我国卫生和计划生育事业发展统计公报》。

（三）城镇居民基本医疗保险基金收支及结余情况

如图3-15所示，2016年我国居民基本医疗保险基金收入和支出金额分别为2810.5亿元和2480.4亿元；2009~2016年我国居民基本医疗保险基金收入和支出均为持续增长趋势。从基金收入看，2009~2016年城镇居民基本医疗保险基金收入年均增长率为41.16%（2009~2013年和2013~2016年城镇居民基本医疗保险基金筹资的年均增长率分别为47.37%和33.30%）。从基金支出看，2009~2016年城镇居民基本医疗保险基金支出年均增长率为46.99%，2009~2013年和2013~2016年城镇居民基本医疗保险基金支出的年均增长率分别为 55.22% 和 36.70%。城镇居民基本医疗保险基金总体略有结余。总的来看，2009～2016 年我国城镇居民基本医疗保险基金收入年均增长率（41.16%）小于基金支出年均增长率（46.99%），即城镇居民基本医疗保险基金支出的压力较大，表明要控制不合理的医疗费用和提高医保基金筹集力度。

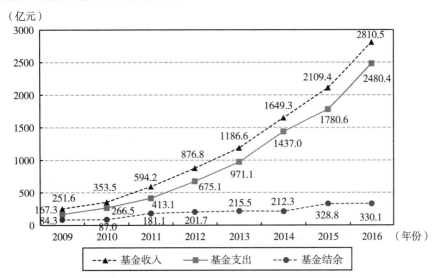

图 3-15　2009～2016 年城镇居民基本医疗保险基金收支结余情况

资料来源：《中国社会保险发展年度报告》《人力资源和社会保障事业发展统计公报》。

（四）城乡居民基本医疗保险基金收支及结余情况

如图 3-16 所示，2020 年城乡居民基本医疗保险收入和支出分别为 9115.0 亿元和 8165.0 亿元，当年结余 950.0 亿元；2017～2020 年城乡居民基本医疗保险收入和支出金额呈现上升趋势。从基金收支看，2017～2020 年城乡居民基本医保基金收入年均增长率为 16.83%，略低于基本医保基金支出年均增长率（17.88%）。2017～2020 年城乡居民基本医保基金结余年均增长率为 8.76%，基金总体略有结余。

综上所述，我国基本医疗保险基金支出处于持续增长趋势。由于医疗保险基金支出是用来为患者购买医疗服务的，因此医疗费用也处于持续增长趋势。医疗保险机构作为医疗费用的重要支付方，一方面要拓宽医保基金筹集渠道和提高医保基金筹集力度，另一方面要控制医疗费用不合理增

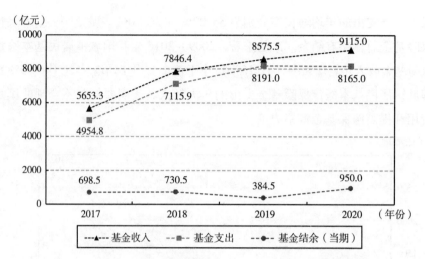

图 3-16 2017~2020 年城乡居民基本医疗保险基金收支结余情况
资料来源：《全国医疗保障事业发展统计公报》。

长以及调整医疗服务价格。

四、医疗服务市场基本特征

医疗服务市场是一个服务项目繁多、服务对象差异大、消费形式特殊、服务结果影响重大的场所，有其特殊性。主要表现为：

（1）医疗服务无形性。表现为非实体的、抽象的、无形的、摸不着、看不见的医疗行为或者活动。

（2）医疗服务与消费同时性和不可存储性。医疗服务的生产和消费行为没有时间上先后顺序，是同步发生的，当然也就不能储存了。

（3）医疗服务专业技术性和垄断性。医疗服务提供者需要具有一定的专业知识和科学技术水平，决定了短期内医疗服务人员的不可替代性，这导致了医疗服务的垄断性。

（4）医疗服务差异性。医疗服务人员和患者存在自身因素的个体差异，决定了医疗服务不可能完全一致或相同的。

（5）医疗服务伦理性和公益性。医疗服务的目的是保障人民群众的身心健康，因此具有其医学伦理性和社会公益性。

（6）医疗服务高质量性和高风险性。医疗服务是以治病救人为目的，医疗服务人员必须确保每次所提供的医疗服务都是高质量的，因为任何一个低质量的、有误差的医疗服务都会损害患者身心健康，甚至危及性命。医疗服务的高质量性、疾病的种类繁多和医疗救治时间的紧迫性与连续性，决定了医疗服务具有高风险性。

第二节　医疗服务价格制度变迁路径

一、医疗服务价格制度变迁理论基础

研究医疗服务价格形成机制的前提是要弄明白医疗服务价格体系或者制度的基本内涵。不妨先从制度含义出发，在新制度经济学里，人们普遍接受的制度含义来源于诺贝尔经济学家道格拉斯·C. 诺思，他认为"制度是一个社会的博弈规则，是人为设计的、塑造人们互动关系的约束"[1]。一般地，制度由社会认可的非正式制度（伦理道德、风俗习惯、意识形态等）、国家规定的正式制度（政治规则、经济规则、契约等）和实施机制（是否有效的违约成本）构成[2]。

医疗服务价格制度具有特殊性，其制度实施效果由价格制度设计、价格实施过程和环境共同作用的。医疗服务价格制度设计不合理，不适应制度环境，会付出较高的交易成本，激励约束机制失灵。改革开放前，医疗服务收费标准被政府高度重视和严格管控，出现计划经济时期的低成本医疗服务供给体系等制度环境。随着社会转型，商品和市场经济得到蓬勃发展，医疗供给体系受到市场化冲击，资源配置出现非均衡化，医疗服务机构收入来源不再完全由政府财政支撑，转向政府投入和业务收入，促使政府实行"放权让利""放管结合"的价格管理体制。在资源配置和激励结构的作用下，医疗服务体系出现"以药养医"、诱导需求等制度环境。

---

① ［美］道格拉斯·C. 诺思，杭行译：《制度、制度变迁与经济绩效》（第1版），格致出版社、上海三联书店、上海人民出版社2008年版。

② 伍凤兰：《农村合作医疗的制度变迁研究》，浙江大学出版社2009年版。

在中国特色社会主义制度下，政府对医疗服务价格制度变迁拥有相当大的影响力。

医疗服务价格制度是用来规制医疗服务过程中医患的互动，制度激励效应给医疗服务参与者的是混合信号，会对搭便车、欺诈诱导等行为产生激励，这决定了人们无法设计出一种既能解决交换互动问题又能实现激励相容的制度。事实上，制度均衡是一种理想状态，医疗服务价格制度一直随着制度环境的变化变迁着，它是对非均衡状态的反应结果。

医疗服务价格改革，即价格制度变迁的路径选择需要进行成本—收益分析，其前提是制度净收益大于零。当然，一旦选择了某一特定路径就会逐步完善该方向的报酬递增机制（路径依赖）。在医疗服务系统中，医疗服务价格制度变迁主体是那些对制度框架内的激励作出反应的利益相关者，且政府起到主导作用，尤其在制度供给方面。

二、医疗服务价格制度变迁路径分析

我国医疗卫生服务体系的发展历程是在医疗卫生领域深化改革、社会经济变革的背景下逐步发展完善起来的，医疗卫生服务价格经历了计划经济到不完全市场经济，政府对其管制依次经历"严格管制""放权让利""放管结合"阶段，定价形式由政府定价到政府指导价和市场调节价。本书将我国医疗服务价格形成体系细分为五个发展阶段（见表3-3）。

表3-3　　　我国医疗服务价格形成体系变革历程及特征

阶段	时间	规制方式	定价形式	主要特征
1	1949~1957年	严格管制	政府定价	医疗机构收支平衡，保障水平较低
2	1958~1979年			医疗机构收不抵支，保障水平有所提高
3	1980~1999年	放权让利		差异化收费标准，出现"以药养医"、诱导需求
4	2000~2008年	放管结合	政府指导价 市场调节价	《全国医疗服务价格项目规范》（2001/2007年版）
5	2009年至今			《全国医疗服务价格项目规范》（2012年版）

第一阶段是医疗服务价格制度初步建立阶段（1949～1957年）。中华人民共和国成立初期，我国的社会经济状况相对处于百废待兴阶段，医疗机构基本靠自身进行保本经营，免收税利，财政基本很少给予医疗机构补助。为适应计划经济体制发展要求，1951年，政务院发布《中华人民共和国劳动保险条例》，标志着劳保医疗制度正式确立起来；1952年，政务院发布《关于全国各级人民政府、党派、团体及所属事业单位的国家工作人员实行公费医疗预防的指示》，标志着我国基本建立了职工公费医疗制度。

随着经济的初步好转，政府确定了福利性的卫生事业政策，开始向人民群众提供免费的初级预防保健服务项目，逐步加大对医疗机构的财政补助水平，并由直接增加补助转向实行差额预算补助，即收支结余上缴国库，亏损由上级政府补助的预算办法进行补偿。在价格上，政府确定医疗机构的收费价格，且处于较低阶段，医疗收费价格基本用于医疗服务人员的劳动报酬和医疗物资的消耗，医疗机构基本处于收支平衡的保本经营状态。

第二阶段是医疗服务价格制度初步调整阶段（1958～1979年）。经历了第一个五年计划后，国民经济初步好转，政府进一步提升了医疗卫生服务的福利水平，实行严格政府定价，并实行低价政策。逐步降低我国医疗机构的收费标准，分别在1958年、1960年和1972年调整收费价格，使得计划经济时期的政府确定的医疗服务价格远低于实际医疗服务成本，药物价格实行在批发价的基础上，确定一定的加成率，按照零售价格执行，以弥补医疗服务价格偏低而造成的损失。

这一时期，政府实行"全额管理、定项补助、结余上缴"的价格政策，对医疗机构的亏损进行补偿，且仍较多的关注卫生服务的社会福利性。当时，政府规定的医疗服务收费价格低于不含医疗服务人员工资和房屋、设备等折旧费物耗成本。随着价格的调整，政府应承担的医院基础建设、设备和工资的财政补助资金并没有跟上，医疗机构出现收不抵支现象。

第三阶段是医疗服务价格重新调整阶段（1980～1999年）。党的十一届三中全会后，我国的经济体制发生重大变革，医疗卫生部门积极进行调查研究并提出收费价格改革意见。政府实行"全额管理、定向定额补助、结余留用、超支不补"的医疗服务价格管理政策，对医疗服务机构的价格管理开始"放权让利"，有利于调动医疗服务人员的工作积极性。1981年2月，国务院批转卫生部《关于解决医院赔本问题的报告》指出：医院实行两种收费标准，即公费医疗和劳保医疗实行按不包括工资的成本收费，城镇居民和农民的收费标准不变。这一举措解决了片面强调医疗机构社会福利性和社会主义优越性，以致医院收不抵支的难以为继问题，标志着医疗价格改革迈出关键一步。

1985年4月国务院转批卫生部《关于卫生工作改革若干政策问题的报告》指出：要改革医疗收费制度，医疗服务价格制度由单一性向多元化转变。对一些新仪器新设备和新开展的医疗服务项目按成本定价收费，对新建、改建、扩建的医疗条件好的机构可适当提高收费，对不同等级病房实行不同收费标准，对集体和个人的医疗机构放活收费标准等[1]。1989年，国务院转批卫生部《关于扩大医疗卫生服务有关问题的意见》，明确了物价部门、卫生部门、财政部门等在医疗服务价格上的职权范围。根据自身条件和发展需要，适当拉开了不同类型医疗机构的医疗服务收费标准，这就会使得医疗机构通过诱导需求来获得医疗补偿，也为"以药养医"埋下了"伏笔"。

1992年，自费病人和公费劳保病人的医疗收费标准开始并轨。1994年，在"总量控制、结构调整"政策下，有条件的地区开始结构性调整医疗收费标准，体现医疗服务人员技术劳务价值的医疗服务项目收费标准得到充分提高，而检查检验类收费标准降低。1996年，国家（发展）计划委员会、卫生部、财政部出台《关于加强和改进医疗服务收费管理的通知》提出了医疗服务收费管理和调整的基本原则，以规范收费行为。1997年，政府进一步调整了1500多项医疗服务项目收费标准，增设了诊疗费，同时提高了护理费、手术费等，降低了检查费等[2]。

第四阶段是医疗服务价格基本建立阶段（2000~2008年）。2000年国

---

① 国务院批转卫生部《关于卫生工作改革若干政策问题的报告的通知》，载《中国医院管理》1985年第8期，第6~8页。

② 《我国医疗卫生服务价格政策的演变》，载《瞭望》2007年第10期，第25页。

家计委、卫生部《改革医疗服务价格管理的意见》指出对医疗服务价格实行政府指导价和市场调节价，取消政府定价；下放医疗服务价格管理权，实行统一规范的医疗服务价格项目，并加强医疗服务价格的监督检查。2001 年底，原国家卫生计生委等三部委颁布《全国医疗服务价格项目规范》（2001 版），用于规范全国医疗服务项目定价和医疗机构收费行为的法规性文件。

2007 年 9 月，国家发展改革委、原国家卫生计生委、中医药管理局等部门发布《关于印发〈全国医疗服务价格项目规范〉新增和修订项目（2007 年）的通知》，政府又在 2001 年版的基础上进行新增和修订项目，形成《全国医疗服务价格项目规范》（2007 年），这为逐步规范我国医疗服务价格行为提供了有利条件。由于我国医疗服务价格实行统一政策分级管理，即国家相关部门制定医疗服务价格相关政策和规范，地方省市物价和卫生行政部门制定医疗服务项目价格。因此，各地区可以根据医疗服务价格管理的有关政策或规定，以及最新的《全国医疗服务价格项目规范》的具体内容科学地测算成本，合理制定和调整相关的医疗服务项目价格。

第五阶段是医疗服务价格重要完善阶段（2009 年以后）。2009 年 3 月，中共中央、国务院发布《关于深化医药卫生体制改革的意见》标志着我国开始进行新一轮的医疗改革。其强调要建立科学合理的医药价格形成机制，规范医疗服务价格的管理。基本医疗服务价格要体现医疗服务价格的合理成本和技术劳务价值，不同级别的医疗机构和医生提供的服务，实行医疗服务分级定价。

2012 年，国家发展改革委、卫生部、国家中医药管理局发布《关于规范医疗服务价格管理及有关问题的通知》指出，各地不得以新设备、新试剂、新方法等名义新增医疗服务价格项目和分解项目收费，附件中的《全国医疗服务价格项目规范（2012 年版）》规范了 9360 项医疗服务项目，并明确了医疗服务项目的具体内涵，为各级各类非营利性医疗卫生机构提供医疗服务收取费用的项目依据。

此后，中共中央、国务院《关于推进价格机制改革的若干意见》、国家发展改革委等四部门《关于印发推进医疗服务价格改革意见的通知》等系列文件指出，要合理调整医疗服务价格，推进医疗服务价格分类管理

（见表3-4），实行医疗服务分级定价，逐步理顺医疗服务比价关系（即不同商品或服务价格之间的比例关系，比如同一市场、同一时间内不同医疗服务项目价格之间的比例关系），加强医疗服务价格监管，实现对医疗服务价格的"放"与"管"并用。近年来，国家和地方高频次地出台政策文件，以更好地规范我国医疗服务价格分类管理。

表3-4　　　　　　　　　我国医疗服务价格分类管理情况

机构类别	服务内容	定价方式
公立医疗机构	基本医疗服务	政府指导价
	特需医疗服务	市场调节价
	市场竞争充分、个性化需求强的医疗服务	
非公立医疗机构	全部医疗服务	

2019年12月，国家医疗保障局、国家卫生健康委、财政部、市场监管总局印发《关于做好当前医疗服务价格动态调整工作的意见》的通知，提出要逐步理顺医疗服务比价关系，支持医疗技术进步，支持体现技术劳务价值，支持为人民群众提供更有价值、更高效率的医疗服务。坚持以临床价值为导向、以成本为基础、以科学方法为依托，按照总体原则，建立和完善医疗服务价格动态调整机制，包括规范调价基本路径、综合设置启动调价（触发标准和约束标准等）、定期开展调价评估、合理测算调价空间、优化选择调价目标、科学制定调价方案。

2021年8月，国家医保局、国家卫生健康委、国家发展改革委、财政部、人力资源社会保障部、市场监管总局、国家中医药局、国家药监局等部门印发了《深化医疗服务价格改革试点方案》的通知，明确了"加快建立科学确定、动态调整的医疗服务价格形成机制"的任务和方向，且该试点方案是经中央全面深化改革委员会第十九次会议审议通过的，其总体思路更加明确，现实意义更加重大。

具体内容包括建立目标导向的价格项目管理机制、建立更可持续的价格管理总量调控机制、建立规范有序的价格分类形成机制、建立灵敏有度的价格动态调整机制、建立严密高效的价格监测考核机制、完善价格管理的支撑体系、统筹推进配套改革、组织开展试点等核心内容。其中，政策中的新提

法是将医疗服务分为通用型、复杂型等。通用型医疗服务是指医疗机构普遍
开展、服务均质化程度高的诊察、护理、床位、部分中医服务等，可以构建
起规范稳定、具有普遍性的全国性或区域性价格体系；复杂型医疗服务是技
术难度大和风险程度高的手术项目等以及对医务人员个人能力、医疗机构技
术支撑体系的要求较高且服务的均质化程度有限的一些医疗服务。

　　试点方案提出对普遍开展的通用型医疗服务项目，政府要把价格基准
管住管好，让政府指导价围绕统一基准浮动；对未列入通用型的、技术难
度大和风险程度高的复杂项目，政府要"定规则、当裁判"，尊重医院和
医生的专业性意见和建议，保证更好地体现技术劳务价值；对一些特需服
务和试行期内新增项目实行市场调节价并进行价格报备，实行市场调节价
的收费项目和费用所占比例，不超过全部医疗服务的 10%。新增项目试行
期满后，按通用型或复杂型项目进行管理。这更加明确了医疗服务价格改
革细则内容，使医疗服务价格改革更好操作、更好推进。

第三节　医疗服务价格制度变迁的基本特征

　　基于制度变迁理论，我国医疗服务价格制度变迁历程具有现实必然
性，推动了医疗服务价格管理体制和运行机制的改革和发展，逐步实现规
范的医疗服务价格制度。对我国医疗服务价格制度变迁的分析，可以归纳
出一些基本特征。

一、多重因素综合作用下的渐进式变迁过程

　　医疗服务价格制度的变迁受到诸多因素的影响，如政治环境、社会经
济、医疗服务需求、医疗服务供给、医疗保障制度、法律法规状况等。不
同的变迁主体，包括政府机构、组织和个人，拥有不同的制度变迁预期，
产生了不同的变迁动力。在这种多种因素综合作用下，我国医疗服务价格
制度变迁过程是比较平稳的，没有引起较大的社会波动，是一个渐进式的
变迁过程。

二、由单一性价格管制向多中心性价格治理转变

我国最初的医疗服务价格是由政府进行严格管制的，过多强调医疗卫生事业的社会福利性，使得医疗服务价格普遍低于成本，政府给予财政补助。此后，逐步放开医疗服务价格管制和医疗机构自主定价权，价格改革迈上市场化道路，实行差别化的收费制度。《全国医疗服务价格项目规范》形成以后，国家实现"放管结合"方式，医疗服务价格实行统一政策分级管理，中央和地方的多部门参与机制。实行由单一价格水平管制到价格水平和结构转变、政府定价到政府指导价和市场调节价转变。

三、地方实施医疗服务价格改革试点

我国医疗服务价格的定价和调整逐步实现了地方省市自主探索方式，即通过部分地区改革试点，总结出医疗服务价格形成可行性方案，逐步推广试点范围，稳步推进医疗服务价格改革。国家发布相关的医疗服务价格改革指导意见为实现医疗服务价格改革目标指明了方向。多方试点，因地制宜，凝聚不同地区不同人士的智慧和力量，能够更好地构建合理的医疗服务价格形成机制。

四、医疗服务价格制度变迁具有强制性

通常来说，人们习惯采用林毅夫对制度变迁形式上的划分，即诱致性制度变迁和强制性制度变迁，前者指现行制度的变更或替代，或者是新制度安排的创造，它是由个人或一群人，在响应获利机会时自发倡导、组织和实行；后者指由政府法令引起的变迁[1]。而有学者[2]认为林毅夫所区分方

---

① 林毅夫：《关于制度变迁的经济学理论：诱致性变迁与强制性变迁》，引自 R. 科斯、A. 阿尔钦、D. 诺斯，刘守英等译：《财产权利与制度变迁：产权学派与新制度学派译文集》，上海三联书店、上海人民出版社 1994 年版。

② 黄少安、刘海英：《制度变迁的强制性和诱致性——兼对新制度经济学和林毅夫先生所做区分评析》，载《经济学动态》1996 年第 4 期，第 58～61 页。

式并不确切，强制性制度变迁实质上也诱致性制度变迁。

第四节　本章小结

本章主要以医疗服务价格制度市场环境为出发点，分析了我国医疗服务机构和人员变化趋势，以及医疗服务供需双方和医保支付方的制度环境发展状况。进一步归纳出我国医疗服务价格制度变迁的基本特征，阐述了我国医疗服务价格制度变迁的五个阶段过程，政府管理体制包括"严格管制""放权让利""放管结合"三个阶段。医疗服务定价策略从政府定价转向政府指导价和市场调节价，与我国医疗服务价格制度变迁的四个特征相吻合。从这些制度环境看，完善我国医疗服务价格形成机制，需要逐步扩大理论探索，并结合实际情况深入推进医疗服务价格改革试点工作。

● 第四章

医疗服务价格的现行规制模式
及效果评价

第一节　国内外医疗服务价格的规制模式

一、医疗服务定价方法及策略分析

医疗服务行业虽有其自身的特殊性，但不失一般性。在研究医疗服务定价模式前，可以先分析一下企业的一般定价方法。一般地，企业定价方法有三种：一是成本导向定价法（cost-oriented pricing，COP），主要以产品或服务的成本作为定价的主要依据；对于一些着重考虑成本因素的企业倾向采用该方法。其基本特点是充分考虑成本的补偿和盈利的可能性，以成本作为定价底线，把价格的变动通过成本类型和盈利率反映出来。二是需求导向定价法（demand-oriented pricing，DOP），主要是从市场需求强度和顾客对商品价值认知程度以及价格承受能力作为定价的主要依据。三是竞争导向定价法，以市场上相互竞争的同行业同类商品价格作为定价依据。当然，每种定价方法又可以包含不同的定价方法（见图 4 –1）。

医疗服务具有其特殊性，决定了医疗服务竞争的不充分性，这就说明竞争导向定价法不太适宜作为医疗服务价格的制定依据。在这里，本书只探讨成本导向定价法和需求导向定价法，以期为接下来的医疗服务价格定价提供参考依据或理论支持。实际上，在制定医疗服务价格上，通常需要

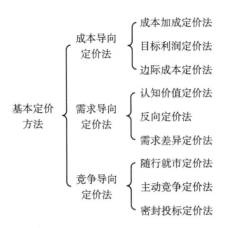

图 4 - 1 定价的基本方法

综合考虑多种因素，以进一步优化定价方法。

医疗服务领域更多的是以产品（或服务）的成本作为定价的参考依据，即常采用成本导向定价法。分为以下三种：

（1）最简单的定价方法是成本加成定价法（cost-plus pricing），这在医疗服务领域的药品加成中应用较广。基本公式：单位产品或服务价格（P）＝单位产品成本（C）×（1＋加成率），加成率为目标利润率或目标投资收益率。这种方法操作比较简单，而且使得机构能够获得预期利润，以弥补补偿不足，促进机构可持续发展。

（2）目标利润定价法（target-return pricing），指企业根据总成本和预期销售量，并确定期望目标收益率（或目标利润额），进而确定价格。基本公式：单位产品单价（P）＝（总成本＋目标利润额）÷预期销售量。其中，目标利润额＝总成本×目标收益率。该方法比较适用于需求价格弹性较小，市场占有率较高（或有垄断性）的企业。也适用于公用事业单位，如在医疗服务行业，我们制定价格时往往考虑一个类似目标利润或者成本利润率的因素：医院发展基金率或医院收支结余增长率。

（3）边际成本定价法（marginal cost pricing）。该方法主要考虑变动成本，而不是固定成本因素。基本公式：单位产品价格（P）＝单位变动成本＋边际贡献。边际贡献＝预期收入－变动成本收益。特别说明，由于边际成本指每增减单位产品所造成的单位总成本变化量，所以边际成本近似变动成本。该方法比较适用于不受固定成本限制，竞争激烈的环境。因此，可以在竞争比较充分的、个性化的医疗服务定价中加以考虑。

在医疗服务领域中，随着人们医疗服务需求和消费的提升，医疗服务市场开始细分，出现高端医疗服务、特需医疗服务等，使得医疗服务定价可以考虑采用需求导向定价法。分为如下三个：

（1）认知价值定价法（perceived-value pricing），即根据消费者对产品或服务的认知价值以及对该产品或服务价值肯定程度的高低进行定价，是一种主观评判。换言之，认知价值定价基础并不是产品或服务的实际成本而是感知成本，其关键是要了解需求者或消费者的价值观念，且这种观念认知容易受到外界的影响和干扰。比如，在精准医疗服务中的基因检测与诊断等部分产品或服务、在"互联网＋"医疗服务中的在线医疗咨询服务等均可采用认知定价法。

（2）反向定价法或逆向定价法（reversely pricing），即根据市场需求情况，通过价格预测和试供评估，提前确定消费者可以接受的产品或者服务价格，然后推出批发价格和出厂价格的定价方法，往往在批发商和零售商中较多采用。实际上，有一些医院推出体检服务套餐（可以设定一些规定项目，再设定一些可变项目，即通过删减或增加个别项目等以组合成符合自己需要的体检套餐），给出相应的服务收费标准，瞄准对价格敏感的医疗消费者，允许其进行价格比较，选择符合自己价格接受内的体检服务套餐。

（3）需求差别定价法（demand-different pricing）。根据不同消费者、不同产品或服务、不同需求程度和支付意愿、不同购买时间和地点、不同购买方式等因素，采取不同的定价方式（以顾客类别为基础的差别定价、以购买时间为基础的差别定价、以购买地点为基础的差别定价、以交易条件为基础的差别定价、以产品或服务差异为基础的差别定价等）。实际上，该方法是对市场进行细分，将顾客的需求差异作为定价依据。基本医疗和特需医疗均可以采取这种方式，细分医疗服务市场，根据不同的医疗需求进行差异定价。

二、自然垄断行业价格规制模式借鉴

医疗服务具有技术垄断性和不完全竞争性，通过分析自然垄断行业的价格规制模式，总结价格水平规制和价格结构规制模型，为医疗服务行业价格制定提供参考依据。

（一）价格水平规制

在自然垄断行业，价格水平影响着企业的生产经营行为和结果。进行价格水平规制的出发点是考虑社会目标和企业目标，即资源配置效率和社会分配效率，企业发展目标和激励生产。根据曲振涛等编著的《规制经济学》归纳的经典规制模型[①]有以下三种。

1. 英国最高限价法规制模型（price cap regulation，PCR）

PCR 模型也称价格上限规制模型，是将规制价格与生产效率增长的百分比、零售物价指数（或通货膨胀率）等关联起来，确定基准价格和收费增长率，即价格上限系数，再确定最高价格，企业可以在最高价以下进行自由定价。实际上，也是为了解决美国投资回报率价格规制模型（rate of return regulation，ROR）方式问题而被提出的价格规制替代方案[②]，是由英国史蒂芬（Stephen Littlechild）教授设计的 RPI – X 模型（应用于通信业等），其基本模型[③]为：

$$P_t = P_{t-1}[1 + (RPI - X)] \qquad (4-1)$$

其中，P_t 为当期规制价格，P_{t-1} 为上期规制价格，RPI 为商品零售价格指数（retail price index，RPI）或者说通货膨胀率，X 为规制者确定的生产效率增长率（$0 \leqslant X \leqslant 1$），RPI – X 为被规制企业提价的最高幅度。在这里，如何确定 X 是关键，如果 X 取值过高，造成 RPI – X < 0，则被规制企业就需要进行降价，降幅为 $|RPI - X|$，反之亦然。

此外，还有其他变换模式。

（1）英国煤气业价格上限模式：

$$P_t = P_{t-1}[1 + (RPI - X)] + Y_t + K_t \qquad (4-2)$$

模型（4 – 2）比基本模型（4 – 1）多了 Y_t 和 K_t，分别指本期所发生

① 曲振涛、杨恺钧：《规制经济学》，复旦大学出版社 2006 年版。
② ［日］植草益，朱邵文、胡欣欣等译：《微观规制经济学》，中国发展出版社 1992 年版。
③ 黄鹏：《不对称信息条件下电力产业激励性价格规制的研究》，上海师范大学学位论文，2009 年。

的原料费用变化项和因税制变化引起的费用变化项。

（2）美国电气通信业价格上限模式：

$$P_t = P_{t-1}[1 + (RPI - X)] + \Delta A/R + \Delta Z/R \qquad (4-3)$$

模型（4-3）比基本模型（4-2）多了 ΔA、ΔZ 和 R，分别指使用费以外的费用上升部分、使用费增收部分和总收入。

2. 美国投资回报率价格规制模型

简单来说，这种价格规制方法是通过作用于企业的投资回报率而影响价格水平的，以使企业得到"合理"的投资回报。其基本模型：

$$R(\sum_{i=1}^{n} p_i q_i) = C + S(RB) \qquad (4-4)$$

其中，p_i、q_i 为第 i 项产品或服务的价格和数量，n 是服务的种类数，C 为各项支出的成本，S 为政府规制下的合理投资回报率，RB 为投资回报率基数（rate base）。

通常情况下，这里的投资回报率 R 是由规制双方通过反复的"讨价还价"确定的。而回报率基数 RB 则由原始成本法（original cost method）等方法来确定的。但是在信息不对称的情况下，较为准确地测算这两个值，会有一定信息和技术性困难。事实上，这些缺陷也使得投资回报率价格规制模型成为低激励规制方式[1]。基于该价格规制模型已经被很多学者分析，此处不再赘述。

3. 我国价格水平规制模型研究概述

我国对价格水平规制模型研究相对滞后，主要采取借鉴国外较为成熟的价格规制模型，结合我国实际情况，构建价格规制模型。比较有代表性的两个模型：

（1）"成本—效率"模型，基本公式：

$$P = C(1 + v)(1 + RPI - X) \qquad (4-5)$$

其中，P 为规制价格，C 为平均单位成本，v 为政府规制下的成本利润率（$0 \leq v \leq 1$）。

① 黄鹏：《不对称信息条件下电力产业激励性价格规制的研究》，上海师范大学学位论文，2009 年。

（2）"成本—效率—质量"模型，基本公式：

$$(1 - r)P_{t+1} = C_t[1 + (RPI - X)]Q \qquad (4-6)$$

其中，Q 为产品或服务质量系数（0≤Q≤1），r 为销售利润率（0≤r≤1）。如果对其公式进行变换，则有：

$$P_{t+1} = C_t[1 + (RPI - X)]Q + P_{t+1}r \qquad (4-7)$$

可以看出，$C_t[1 + (RPI - X)]Q$ 为考虑质量因素的成本约束项，$P_{t+1}r$ 为利润约束项。该模型是通过生产效率增长率 X 和销售利润率 r 进行约束控制的。

事实上，以上两个模型都牵涉到了生产效率增长率 X，而政府规制部门如何确定该值尤为关键，有学者[1]对此给出了 X 设定的合理解释，可供参考研究。当然，这些模型将为本书研究我国医疗服务价格规制模型提供借鉴。

（二）价格结构规制

价格离不开市场，离不开供给和需求。研究价格结构规制，实际上是对市场需求顾客群的细分，以形成不同的需求群体（需求结构）。在医疗服务行业，同样可以对医疗服务需求人群进行细分，如基本医疗服务（暂没有严格界定，一般认为使用基本技术和设施以及基本药物进行的诊断、治疗和康复等的普通医疗服务）和特需医疗服务（除了基本医疗服务外的，且有特殊医疗要求的医疗服务，如美容、刮痧、正畸、VIP 病房等），高收入患者群和低收入患者群，以形成价格结构，进行差别定价。

最经典的差别定价模型[2]，也称为拉姆齐价格（ramsey price）[3]。这种定价方法的核心是在相同生产成本条件下，同样的产品或服务，对不同需求弹性的消费群体实行不同的价格或收费标准，以实现消费者剩余最大

---

[1]　Bernstein J. I., Sappington D. E. M. Setting the X factor in price-cap regulation plans. Journal of Regulatory Economics, Vol. 16, No. 1, 1999, pp. 5 – 26.

[2]　Ramsey F. P. A contribution to the theory of taxation. Economic Journal, Vol. 37, No. 145, 1927, pp. 47 – 61.

[3]　Prieger J. E. Ramsey pricing and competition: The consequences of myopic regulation. Journal of Regulatory Economics, Vol. 10, No. 3, 1996, pp. 307 – 321.

化。实际上，拉姆齐定价法具有价格歧视特征。其常应用于水资源行业、机场航空业、电力行业、传输网络、农业农产品等。

本书主要考虑采取不同级别医院和不同级别医师进行差别定价，不同级别医院的报销比例也不相同，以增加社会福利剩余。比如同样的医疗服务，三级医院定价要高于一级、二级医院，否则在医疗资源有限的前提下，就会占用他人的公共资源，损害他人获得三级医院医疗服务的权益。在实际运行过程中，如何确定不同需求弹性的顾客群是价格结构规制的核心问题。

三、国外医疗服务价格规制模式探讨

本部分将通过简单的文献复习，梳理国外比较具有代表性的医疗服务价格规制方式进行概述。国外的医疗服务价格规制模式不一定适用于我国医疗服务价格规制，但是可以为我国更好规制医疗服务价格提供参考依据。接下来将要介绍美国、英国、法国、日本、德国等医疗服务价格规制模式。

（一）美国医疗服务价格规制方法

从美国看，公立医院多是为救济低收入人群而建立的，是收留那些无法承受房屋、食物和医疗费用的人的主要救治机构[1]，为没有任何医疗保险的弱势人群提供医疗安全服务。20 世纪 70 年代，美国开始推行两种方式进行费用控制，即费率制和按病种预付制。美国的医疗服务价格规制是从费率制开始，设立法律法规，逐步扩大费率制适用范围。虽然有学者研究表明，费率制在一定程度上降低了医疗费用[2]。但后来随着美国医疗服务市场化的繁荣，逐步出现放松规制，便终止了费率制。美国医疗服务价格规制转向了支付方式变革，医疗费用支付方式由"后付制"向"预付

① Burns R. P. The historic role and questionable future of public hospitals. Journal of the American College of Surgeons, Vol. 206, No. 5, 2008, pp. 767 –781.

② Biles B., Schramm C. J., Atkinson J. G. Hospital cost inflation under stata rata-setting programs. The New England Journal of Medicine, No. 303, 1980, pp. 664 –668.

制"转变。按病种预付制是美国联邦政府比较推崇的规制方式，涵盖住院服务（1983 年起用）和门诊服务（2000 年起用）部分[1]，如（疾病）诊断相关分类（diagnosis related groups，DRGs）。在病种预付制条件下，医院要承担医疗成本风险，因此会激励医院去降低成本[2]。实际上，在将医疗服务提供方细分为医院和医生条件下，只有医院占优才能够实现提高质量和降低成本[3]。有学者比较了服务成本规制和价格上限规制两种模型，认为价格上限定的过低会破坏激励机制，甚至价格上限即使能够降低成本，但并不一定保证消费者未来会享受更低的价格[4]。

美国医疗服务价格遵循市场机制，政府并不过度干涉医疗服务价格，而是通过购买医疗服务来影响医疗服务价格。为了降低医疗服务供给价格，政府通常采取由保险机构与医师、护理、医院协会等组织协商定价，采用相对价值标准：以资源为基础的相对价值比率（resource-based relative value system，RBRVS），即以资源消耗为基础、相对价值为尺度，来偿付医生劳务费用的方法；确定医生技术劳务价值的补偿标准，以实现合理的医疗服务价格。简单来说，根据资源成本（医生工作时间和劳动强度，即劳务投入、专科开业成本和相对服务成本、专业培训和医疗风险的机会成本等）和同非医疗行业相比较，来确定临床各科服务的实际付费水平[5]，以制订合适的医疗服务价格。

医院和医生对医疗服务拥有自主定价权，患者的医疗付费标准、医院和医生的医疗服务收费标准原则上是由美国的医疗保险公司来决定的。换句话说，美国拥有强大的医疗保险体系，尤其是高度发达的商业医疗保

---

① 申笑颜、栾福茂：《医疗服务价格规制研究述评》，载《医学与哲学》（人文社会医学版）2011 年第 1 期，第 56～58 页。

② Junoy J. P. Managing the conflict between competition and risk selection in health sector reforms. International Journal of Health Planning and Management，No. 14，1999，pp. 287 - 331.

③ Crainich D.，Leleu H.，Mauleon A. The optimality of hospital financing system：the role of physician-manager interactions. International Journal of Health Economics and Management，Vol. 8，No. 4，2008，pp. 245 - 256.

④ Cabral L. M. B，Riordan M. H.．Incentives for cost reduction under price cap regulation. Journal of Regulatory Economic，No. 1，1989，pp. 93 - 102.

⑤ Hsiao W. C.，Dunn D. L，Verrilli D. K. Assessing the implementation of physician-payment reform. The New England Journal of Medicine，Vol. 328，No. 13，1993，pp. 928 - 933.

险，以支付方式为媒介，通过协商谈判的方式进行定价。患者就医支付一定的基础费用后，剩余部分由医生上报给医保机构，医保机构根据病种、治疗方式、人力成本、药品成本等来设定医疗服务的支付标准或最高赔付额度。在控制医疗费用方面，美国政府开始对医疗服务价格进行管制，主要通过费率制方式，后被预付制取代，即医疗价格由服务购买方与提供方经过谈判形成。这意味着医疗价格的形成回归市场机制，由医保支付制度来管控美国医疗费用的不合理增长[1]。

（二）英国医疗服务价格规制方法

英国医疗服务体系比较复杂（英国是由英格兰、北爱尔兰、苏格兰和威尔士组成的），主要以英格兰地区国民医疗服务体系（national health service，NHS）为主[2]，包括国家医疗服务基金会（NHS Trust，1990）和基金会信托（foundation trust，2002）两类公立医院，前者由英国卫生部直管，经费直接由政府税收提供，医院收支平衡；后者由地方居民选举管理层，可以有盈余。英国 NHS 体系分为三个层次：全科医生提供的初级医疗服务（通常按地区划分，以全科医生为主，提供辖区内的健康咨询、基本诊疗和预防服务）、二级医疗服务（以专科医生为主的综合性医院，提供门诊和住院服务）、三级医疗服务（通常为由二级医院上转过来的重症患者或需更高技术来诊治的患者提供医疗服务）。

医疗服务定价权在政府卫生部门，通常医院提交的成本报告，再由卫生部门确定预算[3]，支付医院卫生服务资金以及医疗服务人员固定工资，国民享受到近乎免费医疗，涉及不到医疗服务价格概念。换句话说，英国的国民医疗服务需求与医疗服务价格没有必然关系，而与时间有关。医疗服务是通过时间价格来分配的，当需求超过供给时，国家医疗服务制度不是让服务价格上升，而是仅仅强制延长某些病人的等待时间。也就是说，

---

① 袁国栋、顾昕：《政府对医疗服务价格的管制：美国经验对我国医改的启示》，载《中国卫生经济》2014 年第 12 期，第 109～112 页。

② 资料来源：NHS Scotland 官网。

③ 李卫平、黄二丹：《境外非营利性医院医疗服务定价及对我国的借鉴》，载《中国财政》2014 年第 7 期，第 74～76 页。

医疗服务供给量不足时，患者只有排队等候（急诊除外），时间长短与供给能力有关，与价格无关，即便支付能力很高也是没用的。一个病人需要等待时间的长度决定于所需的医疗服务，急诊能得到最快速的治疗。

总体来看，英国病人的支付能力并不能决定是否能得到所需要的医疗服务，但基本上保证了居民的绝大部分医疗服务需求能够在社区得到治疗。英国制定医疗服务价格需要考虑医疗保险资源总分配等因素，将他们结合起来以制定国内的医疗服务价格。一般地，学者将英国的医疗服务价格称为"时间价格"[①]。可以看出，英国上限价格规制模式并没有应用到医疗卫生服务领域。

（三）其他国家医疗服务价格规制方法

法国的卫生服务体系可以分为医生诊所服务体系和医院服务体系，患者一般先到医生诊所找全科医生诊疗，然后根据病情决定是否转给专科医生，即是否去医院诊治（医院有公私之分）。医院提供成本核算报告，社会保险部门和医院管理部门根据成本报告，测算不同诊疗单元的相对成本点数，由全国医院预算总额除以同期服务量，换算出每个点数价格，即采用总额预付与按诊疗单元点数付费方式[②]。

日本医疗服务是采取的法定价格，社会医疗保险支付标准，是严格按"点数表"（10 日元/点）法进行给付，即按照历史资料对医疗资源进行分割，设定原始医疗资源的各种比值关系。通过政府购买医疗服务，以社会医疗保险补偿、禁止医疗保险服务项目与自费项目共同存在[③]。患者除支付基本医疗费用（如挂号费）外，其余医疗费用交给医院与社会医疗保险机构，由医院提供结算清单和票据等凭证，社会医疗保险机构进行审核，并根据《医疗保险点数表》进行积分计算，以支付相应的医疗费用。采用成本加成模型进行医疗服务价格制定，其技术价格是以医疗服务人员劳动总投入量为基础进行计算。价格制定以后，每两年进行一次调整[④]。2002 年，日本专家研制出诊断程序组合（diagnosis procedure combination,

---

① 刘丽杭：《医疗服务价格规制的理论与实证研究》，中南大学学位论文，2005 年。
②③④ 张莹：《日本医疗服务价格政策分析》，载《中国卫生经济》2010 年第 9 期，第 36 ~ 37 页。

DPC），类似于美国的 DRGs，规定不同病种的医疗费用标准点数。

德国公立医院主要为专科医生，解决重症及疑难杂症患者的医疗需求；至于门诊服务，通常交给私立医院的全科医生和专科医生承担[①]。德国实行全国统一的按病种分类收费制度（AR‐DRG），根据患者的年龄、性别、疾病严重程度、诊断和治疗结果等分成若干组，并按病情的轻重分为若干级别，然后对每一组不同级别制定相应的付费标准。病种及相应的"点数"由联邦医生和医疗保险机构委员会共同制定，"点数"基值由联邦卫生与社会保障部制定[②]。德国以社会医疗保险为主，注重行业自律，医疗补偿标准通常有行业联合会谈判形成（如护师联合会、医师联合会与保险机构联合会谈判），无法形成一致意见，则由政府协商裁定[③]。采取第三方成本核算中心，即医疗服务质量与效率研究所来分析医院的医疗服务成本数据，并出具成本报告，然后按照 DRGs 方式进行医疗服务定价，社会医疗保险机构与医院协商年度预算[④]。

综上所述，国外的医疗服务价格规制都是结合本国实际进行改革的，而由于每个国家的医疗服务体系各不相同，有自己独特的服务架构，因此没有任何一种定价方式能够彻底解决国内医疗服务定价问题。我国制定医疗服务价格，是不能完全照搬照抄国外的定价方式的，但是可以将有用的部分拿来思考和借鉴。一是最基本的医疗服务由政府购买方式，向国民提供免费医疗服务。二是政府主导的公立医院放弃门诊服务只提供住院服务，门诊服务（初级保健服务）交给基层医疗机构、私人诊所等。三是医疗机构的成本核算交给第三方（如医疗保险公司），向社会公开，政府负责过程监审。四是基于"谁补偿，谁定价"原则。靠政府税收补偿的，由政府定价；靠医疗保险机构补偿的，由医疗保险机构定价（如医保机构测算病种价

① 代涛：《公立医院发展改革的国际经验与启示》，载《中国医院》2011 年第 7 期，第 6 ~ 11 页。

② 林新真：《中德医疗保障制度对比分析及启示》，载《价格理论与实践》2013 年第 4 期，第 51 ~ 52 页。

③ 万彬、丁海霞、占伊扬：《国外医疗服务定价及管理模式对我国的启示》，载《现代医院管理》2017 年第 5 期，第 80 ~ 82 页。

④ 李卫平、黄二丹：《境外非营利性医院医疗服务定价及对我国的借鉴》，载《中国财政》2014 年第 7 期，第 74 ~ 76 页。

格、实行按病种付费等）；谁出资医保基金比例高，谁有更多定价话语权。

本书认为制定医疗服务价格要以成本定价为基础，参考定价为辅助，充分考虑医生技术劳务价值或者劳务补偿问题，来构建一个综合的定价模型。根据社会经济发展状况等现实需要，可以适当进行调整。同时，要充分发挥政府补偿作用、优化支付方式、完善社会保障体系。在政府指导价的基础上，适当放开或者扩大市场定价范围，即政府在承担应有的职责外，将更多的定价权交还给市场，符合市场运行规律。

四、我国医疗服务价格传统规制模式分析

我国医疗服务价格规制的过程，同样是医疗价格制度逐步完善的过程（此部分在前面章节已阐述，这里不再赘述）。现行的医疗服务价格规制方式是依据《关于深化医药卫生体制改革的意见》（2009 年）而制定，也是人们常说的深化医药卫生体制改革的"四梁八柱"（见图 4 - 2），重点是"八柱"之一的医疗服务价格形成机制。

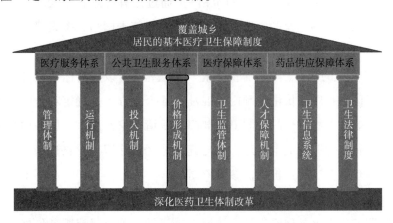

图 4 - 2　深化医药卫生体制改革的"四梁八柱"

我国现行的医疗服务价格规制策略主要有：（1）公立医疗机构基本医疗服务，实行政府指导价，非基本医疗服务由医疗机构自主定价；（2）中央主管医疗服务价格政策、项目及定价方法，省市级价格部门会同相关部门核定价格；（3）基本医疗服务价格按照扣除财政补助后的服务成本定价；（4）不同级别的医疗机构和医疗服务人员提供的服务进行分级定价；

（5）加强医疗服务价格项目规范管理，完善医疗服务价格形成机制。

从医疗服务规制机构看，我国医疗相关部门主要包括国家卫生健康委、国家发展改革委、财政部、医疗保障局等，而规制者之间规制权利的相互作用无疑也会影响规制效果。总体来看，我国一方面存在着医疗服务规制权力分散的现状；另一方面还存在着医疗行政部门与医院之间的政企同盟。事实上，我国医疗服务价格形成机制的研究起步比较晚，并没有统一而明确的医疗服务价格形成机制。学者较多采用规制经济学理论，对公立医院医疗服务价格进行政府规制研究，并提出一些较好的政策建议，对更好地促进和完善公立医院医疗服务价格指明了方向。但很少有学者采用激励性规制理论研究医疗服务价格的规制，鲜有基于激励性规制理论的医疗服务价格定价模型。

目前，我国主要由国家医疗价格等主管部门制定医疗服务价格项目和定价依据，再由地方省级医疗价格主管部门确定其辖区内医疗卫生项目基准价格及变动幅度，非营利性医疗机构参照基准价格，按照自身情况，在变动幅度内确定医疗服务项目的价格①。通过已有文献总结发现，研究者通常借鉴国外发达国家的成熟做法，结合我国基本国情，探索建立符合我国实际需要的医疗服务价格形成机制，但一直处于逐步完善阶段。在没有形成 2001 年版的《全国医疗服务价格项目规范》（以下简称《项目规范》）之前，我国医疗服务价格规制比较混乱，各个地方自主确定本地区的医疗服务价格。地方物价部门会同卫生部门，邀请专家开展医疗服务项目规范研究，进行医疗服务成本测定，并与其他地区医疗服务价格进行对比，为本地区医疗服务项目定价提供参考依据。

在本书中，我们对武汉市医疗服务定价相关部门进行访谈，深入地了解医疗服务价格是如何确定的。访谈结果显示，确定医疗服务价格是没有科学计算式的，而是经验值法，即考虑医疗服务成本、近期物价水平、其他地区同项目价格水平等因素来定价的。一般按照一定比例上下调整，至于比例多少合适，完全由经验决定或者其他地方参考值决定。这也就不

---

① 高丽伟、查丹：《完善我国公立医院医疗服务价格管理的思考》，载《价格理论与实践》2013 年第 9 期，第 46～47 页。

难理解为什么现在仍没有确定医疗服务价格形成机制。

　　我国的医疗服务价格规制模式大都是基于政府的行政命令，往往采取"一刀切"的粗放式管控，对医疗服务价格的结构或水平进行规制，例如，控制"药占比""取消药品加成"、控制"耗材占比"等策略。然而，在医疗价格规制不断完善过程中，很多学者提出了不同的医疗服务价格定价模型，如成本定价法（即依据成本测算结果进行定价的方法）、价值定价法（即依据医疗服务项目价值要素进行定价，如考虑物耗、人力、技术、风险与管理等，主要参考了美国的 RBRVS 和收支平衡定价法，且在模型中纳入医生的标准劳动成本和辅助成本以及工资水平和辅助成本的地区差异性和医院级别差异等因素）[①]、参考定价法（即参考先前项目价格或者其他地区价格，进行该项目定价[②]）。这在当前的医疗服务价格改革中比较常见，如武汉市医疗服务价格调整，就是参考医疗服务项目原有价格并考虑其他地区同一医疗服务项目的价格，并充分考虑横向和纵向的社会经济因素，进行指定价格。从实际情况看，我国目前仍没有完整的、确立的医疗服务定价模式。尽管如此，本书认为我国医疗服务价格定价要结合国情，同时借鉴国外先进经验，不能脱离成本核算。传统的定价方式基本遵循以成本为基础，进行适当盈利（额外补偿）的定价范式，即成本（cost）+ 盈利（gain）。至于成本如何确定以及盈利多少合适，至今没有确定的答案。

　　规制部门对医疗机构的成本测定一直处于非真实状态（信息不对称性），只能从医疗机构上报的数据来测算。对盈利标准（或者额外补偿标准、加成标准等）也没有明确的、合理的标准。如何形成一个比较成熟的定价范式，是摆在社会各界人士面前的一个重要课题。当前，政府规制会出现规制效力和效率低下、规制成本较高的情况，而医疗服务价格的激励性规制在一定程度上可以解决这些问题，激励性规制也已成为医疗服务价格政府规制的新趋势。本书是基于激励性规制理论来探讨医疗服务价格形成机制，构建医疗服务价格的定价模型，为完善我国医疗服务价格的形成

---

　　①　邹俐爱、许崇伟、龙钊等：《医疗服务项目定价模型研究》，载《中国卫生经济》2013 年第 1 期，第 74~75 页。

　　②　张慧、于丽华、张振忠：《我国医疗服务项目定价方法探析》，载《中国卫生经济》2014 年第 7 期，第 61~62 页。

体系提供依据与建议，以进一步推动我国医疗服务价格改革进程。

第二节　我国医疗服务价格传统规制效果评价

医疗服务价格规制的出发点是保证医疗机构正常运行的前提下，控制医疗费用的不合理增长，降低患者的医疗负担，提高医疗服务质量以及医疗服务的可及性和公平性，保障人民群众健康。本书通过从我国医疗费用、医疗服务满意度（尤其对费用的满意程度）等方面，合理评价传统医疗服务价格规制效果，并对结果进行分析讨论，为构建激励性规制医疗服务价格形成机制夯实基础。

一、医疗费用方面

（一）理论假设

我国正式的医疗服务价格规制起始于 2000 年 10 月印发的《全国医疗服务价格项目规范（试行 2001 年版）》（以下简称《规范》），而且国家发布通知要求：2002 年 1 月 1 日起，全国医疗机构必须按照该《规范》规定的项目名称和内容进行医疗服务和收取医疗费用，即实施规制政策的始点为 2002 年，但是各个省、自治区、直辖市（以下简称"省份"）根据该《规范》出台本地区的医疗服务价格规范的时间并不统一（见表 4 - 1）。根据《关于进一步整顿药品和医疗服务市场价格秩序的意见》要求，尚未执行的地区必须在 2006 年内完成本地区项目归并和价格调整工作，即我国各地区执行《规范》的时间范围为 2002 ~ 2006 年。

表 4 - 1　　　　　不同省份的医疗服务价格规范执行时间情况

年份	省份	个数
2002	辽宁省、陕西省、四川省、湖南省	4
2003	吉林省、河北省、山东省、安徽省、青海省、重庆市、贵州省、海南省	8
2004	北京市、内蒙古自治区、新疆维吾尔自治区、甘肃省、河南省、浙江省、福建省	7

年份	省份	个数
2005	山西省、江苏省、湖北省、广东省	4
2006	黑龙江省、天津市、宁夏回族自治区、西藏自治区、上海市、江西省、云南省、广西壮族自治区	8

本书研究的传统医疗服务价格规制效果的理论前提为：公立医院追求的是收支平衡、略有结余，而不是利润最大化；医疗服务人员不存在严重的诱导需求[①]。鉴于 2009 年新医疗改革实施以后，医疗费用受到一系列政策文件等诸多因素的影响，无法更好地分离出医疗服务价格规范所带来的"净"效果。因此，我们尝试选择 2002~2009 年的数据来分析医疗服务价格规制效果。结合已有文献研究，有些学者采用全国平均数据已经对规制效果进行了评价，而本书采用不同规制时间内的各省数据，以更加合理的指标和方法进行评价。

特别说明：本书数据主要来自《中国统计年鉴》《中国卫生和计划生育统计年鉴》以及部分地方统计年鉴等资料，研究对象为除我国香港、澳门和台湾地区之外的其他 31 个省、自治区、直辖市。如果数据有冲突，本书医疗卫生相关数据以《中国卫生和计划生育统计年鉴》为准（如门诊病人次均医药费用），非医疗卫生相关数据以《中国统计年鉴》为准（如城镇居民人均可支配收入）。

接下来就是构建数理分析模型，以验证以下假设：

假设 4-1：医疗服务价格传统规制政策实施后，该规制政策能够有效地降低医疗费用增长。

假设 4-2：在传统医疗服务价格规制中，综合医院收入结构的政策性调整能有效地降低医疗费用增长。

（二）模型构建

为探讨医疗服务价格规制对医疗费用的影响程度，我们需要建立一个

---

① 张希兰、顾海、徐彪：《医疗服务价格调整的经济效应及政策启示》，载《统计与决策》2013 年第 20 期，第 103~106 页。

计量回归模型来分析其规制效果。本书将医疗费用的平均值作为医疗服务价格的替代性指标（proxy indicator）。

计量回归模型是一种采用回归分析手段来解释一个变量对其他变量的依赖关系问题。基于对医疗服务价格规制效果评估的先前研究[1]，医疗费用的影响因素（变量）较多。结合我国实际情况和文献资料等内容，本书考虑的主要因素：地区城乡人口结构、地区人群年龄结构、人均收入水平、受教育程度、公立医院收入结构、医疗保险覆盖率、医疗技术经费投入、医疗服务价格规制政策等诸多方面。

因我国医疗保险制度建设与实施过程的阶段性和复杂性，故暂不考虑把医疗保险覆盖率纳入进来。同时，因医疗技术的投入经费数据不易获得，同样暂不考虑。

在收入水平方面，诸多学者采用国民生产总值（GDP）或者人均国民生产总值（per capita GDP），但本书考虑到人口的分布，把城乡居民分布情况即城镇化率（urbanization rate，UR）作为一个权重（注：城镇常住人口含农业和非农业户籍人口），结合城镇居民人均可支配收入（per capita disposable income of urban residents，DIUR）和农村居民人均纯收入（per capita net income of rural residents，NIRR）来计算我国各省份居民的人均收入水平（per capita income，PCI），具体公式为 PCI = DIUR × UR + NIRR × (1 − UR)。

我们参考德拉诺夫和科恩[2]对美国的费率规制效果研究模型，并结合我国实际情况，遵循数据的易得性、敏感性、有效性原则。本书设定应变量分别为综合医院门诊病人次均医药费用（average medical expense per outpatient，AMEPO）和住院病人人均医药费用（average medical expense per inpatient，AMEPI）。

自变量分别为老幼人口占比（15 岁以下、65 岁以上）（age）、非农业

① 张希兰、顾海、徐彪：《医疗服务价格调整的经济效应及政策启示》，载《统计与决策》2013 年第 20 期，第 103～106 页；陈峰、汤少梁：《基于计量回归模型的我国医疗服务价格规制效果实证分析》，载《价值工程》2011 年第 18 期，第 308～310 页；刘君、何梦乔：《我国医疗服务价格调整政策的福利效应评价——基于我国省市 2002～2007 年的面板数据分析》，载《软科学》2010 年第 5 期，第 6～10 页。

② Dranove D. , Cone K. Do state rate setting regulations really lower hospital expenses? Journal of Health Economics，Vol. 4，No. 2，1985，pp. 159 – 165.

人口占比（nonagriculture）、高中及中专以上学历占比（education）、人均
收入（income）、医疗服务价格规制（regulation）等。

　　考虑费用结构的变化对医药费用的影响程度，拟选择其他自变量 X，
其中 X 分别为综合医院门诊病人次均医药费用中的药品费用占比（drug of
AMEPO，DrO）和检查治疗费用占比（examination & treatment of AMEPO，
ETO）以及综合医院住院病人人均医药费用中的药品费用占比（drug of
AMEPI，DrI）和检查治疗费用占比（examination & treatment of AMEPI，
ETI）。所有变量的命名和解释如表4-2所示。

表4-2　　　　　　　　　　变量名称及含义说明

变量	单位	名称	含义
^{1}C	元	AMEPO	综合医院门诊病人次均医疗费用
^{2}C	元	AMEPI	综合医院住院病人人均医疗费用
inc	元	Per capita income	居民人均收入（按照当年价格）
edu	%	No. above senior secondary & secondary technical school	高中和中专以上学历占比
age	%	No. young & old for age below 15 and above 65	老幼人口占比（年龄在15岁以下和65岁以上）
nonagri	%	Nonagricultural population proportion	非农业（户籍）人口占比
regul	-	Regulation	医疗服务价格规制情况（虚拟变量：regul = 0，表示未执行医疗服务价格项目规范即未受到规制，regul = 1，表示受到规制）
DrO	%	Drug of AMEPO	门诊病人次均医疗费用中的药品费用占比
ETO	%	Examination & Treatment of AMEPO	门诊病人次均医疗费用中的检查治疗费用占比
DrI	%	Drug of AMEPI	住院病人人均医疗费用中的药品费用占比
ETI	%	Examination & Treatment of AMEPI	住院病人人均医疗费用中的检查治疗费用占比

　　注：名称列中英文表示为纳入分析模型，需要为缩写，其全称可见上述正文；^{1}C、^{2}C 中1、2
指式（4-9）中的 k，k = 1和2。

　　据此，构建医药费用的函数关系式：

C = f(age, nonagriculture, education, income, regulation, X, …)　　（4-8）

　　根据计量计经学原理和规制政策实施情况，并考虑序列数据平稳性或

线性状态，对一些偏态、增长（变化）率、数量级不一致、异方差性等数据进行取对数，以便于更好地应用模型。

因此，本书的基本计量分析模型为：

$$\ln {}^kC_i^t = \beta_0 + \beta_1 \ln age_i^t + \beta_2 \ln nonagri_i^t + \beta_3 \ln edu_i^t +$$
$$\beta_4 \ln inc_i^t + \beta_5 regul_i^t + \beta_6 \ln X_i^t + \varepsilon_i^t \qquad (4-9)$$

其中，C_i^t 表示第 i 个省份在 t 时期的医疗费用或费用占比，k 表示不同的反应变量（医疗费用）（k = 1，2），i 表示省份（i = 1，2，…，31），t 表示年份（t = 2002，2003，…，2009），β 表示自变量（影响应变量的不同因素）系数，ε 表示随机误差项。

（三）实证分析

本章节主要对我国 31 个省份（含受规制和不受规制省份）综合医院患者平均医疗费用资料情况，进行简单描述性统计分析，组间比较采用 t 检验，检验水准取 = 0.05，结果如表 4 - 3 所示。

表 4 - 3　　　　　2002 ~ 2005 年综合医院部分项目平均费用情况（N = 31）

年份	规制/P 值	省份个数	门诊病人次均医疗费用			住院病人人均医疗费用		
			总费用	药费	检查治疗费	总费用	药费	检查治疗费
2002	0	27	90.33	49.48	25.62	3681.30	1634.08	1010.30
	1	4	91.33	47.18	29.15	3044.74	1345.30	904.23
	p	–	0.952	0.826	0.393	0.502	0.429	0.722
2003	0	19	102.16	56.49	28.55	4260.51	1874.36	1500.88
	1	12	93.61	47.89	29.58	3244.93	1472.26	1200.86
	p	–	0.457	0.242	0.737	0.088	0.076	0.152
2004	0	12	110.58	57.32	32.90	4463.71	1918.42	1596.01
	1	19	105.20	54.06	33.11	4037.92	1775.97	1465.90
	p	–	0.712	0.724	0.951	0.569	0.611	0.651
2005	0	8	114.87	59.29	32.47	4640.69	2019.04	1543.17
	1	23	116.49	58.95	37.31	4538.69	1978.41	1649.67
	p	–	0.924	0.975	0.216	0.910	0.903	0.753

注：表中规制情况（0 表示未受规制，1 表示已受规制）；"-"表示无内容。

从门诊患者次均医疗费用看，2002～2005年受到规制省份（regul＝1）的患者次均医药费用并不一定低于未受到规制省份（regul＝0）的次均医药费用。其中，受到规制省份（regul＝1）的患者次均药费均低于未受到规制省份（regul＝0），而受到规制省份（regul＝1）的患者次均检查治疗费均高于未受到规制省份（regul＝0），但有 p＞0.05，不具有统计学意义。

从住院患者人均医疗费用看，2002～2005年受到规制省份（regul＝1）的患者人均医药费用均低于未受到规制省份（regul＝0）的人均医药费用。其中，受到规制省份（regul＝1）的患者人均药费均低于未受到规制省份（regul＝0），而除2005年，受到规制省份（regul＝1）的患者人均检查治疗费同样均低于未受到规制省份（regul＝0），但有 p＞0.05，不具有统计学意义。

从平均费用绝对值看，医疗服务价格项目规范的实施（实施价格规制）对门诊病人次均医疗费用控制不明显，但对其药费有所控制，而检查治疗费却增加。对住院病人人均医疗费用以及人均药费有所控制作用，但检查治疗费控制并不明确，因此能得出规制医疗服务项目能够制约医疗费用。当然，这里的分析是相对比较粗略的，即"非政策净效应"，换句话说，并未排除其他干扰因素或其他政策作用。

接下来，我们对分析医疗服务价格规制对综合医院的医疗费用影响情况进行分析，计量回归分析结果如表4－4所示。

表4－4　　医疗服务价格规制对综合医院医疗费用的影响（线性回归结果）

解释变量	被解释变量					
	门诊病人次均医疗费用			住院病人人均医疗费用		
	模型①	模型②	模型③	模型④	模型⑤	模型⑥
（constant）	-0.730 (-1.272)	-0.498 (-0.823)	-1.891^{**} (-2.543)	1.165^{**} (2.374)	2.221^{*} (3.000)	1.252^{**} (2.460)
inc	0.447^{*} (13.184)	0.457^{*} (13.122)	0.485^{*} (13.104)	0.692^{*} (23.860)	0.679^{*} (22.882)	0.690^{*} (23.638)
edu	0.434^{*} (11.007)	0.452^{*} (10.719)	0.445^{*} (11.324)	0.152^{*} (4.505)	0.154^{*} (4.589)	0.157^{*} (4.538)
age	0.194 (1.629)	0.248 (1.946)	0.258^{**} (2.131)	0.202^{**} (1981)	0.153 (1.462)	0.216^{**} (2.071)

续表

解释变量	被解释变量					
	门诊病人次均医疗费用			住院病人人均医疗费用		
	模型①	模型②	模型③	模型④	模型⑤	模型⑥
nonagri	-0.124 * (-2.743)	-0.125 * (-2.765)	-0.122 * (-2.710)	0.014 (0.351)	0.005 (0.140)	0.014 (0.348)
regul	0.058 ** (2.190)	0.044 (1.491)	0.025 (0.855)	-0.054 ** (-2.376)	-0.056 ** (-2.475)	-0.050 ** (-2.094)
DrO		-0.136 (-1.190)				
ETO			0.175 ** (2.421)			
DrI					-0.200 (-1.897)	
ETI						-0.038 (-0.658)
R	0.893	0.893	0.895	0.931	0.932	0.931
R^2	0.797	0.798	0.802	0.867	0.869	0.867
Adj. R^2	0.793	0.793	0.797	0.864	0.866	0.864
F	189.860 *	158.724 *	162.370 *	315.446 *	266.297 *	262.328 *
Durbin-Watson	1.934	1.936	1.929	2.075	2.080	2.068
VIF	2.830	3.172	2.843	2.830	2.866	2.894

注：*、**、*** 分别表示参数估计值在1%、5%、10%的水平上具有显著性；表中括号内数值为 t 统计值。

从总体来看，模型①~模型⑥中的被解释变量即我国综合医院门诊病人次均医疗费用和住院病人人均医疗费用的变化情况与自变量的 R（复相关系数）、R^2（判定系数）、Adj. R^2（调整后的判定系数）在 0.793 和 0.932 之间，可以认为模型的拟合度较高。

从模型的 F 检验看，p < 0.001 表明医疗费用与所有自变量之间存在极显著的线性关系。

从模型中的 Durbin - Watson 检验看，d 值在 1.929 与 2.075 之间，接近于 2，尚可认为残差无自相关性（序列相关）。

从方差膨胀因子看，VIF ≤ 3.172，尚可认为不存在多重共线性。总之，本书构建的计量分析模型原则上是可行的。

从模型①和模型④中看出：人均收入与门诊病人次均医疗费用和住院病人人均医疗费用均成正比，其回归系数分别为 0.447、0.692，且具有统计学意义（p < 0.01），可认为医疗费用会随着人均收入增加而增加，尚可理解为收入增加了，因贫难医的情况好转，居民会更加关注自身健康，其医疗保健支出也会相应增加。

高中和中专以上学历占比与门诊病人次均医疗费用和住院病人人均医疗费用均成正比，其回归系数分别为 0.434、0.152，且具有统计学意义（p < 0.01），可认为医疗费用会随着高中和中专以上学历占比的增加而增加，可以解释为居民学历的提升，对医学知识的理解更深入，进而会一定程度提高自己的医疗知识技能水平和改善自身的健康生活观念，医疗服务需求相应增加。

在模型①中，非农业人口占比与门诊医疗费用成反比，其回归系数为 -0.124，且具有统计学意义（p < 0.01），可认为非农业人口的增加会降低门诊费用，可以解释为非农业人口（如城市人口）可能具有更多获取医疗服务的优势，一般去基层医疗卫生机构就能得到治疗，而农业人口（如农村人口）基层医疗服务能力弱，有条件的需要去上级综合医院进行救治。从一些研究结果看，非农业人口或城市人口占比增加，会带来医疗费用的增加。

本书重点分析医疗服务价格规制对医疗费用的影响。从模型①和模型④中看出，医疗服务价格规制与门诊病人次均医疗费用成正比、与住院病人人均医疗费用成反比，其回归系数分别为 0.058、-0.054，且均具有统计学意义（p < 0.05）。这表明，我国医疗服务价格规制对综合医院门诊病人次均医疗费用没有较好的控制作用，即医疗费用并没有因价格规制的作用而受到控制。医疗服务价格规制对住院病人人均医疗费用有一定的抑制作用，但规制作用相对比较有限，换句话说，并未达到预期效果。

从模型③中看出，居民医疗费用结构中的门诊检查治疗费用占比与门诊病人次均医疗费用成正比，其回归系数为 0.175，且均具有统计学意义（p < 0.05），可以认为检查治疗费用的提高增加了门诊患者次均医疗费用。对比模型②，门诊药品费用占比与门诊病人次均医疗费用成反比，其回归系数为 -0.136，且均不具有统计学意义（p > 0.10）。暂不能认为降低检查治疗费占比和提高药品费用占比有利于降低门诊患者次均费用。

从模型⑤和模型⑥中看出，居民医疗费用结构中的住院药品费用占比和检查治疗费用占比与住院病人次均医疗费用成反比，其回归系数为 -0.200、-0.038，且均不具有统计学意义（$p > 0.10$）。总之，就目前资料分析，尚不能说明费用结构变化能有效降低医疗费用。

综上所述，本书重点对医疗服务价格规制及费用结构对医疗费用的影响情况进行分析，并选择了 2009 年新医疗改革前的数据以减少医改政策的冲击，分析结果在一定程度上验证了先前假设不完全成立性。

二、医疗服务满意度方面

在考虑了医疗费用之外，本书还从医疗服务满意度着手，分析医疗服务价格传统规制效果，尤其是患者对医疗费用的满意程度。实际上，患者满意度是医疗服务质量的一部分，有学者将其称为非技术性医疗质量（医疗机构供给者给出的为技术性医疗质量，如医院感染率等)[1]。

为了更好地比较分析医疗服务价格项目规范实施前后患者就医费用的满意度，只能进行数据回溯，但基于时间问题，本书选择了相对比较易得的国家卫生服务调查数据。本书将第三次国家卫生服务调查（2003 年）作为传统规制前（暂未实行《项目规范》），第四次国家卫生服务调查（2008 年）作为传统规制后（已经实行《项目规范》），分析传统规制的效果。

如表 4 - 5 所示，从门诊服务来看，实行《项目规范》规制后，城乡患者的满意度略微上升 1.7 个百分点。其中，城市患者的满意度上升 8.1 个百分点，而农村患者的满意度略微降低 0.3 个百分点，可认为农村患者的满意度未有实质性变化。

表 4 - 5　　　　　调查地区对门诊和住院服务不满意的患者比例情况　　　　单位：%

类别		2003 年	2008 年
门诊	城市	51.6	43.5
	农村	40.2	40.5
	城乡	42.9	41.2

① 曲平奇：《我国医疗价格规制的绩效分析》，辽宁大学学位论文，2011 年。

类别		2003 年	2008 年
住院	城市	60. 2	48.6
	农村	53. 8	42.6
	城乡	55. 7	44.2

从住院服务来看，实行《项目规范》规制后，城乡患者满意度上升11.5 个百分点。其中，城市患者的满意度上升11.6 个百分点，而农村患者的满意度上升11.2 个百分点。可认为城乡患者对住院服务满意度有所上升。

从二者对比看，城乡患者对门诊和住院服务的满意度均有所提升，但城乡患者对住院服务的满意度要高于对门诊服务的满意度。实行《项目规范》规制后，城乡患者对住院服务满意度的提升程度要优于对门诊服务满意度的提升程度（略优于9.8 个百分点）。

如表4 -6 所示，从门诊医疗费用看，实行《项目规范》规制后，城乡患者对门诊医疗费用的满意度有所上升6 个百分点。其中，城市患者对门诊医疗费用的满意度上升11.6 个百分点，而农村患者对门诊医疗费用的满意度上升4.3 个百分点。

表4 -6   调查地区对门诊或住院医疗费用不满意的患者比例情况   单位：%

类别		2003 年	2008 年
门诊	城市	31. 9	20. 3
	农村	17. 6	13. 3
	城乡	20. 9	14. 9
住院	城市	38. 2	33. 0
	农村	31. 1	24. 8
	城乡	33. 2	27. 0

从住院医疗费用看，实行《项目规范》规制后，城乡患者对住院医疗费用的满意度有所上升6.2 个百分点。其中，城市患者对住院医疗费用的满意度上升6.3 个百分点，而农村患者对住院医疗费用的满意度上升5.2 个百分点。

从二者对比看，城乡患者对门诊和住院医疗费用的满意度均得到了提升，但城乡患者对门诊医疗费用的满意度要高于对住院医疗费用的满意度。实行《项目规范》规制后，城乡患者对门诊医疗费用的满意度提升程度与对住院医疗费用的满意度提升程度基本持平（维持在6个百分点）。

综上所述，实行《项目规范》规制后，患者对医疗费用的满意度绝对值有所上升。当然，这只能粗略地反映《项目规范》规制效果，不能完全排除其他因素的干扰，无法分离"净"效应。

第三节　我国医疗服务价格传统规制问题探讨

经过分析发现，现行医疗服务价格规制并没有实现预期效果。这说明我国医疗服务价格规制仍然存在很多问题，本章节将对我国医疗服务价格规制现状和问题进行梳理，找出深层次原因，为更好地制定我国医疗服务价格规制策略或定价机制提供参考依据。

一、制度设计不完善，存在医疗服务价格体制性障碍

基于我国医疗服务价格制度变迁分析（第三章）的内容可知，医疗服务价格形成并不是完全交给市场自由形成的，往往是在政府强制干预下形成的，即会出现医疗服务价格的体制性障碍——行政管制或行政干预。从中华人民共和国成立至今，政府对公立医院一直实施有效管制，而且不同时期的管制内容和形式略有不同。当然，从医疗技术的垄断性、供给性和医疗服务人员诱导需求性来看，政府作为人民群众的有效代理人，对医院诸多方面进行管制是十分必要和可行的，毕竟医疗机构竞争机制、医保付费机制、资源配置机制等还不完善。

随着国家社会经济发展由计划经济到市场经济的制度变革，而我国公立医院的发展似乎一直处于"被计划"的状态。政府为了有效管治国家，提升人民的利益，对公立医院实施"紧约束"政策和方针。事实上，制度环境已经发生变化，当前的制度安排已经不适合环境了。如医疗服务价格

的政府定价或者政府指导价政策，尽管在一定程度上控制了公立医院及医疗服务人员不合理的医疗服务行为，但当价格低于成本时，就不利于提高医疗服务人员的工作积极性和医疗服务效率。

二、缺乏有效的医疗服务定价和调价机制

医疗卫生事业的性质，决定了医疗服务价格需要政府规制。然而，完全政府管制或完全市场机制均会导致医疗服务价格"虚高"或"虚低"，这需要政府和市场共同作用以形成均衡价格，前提是必须搞清楚"定什么、怎么定、谁来定"这一关键问题。现行医疗服务定调价方式单一且主要参照物化成本，较少考虑人的价值成本。新增医疗服务价格往往是由医疗机构进行项目成本测算后，上报给定价主体（省市级价格主管部门）审批，其他利益相关方，尤其是医疗保险机构和患者等购买方，很少参与到医疗服务价格的制定过程中。

当前的医疗服务定调价权由省级医疗保障局主导，但规范的定价依据、定价方法以及如何进行定价测算和评估等一系列问题仍没有完整答案。调查发现，现行医疗服务定调价方式往往采取参考其他省市价格和经济水平差异情况，其科学性显得比较脆弱。制定新增医疗服务价格和调整现有医疗服务价格的触发要素和启动机制是不明确的，以及如何界定调整范围和幅度及频次或周期，同样缺乏科学的调整依据。此外，同一地区按现行医院级别进行差别定价并不合理，没有考虑到同级别医疗机构的服务能力和质量水平的差异性，没有考虑到医疗服务项目种类和疾病类别、疾病诊断和治疗复杂程度、传统方法与新方法应用等因素，致使价格缺乏公平性和波动性。

三、缺乏利益相关者的表达机制和社会参与机制

我国医疗服务价格制度正在逐步完善，其价格规制手段由严格管制到放管结合（本书前面章节已阐述），而医疗机构在整个过程中几乎是被动接受和执行价格，其他利益相关者也是默认接受的。在实际操作中，政府

不应该是医疗服务价格的唯一决策者。即便后来医疗服务价格实现了政府指导价和市场调节价双轨制，政府也是有些过度干预的，医疗服务价格该怎么定，定多少合适，决定权主要在政府主管部门。

本书认为医疗服务价格的制定和落实，是需要政府主管部门主导，相关价格部门之间通力配合，实现社会公众利益。同时，还需要医疗机构、医疗服务人员、患者、社会大众（潜在患者）、企业、行业以及其协会或学会、高等学校、研究机构、非政府组织等个人或团体共同参与，以表达各自的利益诉求，实现社会共同参与。事实上，虽然医疗机构作为医疗服务的主要参与者和提供者，但其对医疗服务定价或调价的参与程度是非常局限的，严格来说，是处于被边缘化了。

医疗服务价格规制离不开社会支持和政策保障，保证各个利益相关者之间能够建立彼此互信互利关系。在医疗服务价格的博弈中，各个利益诉求能够得到均衡和满足，尤其是处于弱势的利益相关者，要赋予他们足够的话语权。本次医疗服务价格改革要求实现政府主导下的利益相关方谈判形成价格，这一承诺是价格制度改革的突破和进步，能够建立更加充分和自由的利益诉求表达机制以及社会广泛参与机制。

四、缺乏医疗服务价格运行效果评估机制

医疗服务价格应该如何规制，不是等问题出来了再去寻找解决的办法，而应该构建一个比较完善的运行效果评估机制。虽然我们不去评价制度，但可以去评价制度实施的效果，找出价格制度实施过程中的问题（从制定到执行医疗服务价格的全过程），保障制度的可持续性。在制度实施效果评价中，往往对结果的影响不是单一因素，可能会有很多因素交互影响，这就需要有详细的程序去分析和研究。

价格制度运行效果评估的初衷不是激励与问责，而是更好地发现问题和解决问题，让医疗服务价格机制在健康的轨道上运行。首先要明确医疗服务价格制度实施评估的目标；其次选择适宜的评价标准、方法和基本路径；再次实施医疗服务价格运行机制效果评估；最后根据评估情况进行及时的信息传递和沟通，实施调整医疗服务价格制度内容，以适应社会发展

需要和规制目标要求。事实上，在实际操作过程中，我国并没有建立完善的医疗服务价格运行效果评估机制，甚至医疗服务价格项目管理体制都不完善。

五、缺乏有效的监管、激励和问责机制

医疗卫生服务是一种特殊的行业服务，医疗机构的业务主管部门是国家卫生健康委，而其执行的医疗服务价格则归于国家及省市的发展改革委①。同时，价格制定和运行过程又牵涉到国家发展改革委价监局、财政部门、人力资源和社会保障部门、中医药管理局等机构，即医疗服务价格规制出现纵向和横向的多头监管②。

价格制度的实施过程需要监督和管理，往往需要根据评价结果反馈情况，对被规制医疗机构进行激励和问责。医疗机构是医疗服务价格的主要执行者，往往是完全按照政府指导价（最高限价）进行服务收费，没有任何的激励机制和问责机制。医疗服务价格监管不能处在价格审批及受理乱收费举报与查处等被动地位，而需要全过程综合监管。这需要协调国家卫生健康委、医疗保障局、财政局和市场监督管理局等部门，主动对全过程的违规违法行为进行处理。

然而，多部门组织协调机制不健全、群众举报制度不完善、价格相关法律法规相对滞后、线上线下的监管方式不完善等问题，以及医疗服务价格监管缺乏行之有效的"优则奖、过则罚"的激励约束机制，最终导致医疗服务监管"成本高、效率低"的现象。事实上，医疗机构执行医疗服务价格的过程是缺少有效监管的，这样就会出现一系列的问题，如：医疗费用持续不合理上涨等。

---

① 注：2018 年 3 月全国两会上的国务院机构改革前的名称。

② 2018 年，通过认真查阅国家发展和改革委员会价格司的具体职责，发现其并未提及"医疗服务价格"关键字眼，而查阅多家省级物价局的内设机构，发现有"农产品和医药价格处"这一机构。该处室的工作内容包括医疗服务价格政策及价格调整、医疗服务成本监测等工作，但是与农产品、农业生产等归并一起，不利于对医疗服务价格机制运行的有效监督和管理。故亟待需要一个专门独立的管理部门，即医疗服务价格管理部门，对规范我国医疗服务价格具有重要现实意义。

六、医疗服务价格的公示制度与社会监督机制不健全

为了更好地厘清我国各地医疗服务价格的公示制度与社会监督机制，本书在 2018 年（国家和地方相继成立了医疗保障局）前后进行调查研究。

截至 2018 年 1 月 1 日，通过在我国 31 个省、自治区、直辖市等官方的省发展改革委或物价局网上查询医疗服务价格发现，在官网上只能查到 9 个省份的医疗服务价格表，而且有些省份价格信息更新不及时①。

考虑到地方医疗保障局负责本辖区的医疗服务价格管理，以 2021 年 5 月 1 日为时间节点，针对我国 31 个省级医疗保障局官方网站（西藏自治区医疗保障局暂未有官网）上查询医疗服务价格发现，仅有 6 个地方医疗保障局在其官方网站公开了医疗服务价格表（见表 4-7），有个别省份只公布医保诊疗服务项目等。对比发现，成立医疗保障局后，医疗服务项目价格公示程度依然不高。此外，一些地方医疗保障局官方网站基本都设置了（打击、欺诈、骗保）曝光台专栏，但缺少医疗价格监督举报电话。

表 4-7　　　　　地方医疗保障局医疗服务项目价格公示
与监督（官网）查询情况

地区	是否可查	方便程度*
北京市	是	中
辽宁省	是	中
福建省	是	高
山东省	是	中
云南省	是	高

---

① 深入分析结果显示，有些省份不存在物价局的官网，或已并给国家发展改革委。通过对各地官方网站进行医疗服务价格查询方便程度分析，查询方便程度高的只有北京市和辽宁省，方便程度中等的有天津市、山东省和湖北省，方便程度低的有上海市、浙江省、安徽省和海南省。在无法查询的省份中，西部地区 10 个省份全部是无法查询状态，一定程度上反映出经济落后地区的医疗服务价格社会公开和监督机制是缺失的。对价格监督方面分析，调查发现几乎各个省发展改革委或物价局等官方网站首页上都会在突出位置显示价格监督举报电话，但是对医疗服务价格的监督实际上形同虚设，不公开价格又该如何有效监管价格？答案不言而喻。

续表

地区	是否可查	方便程度*
宁夏回族自治区	是	中
其余24省份	否	无法查询

注：*在方便程度中，"高"表示医疗服务查询栏在官网首页的显著位置；"中"表示医疗服务查询栏在官网首页的非显著位置，但能经过转链两次以内查询到；"低"表示医疗服务查询栏在官网首页的非显著位置，查询需要转链很多次或者公开的价格项目不全等。

医疗服务价格制度要求医疗服务项目内容和价格等要及时在醒目位置如实地向社会公开，有利于社会监督和维护患者利益。但调查发现，地方价格主管部门官方网站很难及时全面地公示医疗服务价格，即便医院网站也较少公示或不公示，个别医院公示的不全面不及时、公示价格与实际收费价格不一致。

总体上，我国尚未建立完善的医疗价格信息监测和信息发布制度，医疗服务价格公示制度不够完善，社会监督乏力，很难实现社会监督和患者权益保护目的。其根本原因是我国没有形成强有力的医疗服务价格透明公开的相关法律法规。在这种情况下，政府行政部门及医疗机构就会执行不力，则出现"可为可不为，终不为"的局面。社会公众也无法有效行使社会监督权，医疗服务价规制效果必然会大大降低，进而造成政府规制乏力。

第四节　本章小结

医疗服务价格的规制策略不同，但共同目标是形成合理的医疗服务价格。我国医疗收费标准的不合理性导致了医疗服务行为的不规范，最终使得患者"看病难、看病贵"的现象屡见不鲜，一直无法从根本上解决问题。政府出台了诸多政策措施和价格规制策略，但从评价结果看，并未达到预期效果。当然，医疗费用的不合理上涨不能仅仅归因于医疗服务价格，而医疗服务价格扭曲，起到了一定的反向作用。通过分析发现，医疗服务价格传统规制方式存在诸多问题，本书对此进行医疗服务价格规制趋势探讨，为今后更好地进行医疗服务价格规制提供了参考依据，具有重要的现实意义。

第五章

医疗服务价格改革趋势与影响因素探析

第一节　医疗服务价格改革政策内容剖析

一、医疗服务价格政策基本内容分析

医疗服务价格是人民群众最关心、最直接、最现实的利益问题。如果传统的医疗服务价格规制模式不完善，那么就需要进行新一轮的价格改革。医疗服务价格形成机制要适应国家法律法规和政策措施，要适应社会各个发展阶段的基本国情和现实需要。在当前的医疗服务价格改革背景下，本书制定医疗服务价格必须充分考虑国家发布实施的医疗服务价格改革政策，包括传统医疗服务价格政策和"互联网＋"医疗服务价格政策，以致不能偏离现实需要和理论基础而盲目改革。

文件之一：国家发展改革委、国家卫生健康委（原国家卫生计生委）、人力资源社会保障部、财政部等四部委发布的《关于印发推进医疗服务价格改革意见的通知》，指出推进医疗服务价格分类管理、理顺医疗服务比价关系、推进医疗服务定价方式改革、改革医疗服务价格项目管理、加强医疗服务价格监管等 5 项任务，给出部分重点工作任务分工及进度安排表，到 2020 年，逐步建立以成本和收入结构变化为基础的价格动态调整机制，基本理顺医疗服务比价关系。积极探索建立通过制定医保支付标准引导价

格合理形成的机制。具体内容如图 5 - 1 所示。

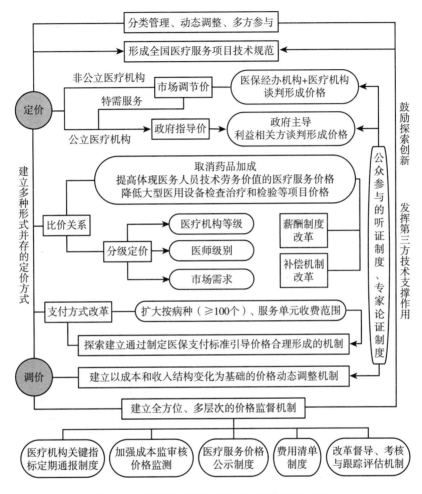

图 5 - 1　推进医疗服务价格改革意见关键内容

文件之二：国家医疗保障局《关于完善"互联网＋"医疗服务价格和医保支付政策的指导意见》，指出完善"互联网＋"医疗服务价格项目管理、健全"互联网＋"医疗服务价格形成机制、明确"互联网＋"医疗服务的医保支付政策等 3 项任务，积极适应"互联网＋"等新业态发展，提升医疗服务价格监测监管信息化、智能化水平，引导重构医疗市场竞争关系，探索新技术条件下开放多元的医疗服务价格新机制。具体内容如图 5 - 2 所示。

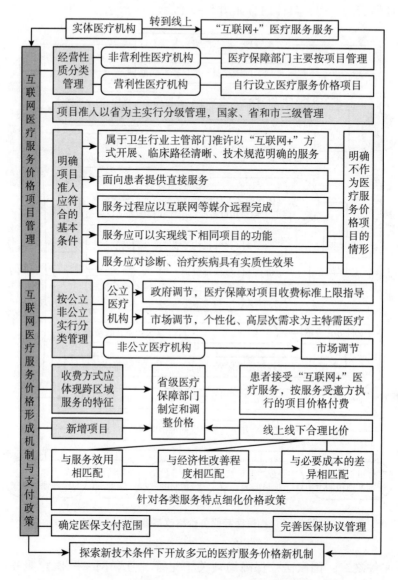

图 5 - 2 完善"互联网 +"医疗服务价格改革意见关键内容

文件之三：国家医保局、国家卫生健康委、财政部、市场监管总局等四部委印发的《关于做好当前医疗服务价格动态调整工作的意见》，指出建立和完善医疗服务价格动态调整机制、落实取消医用耗材加成专项改革任务、完善配套措施等 3 项任务。具体内容如图 5 - 3 所示。

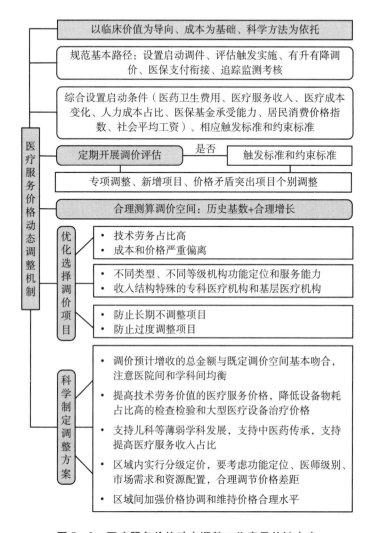

图 5 - 3　医疗服务价格动态调整工作意见关键内容

　　文件之四：国家医保局、国家卫生健康委、国家发展改革委、财政部、人力资源社会保障部、市场监管总局、国家中医药局、国家药监局等八部委印发的《关于印发〈深化医疗服务价格改革试点方案〉的通知》，指出建立目标导向的价格项目管理机制、建立更可持续的价格管理总量调控机制、建立规范有序的价格分类形成机制、建立灵敏有度的价格动态调整机制、建立严密高效的价格监测考核机制、完善价格管理的支撑体系、统筹推进配套改革等 7 项任务。具体内容如图 5 - 4 所示。

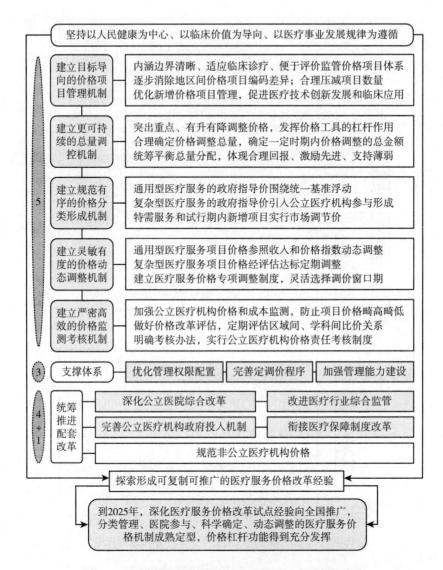

图5-4 深化医疗服务价格动态调整工作意见关键内容

综上所述,改革要求重点分析医疗机构的医疗服务价格形成机制问题,即要捋顺比价关系,对人力消耗占主要成本的医疗服务(体现医疗服务人员技术劳务价值),建立政府主导下的利益相关方谈判形成的定调价机制,即管制价格。简单来说,本书认为这种管制价格是从质量方面对价格上限规制进行模型的修正,也是对原有定价模型的重构。政府鼓励地方积极探索创新,以及发挥第三方的技术支撑作用,这也为本书的研究打开了思路，不局限于当前的价格形成机制，用理论结合实际的学术角度研究医疗服务价格形成机制。

二、医疗服务价格改革的关键趋势分析

事实上，医疗服务价格改革永远是进行时而非完成时，目标确定后，改革路径是关键。换句话说，如何进行医疗服务价格改革，未来又是一个什么趋势呢？回答这个问题前，我们要先厘清思路，回顾过去与分析现状，并借鉴国内外先进经验和成熟理论方法。

一是放开医疗服务价格定价权，政府的职责是全程监管。根据2016年国家发展改革委等四部门《关于印发推进医疗服务价格改革意见的通知》内容，公立医疗机构所提供的服务的90%由政府定价，最多只有10%的服务是市场调节价。放开10%的"口子"，这个"口子"未来是不是应该进一步的放大？这就是说，未来应该进一步放开公立医疗机构的定价权，将交由市场调节。

2016年公立医院数量低于民营医院数量，但是公立医院诊疗人次数是民营医院的6.75倍①。这说明公立医院仍然是居民医疗服务需求的主要供给者。如果接下来的改革不能触动公立医院的固有利益，那么政府就依然无法更好地规制价格。公立医院形成的利益团体，会使所谓的"政府指导价"变成医疗机构"垄断价"，损害了人民群众的切身利益。

二是最基本的医疗服务，应该全部由政府购买，人口众多和"经济平均论"不应该是一个政府拒绝购买最基本医疗服务的缘由。根据《中国卫生健康统计年鉴》和《全国教育经费执行情况统计公告》，2009~2020年财政补助收入占医院总收入的比重维持在8%左右，政府卫生支出占国内生产总值（GDP）的比重不到2%，而教育支出却占到GDP的近5%，作为政府出资举办的医疗机构，这种投入状态是不合理的。

本书认为，如果政府负担不起，可以让公立医院转制，交给市场。比如，合理保留部分核心公立医疗机构，负责提供疑难重症等复杂疾病的住

---

① 资料来源：《中国卫生健康统计年鉴》。

院服务，合理补偿医疗机构和医疗服务人员，政府制定合理的医疗服务价格。其他初级医疗服务（最基本医疗服务）交给私立机构或诊所（源于最基本医疗服务的费用不会很高，价格可依市场决定），合理补偿提供基层医疗服务的全科医师。2018 年 1 月，国务院办公厅出台了《关于改革完善全科医生培养与使用激励机制的意见》，提出改善全科医生薪酬制度、鼓励社会力量举办全科诊所等。有力地保障了居民健康和控制医疗费用支出的全科医生，也为医疗服务分层提供了可能性。

三是推进医疗服务价格改革的意见指出，公立医院试点地区可以探索由政府主导、利益相关方谈判形成价格，以及非公立医院探索医保经办机构与医疗机构谈判形成价格，这足以说明我国医疗服务价格形成机制正朝着"谁购买服务，谁参与定价"的方向迈进，体现了新时代健康中国的客观要求。我国的医疗服务偿付机制是医疗保险机构直接报销，患者承担小部分自付费用。医保基金是经济资源，应该充分发挥市场在资源配置中的决定性作用，即运用市场手段来建立利益相关方的谈判和协商机制，最终实现医院和医保的利益趋向一致性目标。实际上，医疗保险机构是医疗服务的主要购买者，是患者支付费用的委托代理人，而医疗机构是医疗服务的主要供给者。因此，接下来的研究应该着眼于医保经办机构与医疗机构的价格谈判，形成合理的医疗服务价格，节约政府价格规制成本。

第二节　公立医院医疗服务价格改革情况探析

构建医疗服务价格形成机制是需要在我国医疗服务价格改革背景下进行的，了解相关概念和定价方法后，势必需要分析一下当前的医疗服务价格改革政策及改革试点情况。基于我国首次颁布实施《全国医疗服务价格项目规范》，各省积极参与医疗服务价格改革浪潮，随着医疗服务价格的不断改革调整，我国医疗服务价格体系逐步完善。2016 年 7 月，国家发展改革委等四部门发布《关于印发推进医疗服务价格改革意见的通知》，正式拉开了新一轮的医疗服务价格改革，各地已经积极开展了探索与试点工作。

一、公立医院医疗服务价格改革情况分析

医疗服务价格改革是一个医疗服务领域内价格制度或体系不断完善的过程，各省（自治区、直辖市）积极开展医疗服务价格改革试点，结合我国城市公立医院改革契机，同步调整公立医院医疗服务价格，逐步探索与建立符合本省实际需要的医疗服务价格形成机制。重点突出强调提高体现医疗服务人员技术劳务价值的医疗服务价格，降低医疗检查化验费用。严格来说，调整医疗服务价格，不仅是重塑补偿机制（补偿新机制），更是强化激励机制，除了提高医疗服务人员技术劳务价值，还能调动医疗服务人员工作积极性，引导医疗机构和医疗服务人员更加重视提升医疗服务质量和医疗技术水平，合理配置医疗资源。

本轮医疗服务价格调整的前提是"百姓基本医疗负担不增加、医保资金不穿底、医院经济运行可持续、政府财政投入可承受"，路径是以取消药品加成为突破口，合理确定公立医院补偿机制，调整医疗服务价格，重点突出医疗服务人员的技术劳务价值（见图 5 - 5）。

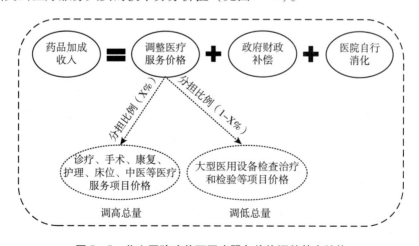

图 5 - 5　公立医院改革下医疗服务价格调整基本结构

不同地区对医疗服务价格调整的具体路径不同，调高总量与调低总量的分担比例不同，医疗服务价格调整、政府财政和医院自行消化的比例不同（国务院文件划定的分担比例为 8：1：1），其中"医院自行消化"一

般是通过加强精细化管理、降低运行成本等。医疗服务价格改革试点地区进行不断探索，出台了本地区的"公立医院取消药品加成补偿办法"或者"公立医院取消药品加成医疗服务价格补偿调整方案"等配套文件，形成具有一定的适宜性和创新性的改革模式，取得了积极成效。当然，北京市医疗服务价格改革具有一定的创新性，即取消药品加成合理减少部分转变为药事服务费，即从卖"药品"到卖"药事服务"，以体现医疗服务人员技术价值。吉林省长春市实施取消药品加成合理损失的补偿方式是按医院属类划分不同的分担比例（见表5-1）。

表5-1　　吉林省长春市公立医疗机构取消药品加成后基本补偿比例　　单位：%

医院属类	补偿方式		
	P	G	H
部属医院、一汽集团总医院	90	0	10
省属医院、吉林电力医院、解放军第208医院、武警吉林省总队医院	80	10	10
其他部队医院	70	20	10
吉林省地矿医院、校医院	70	30	0

注：表中G代表政府财政补助，P代表医疗服务价格调整，H代表医院自行消化。
资料来源：笔者根据2017年2月28日吉林省长春市取消药品加成补偿政策整理而得。

从实施现状看，定调价的前提是取消药品加成，合理分配取消药品收入导致的差额，大部分是通过调整医疗服务价格来补偿。通过政策梳理和归纳，具体表现在：河北省、河南省、辽宁省沈阳市、陕西省、重庆市调整医疗服务收费项目占90%；福建省三明市调整医疗服务收费项目占85%~87%[1]；广西壮族自治区、江西省南昌市、天津市、江苏省调整医疗服务收费项目占85%；湖北省、安徽省、黑龙江省哈尔滨、山西省、贵州省、山东省、广东省、云南省昆明市调整医疗服务收费项目占80%；甘肃省调整医疗服务收费项目占75%；海南省、四川省、新疆维吾尔自治区、宁夏回族自治区调整医疗服务收费项目占70%；青海省调整医疗服务收费项目占40%[2]。

① 黄超：《公立医院改革"三明模式"的路径与效果研究》，厦门大学学位论文，2014年。
② 陶成君、丁玉澜：《青海14家省级公立医院取消药品加成》，载《海东时报》，2016年5月17日，第A02版。

通过对当前我国各省（自治区、直辖市）的城市公立医院医疗服务价格改革试点情况进行梳理，对因取消药品加成的合理减少部分而进行医疗服务价格调整等补偿方式和比例进行归纳（见表5-2），总结医疗服务价格调整的内在机制，以便更好地进行医疗服务定价。

表5-2　　　　不同地区公立医疗机构取消药品加成后基本补偿比例　　　　单位：%

代表地区	补偿方式		
	P	G	H
河北省、河南省	90	10	0
辽宁省沈阳市、陕西省	90	5	5
重庆市	90 *	10	
福建省三明市	85～87	10	3～5
广西壮族自治区、江西省南昌市	85	15	0
天津市	85	15 **	
江苏省	85	15 ***	
湖北省、安徽省	80	20	0
黑龙江省哈尔滨、山西省、贵州省	80	15	5
山东省、广东省、云南省昆明市	80	10	10
甘肃省	75	15	10
海南省	70	25	5
四川省、新疆维吾尔自治区、宁夏回族自治区	70	20	10
青海省	40	50	10

注：①表中标有星号部分：* 指重庆市原则上以医疗服务价格调整补偿90%，不足部分由政府财政补助；** 指天津市除调整医疗服务价格（85%）外，剩余部分由政府给予过渡性补助和医院自行消化解决；*** 指江苏省除调整医疗服务价格（85%）外，剩余部分由政府财政核心性补助和医院自行消化解决。②本表是笔者撰文时整理各省份文件所得。部分省份的具体补偿方式和比例可能会随着改革深入有所变动。③表中G代表政府财政补助、P代表医疗服务价格调整、H代表医院自行消化。

资料来源：笔者通过收集2017年底各省份取消药品加成补偿政策整理而得。

综上所述，改革试点地区通过调整医疗服务价格来合理补偿取消药品加成合理收入的比例在70%～90%，剩余部分由财政补贴、医院自行解决以及其他方式。

二、重庆地区医疗服务价格调整情况分析

以重庆市医疗服务价格改革为例，剖析医疗服务价格改革情况，为本

书提供可借鉴内容。2015 年 3 月 25 日，重庆市各级公立医疗机构正式实施《重庆市医疗服务项目价格（2014 年版）》，其对六大类 7886 项医疗服务项目价格作了结构性调整，降价类项目涉及 1309 项，提价类项目涉及 6577 项。该版医疗服务价格为政府指导价，且为二级医疗机构收费标准；三级医疗机构增加 10% 执行；一级医疗机构降低 5% 执行；其他医疗机构降低 10% 执行。

从执行结果看，大型设备检查（CT、ECT、PET – CT、磁共振、脑磁图等）、检验类项目分别降低 25%、25%，诊查、护理、治疗、手术类项目价格分别提高 30%、30%、13% 和 13%[①]。然而，在执行 2014 年版的医疗服务价格标准后，社会对此关注度加大，尤其是出现血液透析患者集中反映事件。最终，一周后暂缓执行价格标准。

本书主要基于文献和媒体报道收集而来的资料进行分析。医疗服务价格制定和调整是一个系统工程，需要考虑诸多要素，尤其是医疗机构、患者、医保机构等，最重要的是价格形成后的费用分摊问题。借鉴和反思之处：一是分析问题，医疗服务价格调整要加大宣传解读和个别事件解释力度，不能一遇到困难就急忙叫停。问题出在哪？为什么会出现这个问题？要反观和梳理调价机制。二是解决问题，在患者医疗负担上，尤其是部分医疗服务负担加重，是否可以考虑通过医保资金来调节，而不是盲目地为医疗服务价格标准"踩刹车"，否则会降低政府机构的公信力和价格改革的原动力。

三、武汉市公立医院医疗服务价格调整情况分析

以湖北省武汉市为例，比较医疗服务价格调整情况。湖北省武汉市于 2016 年 2 月 1 日启动了城市公立医院改革试点工作，将公立医院补偿由服务收费、药品加成收入和政府补助三个渠道改为服务收费和政府补助两个渠道。武汉市首批 18 家医院取消药品加成，以实现改革后的药品费、检查费下降 10%~15%，而体现医疗服务人员技术劳务价值的医疗服务价格上

---

① 《重庆官方解读医疗服务项目价格调整》，重庆市政府网，2015 年 4 月 1 日。

调，其补偿措施是将因取消药品加成而减少收入的80%平移到体现医疗服务人员技术劳务价值的医疗服务项目上，特别是诊疗、手术、护理、中医等服务项目价格，20%交由财政补贴，患者医疗费用的总体支出与改革前基本持平。

湖北省武汉市有国家委属（管）医院、省属省管医院、市属市管医院等，按照"试点先行、逐步推开"原则，分批次进行医疗服务价格调整。本书对武汉市医疗服务价格改革相关政策进行梳理，具体包括发文单位、文件名称和文号、具体调价内容、执行单位以及时间（见表5-3）。

表5-3　　　　　湖北省武汉市医疗服务价格调整情况汇总

发文单位	文件名称	具体内容	执行单位	时间
市发展改革委 市卫计委 市人力资源社会保障局 市财政局	推进武汉市公立医院医疗服务价格改革实施方案	调整2053项（上调1220项、下调833项）	18家试点医院	2016年2月1日
市人民政府	全面推进全市公立医院综合改革实施方案	调整2623项	36家公立医院（市属医院15家、区属医院21家）	2017年1月1日
省物价局 省卫生计生委 省人力资源社会保障厅	湖北省人民医院等11家省管医院综合改革医疗服务价格调整方案	调整70项	湖北省人民医院等11家省管医院；华中科技大学同济医学院附属梨园医院参照执行	2017年3月31日
省物价局 省卫生计生委 省人力资源社会保障厅	在汉国家委属委管医院综合改革医疗服务价格调整方案	调整2623项	华中科技大学同济医学院附属同济医院、附属协和医院	2017年5月31日
市卫计委 市发展改革委 市人力资源社会保障局 市财政局	关于印发推进武汉市公立医院医疗服务价格改革实施方案通知	调整2623项	武汉市各级各类公立医院139家，包括军队医院、企业医院等	2017年5月31日

资料来源：笔者根据资料整理所得。

从文件来看，武汉市医疗服务价格改革遵循属地化调整，全市各级各类共139家公立医院（含军队医院、企业医院等）全面实施医疗服务价格改革，执行新版医疗服务价格《关于印发推进武汉市公立医院医疗服务价格改革实施方案的通知》（以下简称"武发改规〔2017〕2号文件"）。新版医疗服务价格调整项目合计2623项，占医疗服务项目4197项的62.50%。其中，上调1791项（综合服务类诊疗60项、临床诊疗类1616项、中医及民族医诊疗类115项），包含诊疗、护理、手术等；下调832项（检查52项、检验780项等）。

通过对比发现，《湖北省人民医院等11家省管医院综合改革医疗服务价格调整方案》列出的11家省管公立医院共调整70项，包含诊查费4项、护理费15项、磁共振扫描9项、X线计算机体层扫描5项、超声检查37项，全部集中在综合诊疗类和医技诊疗类，而且其价格与《关于印发推进武汉市公立医院医疗服务价格改革实施方案通知》文件列出价格相同①。

不同类型医院（批次）调整的价格幅度不一样，为了直观地了解武汉市医疗服务价格调整情况，我们以武汉市三级医院为例，选取部分医疗服务项目进行对比分析。弄清楚价格差异，可以为本书医疗服务价格形成机制中的分级定价提供思路。

如表5-4所示，在样本项目中，不同类别医疗机构的检查、化验项目下调幅度相对比较一致，维持在10%~15%。委管医院和其他医院在磁共振平扫（1.0T）、单次多层CT平扫、尿液分析项目上分别下调了15.0%、14.8%、12.5%。

表5-4　　　武汉市三级医院部分医疗服务项目价格调整变化情况　　　单位：元

项目标号	项目名称	原价格	委管医院	其他医院
110200002a	主任医师诊查费	8	25	20
120100003	Ⅰ级护理	8	20	20
121600001a	一次性导尿	10	15	10
210200001	磁共振平扫（1.0T）	(500)	(425)	(425)
210300001c	单次多层CT平扫	(250)	(213)	(213)
250102035	尿液分析	(8)	(7)	(7)
310800001	骨髓穿刺术	70	100	100

---

① 特别说明：武汉市有专门调整方案的按相应方案执行，专门方案之外所有未包含项目均先按照"武发改规〔2017〕2号"文件执行，然后若此文件也未包含的项目仍按原价格执行。

项目标号	项目名称	原价格	委管医院	其他医院
331003022	阑尾切除术	700	1100	1000
340200039	康复评定	30	36	36
410000001	贴敷疗法	8	12	12
450000002	颈椎病推拿治疗	30	50	50
480000001	辩证施膳指导	15	20	20

注：①表中项目单位没有发生变化，均按照原价格标准单位，此处省略。②（ ）表示为下调价格，未标注为上调价格。③表中"委管医院"指华中科技大学同济医学院附属同济医院和附属协和医院；"其他医院"指除了委管医院之外，武汉市其他各级各类公立医院。

资料来源：笔者根据表5-3中的武汉市医疗服务价格调整方案汇总得出。

体现医疗服务人员技术劳务价值的医疗服务项目上调幅度高低之间差别较大。同一项目在不同类别医院之间：委管医院和其他医院调整幅度有差别，比如委管医院主任医师诊查费、一次性导尿、阑尾切除术等分别上调了212.5%、50.0%、57.1%，相应的其他医院分别上调了15.0%、0、42.9%；委管医院和其他医院调整幅度无差别，比如Ⅰ级护理、骨髓穿刺术、康复评定、贴敷疗法、颈椎病推拿治疗、辩证施膳指导等分别上调了150.0%、42.9%、20.0%、50.0%、66.7%、33.3%。可见，委管医院和其他医院在综合服务类上调幅度差异较大，而在医技诊疗类、临床诊疗类、中医及民族医诊疗类上调幅度较为一致。

从武汉市医疗服务价格的定价与调整机制看，其依据主要为参考同等水平城市的医疗服务价格水平，同时考虑不同类型的服务难度确定比价关系，个别调整医疗服务人员意见比较大的或者明显偏低的医疗服务价格，国家明确定价或有调整比例的，严格执行国家标准。没有统一的调整模型或比例，为探索建立适宜的医疗服务价格形成机制提供了研究空间。

四、医疗服务价格调整的关键策略

不同地区的医疗服务价格调整模式具有一定的适宜性和创新性。然而，医疗服务价格调整的直观方式主要有：（1）相对值法，即直接在原服务项目价格按一定比例调整，只是在不同项目类别之间比例有所不同；（2）绝对值法，即按不同服务项目原有价格直接调整到既定价格，不按照统一的比例调整。

调整医疗服务价格来弥补取消药品加成的比例不一，医疗服务价格补偿率一般在 70%~90%，剩余部分政府直接给予财政补贴或以其他方式解决。通过规范诊疗行为，降低药品、耗材等费用腾出空间，动态调整医疗服务价格。根据医疗机构等级、医师级别和市场需求等因素，对医疗服务制定不同价格，拉开价格差距，实行分级定价，引导患者合理选择医疗机构就医诊疗。

总体来看，现行医疗服务价格定价并没有充分体现激励性规制因素，仅仅从政府角度的进行传统的行政规制，如何进行更好的医疗服务价格的激励性规制，以构建医疗服务价格的形成机制等方面研究仍不够系统，深度和广度都有待进一步地深入探讨与研究。

第三节 "互联网＋"医疗服务价格改革与发展趋势

随着医疗服务技术与医疗信息化的深度融合，新型医疗服务模式不断涌现。2015 年，国务院发布《关于积极推进"互联网＋"行动的指导意见》中明确指出，推广在线医疗卫生新模式，重点发展基于互联网的医疗卫生服务。积极利用移动互联网提供在线预约诊疗、候诊提醒、划价缴费、诊疗报告查询、药品配送等便捷服务。积极探索互联网延伸医嘱、电子处方等网络医疗健康服务应用。

2018 年，国家卫生健康委员会和国家中医药管理局发布《关于印发互联网诊疗管理办法（试行）等 3 个文件的通知》，具体为《互联网诊疗管理办法（试行）》《互联网医院管理办法（试行）》《远程医疗服务管理规范（试行）》，为"互联网＋"医疗服务发展奠定了基础，指明了方向。2019 年，国家医疗保障局《关于完善"互联网＋"医疗服务价格和医保支付政策的指导意见》指出"互联网＋"医疗服务是各级各类医疗机构，在依法合规的前提下，将线下已有医疗服务通过线上开展、延伸。要求探索新技术条件下开放多元的医疗服务价格新机制，明确"互联网＋"医疗服务的线上服务价格管理和支付政策，正式开启线上医疗服务价格改革工作。

"互联网＋"医疗服务价格是依托互联网开展医疗服务（如远程医疗、移动医疗、在线医疗等）所采取的一种价值表现形式，是"互联网＋"医疗服务价值的货币表现。实际上，"互联网＋"医疗服务提供方向患者开展各种类型"互联网＋"医疗服务项目的收费标准。目前，国家和地方已经陆续出台"互联网＋"医疗服务项目价格改革措施，并按照《全国医疗服务价格项目规范》制定各地的医疗服务项目及价格。

一、样本地区"互联网＋"医疗服务价格改革政策梳理

（一）国家部委互联网医疗政策梳理

在"互联网＋"医疗服务领域中，我国政府近年来陆续密集出台"互联网＋"医疗服务相关政策文件（见表5－5），有力地推动了"互联网＋"医疗服务业快速发展。

表5－5　　　　国家有关部委出台的部分互联网医疗政策情况

时间	发布机构	文件名	主要内容
2017年1月10日	国务院	《关于印发"十三五"卫生与健康规划的通知》	全面实施"互联网＋"健康医疗益民服务，发展面向中西部和基层的远程医疗和线上线下相结合的智慧医疗，促进云计算、大数据、物联网、移动互联网、虚拟现实等信息技术与健康服务的深度融合，提升健康信息服务能力
2017年12月29日	国家卫计委、中医药管理局	《关于印发进一步改善医疗服务行动计划（2018—2020年）的通知》	明确提出要建立远程医疗制度以及以"互联网＋"为手段，建设智慧医院
2018年4月28日	国务院办公厅	《关于促进"互联网＋医疗健康"发展的意见》	明确提出健全"互联网＋医疗健康"服务体系和支撑体系，加强行业监管和安全保障
2018年7月12日	国家卫健委、中医药管理局	《关于深入开展"互联网＋医疗健康"便民惠民活动的通知》	明确加快推进智慧医院建设，运用互联网信息技术，改造优化诊疗流程，贯通诊前、诊中、诊后各环节，改善患者就医体验
2018年7月17日	国家卫健委、中医药管理局	《关于印发互联网诊疗管理办法（试行）等3个文件的通知》	进一步规范互联网诊疗行为，发挥远程医疗服务积极作用，提高医疗服务效率，保证医疗质量和医疗安全

续表

时间	发布机构	文件名	主要内容
2018 年 8 月 7 日	国家卫健委、中医药管理局	《关于进一步做好分级诊疗制度建设有关重点工作的通知》	根据《关于促进"互联网+医疗健康"发展的意见》大力发展远程医疗，落实配套政策，协调医保部门研究制定远程医疗医保报销政策
2018 年 8 月 28 日	国务院办公厅	《关于印发深化医药卫生体制改革 2018 年下半年重点工作任务的通知》	推进智慧医院和全民健康信息平台建设。健全互联网诊疗收费政策。开展智慧健康养老服务试点示范项目
2018 年 10 月 8 日	国家卫健委	《关于规范家庭医生签约服务管理的指导意见》	推荐"互联网+"家庭医生签约服务网，加快区域智能化信息平台建设与应用，搭建家庭医生与签约居民交流互动平台
2019 年 1 月 22 日	国家卫健委	《关于开展"互联网+护理服务"试点工作的通知》	规范"互联网+护理服务"，保障医疗质量和安全，助力实施健康中国战略，确定北京市、天津市、上海市、江苏省、浙江省、广东省作为"互联网+护理服务"试点省份
2019 年 6 月 4 日	国务院办公厅	《关于印发深化医药卫生体制改革 2019 年重点工作任务的通知》	组织开展"互联网+医疗健康"省级示范区建设。指导地方有序发展"互联网+医疗健康"服务。及时总结评估"互联网+护理服务"试点工作。深入推进基层中医馆信息平台建设
2019 年 8 月 30 日	国家医保局	《关于完善"互联网+"医疗服务价格和医保支付政策的指导意见》	明确"互联网+"医疗服务项目管理和医保支付政策
2020 年 2 月 8 日	国家卫健委	《关于在疫情防控中做好互联网诊疗咨询服务工作的通知》	明确提出要充分发挥"互联网+"医疗服务优势，大力开展互联网诊疗服务，特别是对发热患者的互联网诊疗咨询服务
2020 年 4 月 7 日	国家发改委、中央网信办	《关于推进"上云用数赋智"行动培育新经济发展实施方案》	指出以国家数字经济创新发展试验区为载体，在卫生健康领域探索推进互联网医疗医保首诊制和预约分诊制，开展互联网医疗的医保结算、支付标准、药品网售、分级诊疗、远程会诊、多点执业、家庭医生、线上生态圈接诊等改革试点、实践探索和应用推广
2020 年 11 月 2 日	国家医保局	《关于积极推进"互联网+"医疗服务医保支付工作的指导意见》	明确符合条件的互联网医疗机构可以通过其依托的实体医疗机构，自愿"签约"纳入医保定点范围，"互联网+"医保支付将采取线上、线下一致的报销政策
2020 年 12 月 10 日	国家卫生健康委、国家医保局、国家中医药管理局	《关于深入推进"互联网+医疗健康""五个一"服务行动的通知》	推进"一体化"共享服务，提升便捷化智能化人性化服务水平、推进"一码通"融合服务，破除多码并存互不通用信息壁垒、推进"一站式"结算服务，完善"互联网+"医疗在线支付工作、推进"一网办"政务服务，化解办事难、办事慢、办事繁的问题，推进"一盘棋"抗疫服务，加强常态化疫情防控信息技术支持

（二）样本地区"互联网+"医疗服务价格改革政策梳理

本部分主要对样本地区的"互联网+"医疗服务价格改革政策进行梳理，资料来源于各省份医疗保障局门户网站公布的政策文件。具体如下：

（1）从河南省看。2019年，河南省医疗保障局和卫生健康委《关于完善"互联网+"医疗服务价格和医保支付政策的通知》明确了，"互联网+"医疗服务价格项目准入条件、不作为医疗服务价格项目的情形和针对各类服务特点细化准入和收费政策，以及"互联网+"医疗服务项目管理。公立医疗机构提供"互联网+"医疗服务，主要实行政府调节价，营利性医疗机构提供依法合规开展的"互联网+"医疗服务，可自行设立医疗服务价格项目。医疗机构将已有线下项目通过线上开展并申请新增立项收费的，执行《河南省医保局 河南省卫生健康委关于进一步做好新增医疗服务价格项目管理工作的通知》规定的项目申报、受理、审核和专家评审程序。同时，提出了加强价格监测和跟踪评估、强化基金监管、保障患者合理合法的价格权益和做好政策解读和舆论引导等工作要求。

（2）从山东省看。2019年，山东省医疗保障局制定出台了《关于完善"互联网+"医疗服务价格和医保支付政策的实施意见》，对"互联网+"医疗服务价格项目的分类管理、立项权限、项目设立条件、价格制定和管理、医保支付政策等作出较为详细规定，并公布了第一批"互联网+"医疗服务项目价格表，包括远程诊察类的互联网复诊（H110200001）、远程会诊类的远程单学科会诊（H111000000）、远程监测类的远程心电监测（H310701001）等医疗服务项目。

（3）从四川省看。2019年12月，四川省医疗保障局出台了《关于完善我省"互联网+"医疗服务价格和医保支付政策的实施意见》指出"互联网+"医疗服务价格项目统一由省级医疗保障部门设立。各地医疗机构申请将已有线下项目通过线上开展或新增医疗服务项目立项的，经市（州）医疗保障部门初审后，将符合准入条件的项目报省级医疗保障部门集中审核确定。非营利医疗机构和营利性医疗机构在"互联网+"医疗服务项目设置上有差异，前者需执行省级公布项目，而后者可以自行设置"互联网＋"医疗服务项目。其价格由省级医疗保障部门制定和调整。公立医疗机构提供"互联网＋"医疗服务的价格，主要实行政府调节价，但对于提供满足个性化、高层次需求以及面向国外境外的"互联网＋"医疗服务，可实行市场调节价，由公立医疗机构自主确定收费标准和浮动范围，以明确清晰的方式公示，并书面告知市（州）医疗保障局。非公立医疗机构利用网络平台，如：手机 App、公众号等方式提供"互联网＋"医疗服务，可实行市场调节价。

（4）从青海省看，2019 年，青海省医疗保障局《关于完善"互联网＋"医疗服务收费政策有关事项的通知》明确了设立"互联网＋"医疗服务收费项目，包括互联网复诊、远程会诊、同步远程病理会诊、非同步远程病理会诊、心电监测远程传输、起搏器远程监测、除颤器远程监测费用。同时，明确 6 个规范收费行为要求。公布了青海省"互联网＋"医疗服务项目收费指导价格，包括互联网诊疗（远程诊察）（QHXZ0137）、远程会诊（AADG0001）、心电监测远程传输（FKA05704）等项目。

（5）从山西省看。2019 年，山西省医疗保障局和卫生健康委《关于制定部分"互联网＋"医疗服务项目价格（试行）的通知》指出新增"互联网＋"医疗服务项目要按照《关于进一步加强新增医疗服务项目价格管理工作的通知》要求办理，公布了试行期一年的部分"互联网＋"医疗服务项目价格，包括互联网复诊（110200007）和远程会诊（111000003）。

（6）从湖南省看。2020 年，湖南省医疗保障局《关于完善"互联网＋"医疗服务价格和医保支付政策的实施意见》要求建立开放灵活、多方参与的"互联网＋"医疗服务价格形成机制，合理确定并动态调整价格、医保支付政策，使"互联网＋"在实现优质医疗资源跨区域流动、促进医疗服务降本增效和公平可及、改善患者就医体验、重构医疗市场竞争关系等方面发挥积极作用。明确了"互联网＋"医疗服务价格项目管理和"互联网＋"医疗服务价格管理以及医保支付政策，尤其是健全协议管理退出机制。

（7）从浙江省看。2020 年，浙江省医疗保障局《关于完善"互联网＋"

医疗服务价格和医保支付政策的通知》指出，"互联网＋"医疗服务价格项目按医疗机构经营性质实行分类管理。营利性医疗机构依法合规开展"互联网＋"医疗服务，可自行设立医疗服务价格项目。非营利性医疗机构申请"互联网＋"医疗服务价格项目的，在杭州13家省级公立医院，由省医疗保障局受理并组织审核；其他医疗机构按照属地原则由市级医疗保障部门受理，符合准入条件的，提交省医疗保障局组织审核。医疗机构申请立项收费时，同步提交价格建议、成本测算结果、经济性评估报告、与线下同类项目的比较分析等资料。明确了设立"互联网＋"医疗服务价格项目应同时符合以下基本条件：一是应属于卫生行业主管部门准许以"互联网＋"方式开展、临床路径清晰、技术规范明确的服务；二是应面向患者提供直接服务；三是服务过程应以互联网等媒介远程完成；四是服务应可以实现线下相同项目的功能；五是服务应对诊断、治疗疾病具有实质性效果。同时，还明确了价格管理、医保支付政策和协议管理，开展"互联网＋"医疗服务的医疗机构可通过其依托的实体医疗机构，自愿向所在统筹地区医保经办机构申请签订"互联网＋"医疗服务医保补充协议。

二、样本地区"互联网＋"医疗服务价格比较分析

样本地区官方公布的"互联网＋"医疗服务价格项目表情况如表5-6所示。资料来源于云南省"互联网＋"医疗服务项目（第一批）及试行价格（2020年9月30日发布）、山东省第一批"互联网＋"医疗服务项目价格（2019年11月11日发布）、浙江省第一批"互联网＋"医疗服务价格项目表（2020年12月29日发布）、湖南省第一批"互联网＋"医疗服务试行项目表（2020年5月12日发布）、甘肃省第二批"互联网＋"医疗服务价格项目（2020年2月24日，试行一年）、青海省"互联网＋"医疗服务项目收费指导价格（2019年12月18日）、陕西省部分"互联网＋"医疗服务项目价格表（2020年4月3日）等。在同类项目中，其计价单位通常是一致的，不影响价格的比较分析。

表 5 – 6   样本地区"互联网＋"医疗服务价格情况

地区	项目编码	项目名称	最高限价（元）		
			一类/三级	二类/二级	三类/一级
云南省	110200006	互联网复诊费	15	12	9
	111000003	互联网会诊费			
	111000003a	单学科互联网会诊费（主任医师）	260	208	156
	111000003b	单学科互联网会诊费（副主任医师）	220	168	116
	111000004	互联网病理会诊费			
	111000004a	互联网同步病理会诊费	420	336	252
	111000004b	互联网非同步病理会诊费	280	224	168
山东省	H110200001	互联网复诊	6		
	H111000000	远程单学科会诊			
	H111000001	副主任医师	180		
	H111000002	主任医师	260		
	H111000003	远程病理会诊	440		
	H310701001	远程心电监测	13.5		
	H310701002	远程起搏器监测	12.5		
	H310701003	远程除颤器监测	12.5		
	H311201026	远程胎心监测	11		
浙江省	111001	互联网诊疗			
	11100100101	互联网复诊	按线下普通门诊诊查费项目价格收费		
	111002	远程会诊			
	11100200101	单学科远程会诊（副主任医师）	180		
	11100200102	单学科远程会诊（主任医师）	200		
	11100200103	多学科远程会诊	200		
	11100200104	远程病理会诊	400		
	11100200105	同步远程病理会诊	600		
	11100200106	远程影像会诊	100		
	111003	远程监测			
	11100300101	远程胎心监测	自主定价		

续表

地区	项目编码	项目名称	最高限价（元）		
			一类/三级	二类/二级	三类/一级
湖南省	111000006	远程会诊			
	111000006 – 1	副主任医师	200	170	
	111000006 – 2	主任医师	300	255	
	110200008	互联网复诊	按相应等级医院普通门诊诊查费标准执行		
	270800008	远程病理会诊	260		
	310701036	远程心电监测	80		
	T311503001	互联网心理咨询	自主定价		
甘肃省	1105	"互联网＋"医疗			
	110501	远程诊察			
	110501001	互联网复诊	12		
	110501002	心理咨询	市场调节价		
	110502	远程会诊			
	110502001A	远程会诊（单学科）	200		
	110502001B	远程会诊（多学科）	690		
	110502002	远程病理会诊	300		
	110503	远程监测			
	110503001	远程心电监测	55		
青海省	QHXZ0137	互联网复诊	7	6	4
	AADG0001	远程会诊	300	240	210
	AADD0001	同步远程病理会诊	300	240	210
	AADD0002	非同步远程病理会诊	200	160	140
	FKA05704	心电监测远程传输	100	80	70
	FKA05706	起搏器远程监测	65	52	45
	FKA05706	除颤器远程监测	65	52	45
陕西省	110200009	互联网复诊诊察费	8	6.5	
	111000003	远程会诊			
	111000003a	远程会诊（副主任医师）	180	145	
	111000003b	远程会诊（主任医师）	230	185	
	111000003c	远程双学科会诊	400	320	
	111000003d	远程多学科会诊	600	480	

江苏省部分"互联网+"远程医疗服务项目试行价格（2018年11月10日发布），自2018年11月10日起试行两年（见表5-7）。

表5-7　　　　　江苏省部分"互联网+"医疗服务价格情况

地区	项目编码	项目名称	最高限价（元）	
			三类医院	二类医院
江苏省	1111	"互联网+"医疗服务		
	111101	远程会诊		
	111101001	远程单学科会诊	200	200
	111101001a	远程单学科会诊	医院自主定价（邀请方或受邀方在省外、境外医疗机构）	
	111101002	远程多学科会诊	600	480
	111101001a	远程单学科会诊	医院自主定价（邀请方或受邀方在省外、境外医疗机构）	
	111101003	同步远程病理会诊	600	480
	111101004	非同步远程病理会诊	400	320
	111101005	切片数字转换及上传	40	
	111102	互联网医院门诊		
	111102001	互联网医院普通门诊诊察费	12	10
	111102002	互联网医院副主任医师门诊诊察费	22	15
	111102003	互联网医院主任医师门诊诊察费	35	25
	111102004	互联网医院专家门诊诊察费	50	40
	111103	远程诊断		
	111103001	远程影像诊断（CR、DR）	50	
	111103002	远程影像诊断（CT、MRI）	50	
	111103003	远程超声诊断	50	
	111103004	远程心电诊断	50	
	111103005	远程病理诊断	300	240
	111103006	切片数字转换及上传	40	

四川省第一批"互联网+"医疗服务项目价格已于2019年12月11日发布，自2020年1月15日起试行（见表5-8）。

表 5 – 8　　　　　四川省部分"互联网 +"医疗服务价格情况

项目编码	项目名称	三甲医院	三乙医院	二甲医院	二乙医院
110200106	互联网复诊	30	26	22	18
111000003	远程会诊				
111000003 – 1	单学科远程会诊（副主任医师）	169	144		
111000003 – 2	单学科远程会诊（主任医师）	303	258		
270800009	远程病理会诊	263	224		
311201067	远程胎心监测	29	25	21	18

在河南省新增医疗服务价格项目（2020 年第一批）中，"互联网 +"医疗服务项目价格如表 5 – 9 所示。

表 5 – 9　　　　　河南省部分"互联网 +"医疗服务价格情况

项目编码	项目名称	省级（三甲/非三甲）	市级	县级	乡级
110200106	互联网复诊	5	4	3	2
111000004	远程会诊				
11100000401	远程会诊（副主任医师）	180	160		
11100000402	远程会诊（主任医师）	230	200		

综上所述，不同样本地区的"互联网 +"医疗服务项目设置差别较大，但基本都会有互联网复诊、远程会诊等项目。在差别定价上，不同省份之间有差别，如云南省"互联网 +"医疗服务项目按一类、二类、三类医院差别定价，山东省、浙江省和甘肃省"互联网 +"医疗服务项目未区分医院级别定价，湖南省、青海省和山西省"互联网 +"医疗服务项目按一级、二级和三级医院差别定价，四川省"互联网 +"医疗服务项目按照三甲、三乙、二甲和二乙医院差别定价，河南省"互联网 +"医疗服务项目按照省级（三甲/非三甲）、市级、县级、乡级医疗机构差别定价，尚未形成统一的"互联网 +"医疗服务项目价格标准或项目规范。

在同类项目价格（互联网复诊、远程会诊等）上，各样本地区差别也较大，如在互联网复诊项目上，四川省设定最高 30 元/次、云南省设定最高15元/次、甘肃省设定最高12元/次、陕西省设定最高8元/次、青海省设定最高7元/次、山东省设定最高6元/次、河南省设定最高5元/次；浙江省和湖南省按线下相应等级医院的普通门诊诊查费项目价格收费。

三、"互联网 +"医疗服务发展趋势与价格问题分析

（一）基于 ROCCIPI 技术互联网移动医疗服务发展分析

作为"互联网 +"医疗服务的新兴模式，移动医疗服务发展是满足人民群众多样化、个性化医疗服务需求的关键举措，对推动医药卫生体制改革和实现健康中国战略发挥重要作用。如何更好地推动医务人员使用移动医疗以及更好地推动其可持续发展成为当前医疗服务领域关注热点。

本书以 ROCCIPI 技术为研究框架，探索互联网移动医疗服务发展问题与策略。移动医疗（mobile health，M - health）最早由罗伯特·伊斯特帕尼安等（Robert Istepanian et al.，2000）学者提出，其源于"无线电子医疗"服务[1]。2010 年，美国移动健康峰会将其定义为通过移动通信设备提供的医疗服务[2]。移动通信设备主要指先进的智能移动终端，包括智能手机、平板电脑、可穿戴设备、无线植入式器械和检测器等，而将其与电子医疗相结合，则可提供移动医疗服务[3]，如移动护理、移动查房、在线咨询与诊疗、远程监护等。

目前，我国移动医疗在医疗机构、医疗人员和居民群体中推广应用，且以智能手机的终端应用程序（App）为主，涉及医疗咨询类、健康管理类、诊疗服务类等方面，其有力推动医疗服务结构性变革，提升医疗服务效率和改善人群健康状况。然而，移动医疗在发展过程中仍然面临政策法规、利益机制、人财物与信息资源、医疗服务价格等诸多问题，需要进行

---

① Swamy Laxminarayan, Robert S. H. Istepanian. UNWIRED E - MED: The next generation of wireless and internet telemedicine systems. IEEE Transactions on Information Technology in Biomedicine, Vol 4, No. 3, 2000, pp. 189 - 193.

② 于露露、李燕、王辰旸，等：《我国移动医疗应用服务监管刍议》，载《中国医院管理》2017 年第 37 卷第 7 期，第 56 ~ 58 页。

③ Liu C., et al. Status and trends of mobile - health applications for iOS devices: A developer's perspective. Journal of Systems & Software, Vol. 84, No. 11, 2011, pp. 2022 - 2033.

深入探讨。

ROCCIPI 技术源于美国学者罗伯特·鲍勃·赛德曼（Robert B. Seidman）和安·赛德曼（Ann Seidman）的立法学说，最初应用于立法和社会科学领域研究，包括七个核心维度：规则（rule）、机会（opportunity）、能力（capacity）、交流（communication）、利益（interest）、过程（process）和意识（ideology）[1]。结合这七个核心要素（见表 5 – 10），挖掘和阐述互联网移动医疗发展问题与策略。

表 5 – 10　　　　　　　互联网移动医疗发展问题识别与分析维度

维度	基本含义
规则（R）	移动医疗发展所需的国家政策、法律法规、章程制度等规则
机会（O）	移动医疗发展的有利条件和时代机遇等
能力（C）	解决制约移动医疗发展问题的基本能力
交流（C）	移动医疗相关信息交流、宣传与认识等
利益（I）	参与移动医疗的相关主体之间的利益激励机制
过程（P）	移动医疗服务发展有效程度
意识（I）	利益相关方对移动医疗的认知与观念

从互联网移动医疗规则看，其是指参与移动医疗服务相关利益主体应该共同遵守的国家法律法规、章程制度等。实际上，我国从 2002 年才出现移动医疗相关研究，但在 2011 年进入快速发展阶段[2]，配套规则尚不完善。我国《中华人民共和国执业医师法》规定，医师要在注册地医疗机构内开展医疗执业活动，而参与移动医疗或者在移动医疗 App 上提供各类医疗服务会被认定为非法行医。虽然国家出台了《关于推进和规范医师多点执业的若干意见》，但医师仍要在规定医疗机构内开展医疗活动，且并未给医师参与移动医疗提供较为明确的合法空间。众所周知，医疗服务具有其特殊性，对于非面对面的传统医疗服务模式，很难保证移动医疗服务主体和客体的真实性、医疗服务质量与安全性等。当前，我国移动医疗发展

---

① 骆严、焦洪涛：《基于 ROCCIPI 模型的中国"拜杜规则"分析》，载《科学学研究》2014 年第 32 卷第 1 期，第 59 ~ 65，102 页。

② 田亚平、刘爽、王晓方等：《我国移动医疗研究现况的可视化分析》，载《中国卫生质量管理》2019 年第 26 卷第 6 期，第 82 ~ 85，95 页。

还缺少参与移动医疗服务医师的资质审查制度、医师移动医疗服务内容准许规范和服务行为监管机制等，移动医疗服务会扰乱正常医疗服务秩序。此外，移动医疗服务平台和服务应用程序种类繁多，服务定位和内容不明确，亟须建立和完善移动医疗平台和应用程序的准入和退出机制以及移动医疗行业规范。

从互联网移动医疗发展机会看，我国社会经济环境和信息技术给移动医疗发展创造的有利条件。根据中国互联网络信息中心发布的第 48 次《中国互联网络发展状况统计报告》，我国网民规模为 10.11 亿人。从政策利好层面看，2015 年，国务院《关于积极推进"互联网 +"行动的指导意见》要求发展基于移动互联网的医疗卫生服务；2018 年，国务院办公厅《关于促进"互联网 + 医疗健康"发展的意见》要求开展基于人工智能技术、医疗健康智能设备的移动医疗示范等；2021 年，国务院办公厅《关于推动公立医院高质量发展的意见》指出要推动新一代信息技术与医疗服务深度融合，为移动医疗发展创造政策环境。从资源优化层面看，根据《中国卫生健康统计年鉴》（2020 年）测算发现：2019 年我国东、中、西部地区每千平方公里三级医院数分别为 1.17 家、0.42 家、0.11 家；像上海、北京、天津 3 个直辖市的每千平方公里三级医院数分别为 7.41 家、6.25家、3.81 家，而内蒙古、甘肃、青海、新疆等均不足 0.1 家。这表明我国优质医疗资源过度聚集在城市发达地区，那些地处基层、偏远和欠发达等地区居民较难获得公平的医疗服务，而移动医疗恰可提供跨时空的医疗服务。

从互联网移动医疗发展能力看，移动医疗服务对象主要以慢性病、常见病等为主的非疑难重症患者，且以中青年女性群体居多，表明其无法涵盖所有群体。亟须建立适宜各类人群需求的移动医疗服务模式，尤其是中老年人，推动移动医疗适老化界面设计，实现适老型无障碍操作功能。此外，医疗人员参与程度与信息化技能提升问题，亟待加强对医疗服务人员的信息技术培训、宣教引导等。打造安全且稳定的网络环境是移动医疗发展的基础支撑条件，提供改善移动医疗发展的电信运营网络、移动医疗设备、应用系统和基础平台等基础问题解决方案以及医疗人员和患者隐私保障问题解决方案。移动医疗运营商需要搭建集医疗卫生、通信网络、应用设备、运营管理等于一体的移动医疗综合服务平台，为供需双方提供优质医疗服务生态系统。

从互联网移动医疗发展交流看，移动医疗打破了时空限制，调动了更广泛的医疗资源，为患者提供线上咨询、诊疗、健康管理等便捷服务，满足人们多种多样的医疗卫生服务需求。移动医疗运营商、设备供应商等各利益相关方需要加强沟通交流。因此，以医务人员和患者实际需求为导向，合理优化移动医疗服务流程和界面，使得移动医疗服务更加人性化、便捷化等。当前，虽然移动医疗发展势头迅猛，但移动医疗服务质量无法有效管控，且实际服务量远低于线下实体医疗机构服务量，而究其原因，除了受限于医疗技术和网络等客观条件外，更可能受到移动医疗宣传不到位的影响。积极开展多种形式的移动医疗服务宣传，提升医务人员和患者等主体认识水平，可有效促进移动医疗服务可持续发展。

从互联网移动医疗发展利益看，如何建立完善移动医疗服务生态系统内不同参与主体之间的利益机制是移动医疗发展的核心问题。移动医疗服务需要政府部门、医疗机构、医疗人员、系统与平台提供方、通信网络服务商、移动终端设备制造商、患者等主体共同参与，且各自主体均有其利益诉求。移动医疗运营机构（医疗机构或者第三方平台等）作为移动医疗服务开展的主导者，将这些利益相关主体聚在一起形成利益共同体组织，各主体之间以利益创造、利益分配和利益激励为核心，形成复杂的权、责、利关系，进而建立推动或制约移动医疗组织功能的利益机制。从利益创造看，移动医疗为医疗人员和患者创造一个全新的医疗服务模式，一定程度地促进不同医疗机构医疗人员技术交流和创新；考虑传统医疗服务优势和特殊群体需求，移动医疗服务能够节约医疗人员和患者的时间与经济成本程度有限。从利益分配看，移动医疗服务运营成本合理测算比较困难，移动医疗服务价格收费机制不完善，尚未形成合适的盈利模式，存在资本盲目投入问题；同时，缺少完备的利益分配方案，很难平衡好移动医疗服务各方利益。在移动医疗付费问题上，这需要患者通过移动支付，而不能线下刷卡支付，进而对个人医保移动结算提出新的要求。实际上，移动医疗服务医保结算实现移动支付还会存在医保资金安全问题、医保持卡人的身份识别问题等。从利益激励看，移动医疗运营商在财务收支平衡基础上，应尽可能地降低医疗服务成本，实现成本节约激励，提升移动医疗运行效率。

从移动医疗发展过程看，本书以移动医疗为主题词，通过中国知网数据库检索发现，我国移动医疗相关期刊文献（2002 年）和硕士论文（2003年）研究最早为移动医疗系统研究。在移动通信技术和设备快速更新换代的背景下，国内最早一批移动医疗应用 App 或服务平台（如好大夫、春雨医生）陆续推向医疗服务市场，移动医疗发展进入快速发展阶段。从服务内容看，移动医疗服务内容较为丰富，主要包括面向患者的移动终端和App 类服务，提供预约挂号、在线诊疗、医疗健康咨询、慢病健康管理等服务；面向医疗人员的移动诊疗服务，提供移动护理、移动查房、远程监护、在线学习（如文献资料、用药知识）、病人健康管理与答疑等服务。从发展规模看，我国移动医疗服务用户规模增长较快，根据艾媒咨询（iiMedia research）发布数据显示：2020 年移动医疗用户达 6.61 亿人，移动医疗市场规模达到 544.7 亿元，较 2015 年分别增长了 378.98% 和1175.64%[1]。在移动终端、网络通信技术和大数据支撑下，虽然我国移动医疗规模得到快速增长，但仍需探索新的发展路径以推动线上与线下诊疗咨询连续性服务、移动支付与医保报销智能化服务等。

从互联网移动医疗发展意识看，不同利益相关主体对移动医疗发展的认知、观点与评价是不同的。在移动医疗发展过程中，先进的技术服务平台是移动医疗发展的基础，这需要投入大量的医疗技术应用与移动设备研发资金。考虑医疗服务成本，移动医疗运营机构会分解患者需求以实现盈利目标。比如，移动医疗 App 往往聚焦于某一类疾病诊疗或者咨询服务，而无法向患者提供多学科、整体性的医疗诊治服务。相比传统医疗服务而言，移动医疗服务通常以文字性、语音性的交流形式，较难实现医生与医生、医生与患者之间等即时视讯服务，进而出现不清楚对方身份的真实性、在线咨询与诊疗结果的真实性等情况，这会降低医疗人员和患者等使用移动医疗的可能性和积极性。作为新兴模式，移动医疗以市场主导模式较为普遍，并在政府激励约束环境下开展相关服务。另外还有移动医疗服

---

① 李嘉宝：《2020 年中国移动医疗用户规模达 6.61 亿人》，人民日报海外版，2021 年 4 月21 日。

务监管机制和运营管理体制相对滞后且不完善问题，包括移动医疗服务质量管控与诊疗风险分担机制等。

（二）"互联网＋"医疗服务价格机制现状和问题分析

根据样本地区"互联网＋"医疗服务价格改革状况和 ROCCIPI 技术下移动医疗服务发展分析结果，价格机制不完善是制约"互联网＋"医疗服务可持续发展的核心问题。国家医疗保障局《关于完善"互联网＋"医疗服务价格和医保支付政策的指导意见》要求，医疗服务价格项目实行以省为主，国家、省和市三级管理。按医疗机构经营性质分类管理，非营利性医疗机构依法合规开展的"互联网＋"医疗服务，医疗保障部门主要按项目管理，而营利性医疗机构提供依法合规开展的"互联网＋"医疗服务，可自行设立医疗服务价格项目。

从样本地区"互联网＋"医疗服务价格改革情况看，各地开展的"互联网＋"医疗服务项目主要有互联网诊察（复诊等）或远程诊察类、远程会诊类、远程诊断类、远程监测类、互联网心理咨询等，互联网诊察主要以患者复诊为主，远程会诊类包括单学科、双学科和多学科会诊，分副主任医师和主任医师两类会诊计价方式，远程监测类包括远程心电监测、胎心监测、起搏器监测、除颤器监测等。总体来看，"互联网＋"医疗服务项目类别具有其局限性，其现有诊疗目录及其管理方式限制了诊疗业务自主拓展，如互联网医疗家庭慢病服务。由于营利性医疗机构可自主设定医疗服务项目及价格，能够吸引更多优质的医疗资源参与其中，但很难监管到其服务质量；相比之下，非营利性医疗机构在"互联网＋"医疗服务项目和收费标准上往往处于弱势，如收费项目较少且价格偏低。

"互联网＋"医疗服务价格与医、患、保三方有着密切联系，其制定医疗服务项目价格需要综合考虑各方利益，尤其是建立完善的医保支付方式，尽可能地将"互联网＋"医疗服务项目纳入医保报销范围，同时建立智慧医保服务体系，实现在线远程医保即时报销。目前，各地医保电子凭证试点工作推进缓慢，"互联网＋"医疗服务医保在线结算程度偏低，亟待加快推进智慧医保结算工作。

各地制定了"互联网＋"医疗服务项目收费规范，如禁止重复收费，线上线下合理比价等。在"互联网+"医疗服务项目价格行为规范上，国家卫健委、国家中医药管理局近日联合印发《关于做好公立医疗机构"互联网+医疗服务"项目技术规范及财务管理工作的通知》，明确医疗机构提供"互联网+医疗服务"要向患者说明项目内容、收费标准等情况，同时征得患者同意，并严格执行《医疗机构内部价格行为管理规定》，落实价格公示制度，在医疗机构现场及网站的显著位置公示所开展的"互联网+医疗服务"价格项目名称、项目内涵、计价单位、价格、说明等内容，自觉接受社会监督。

从样本地区具体政策看，我国各地出台"互联网+"医疗服务价格政策系统性和精准性不足，监管内容不够具体，监督力度不足，尤其是对第三方平台提供的移动医疗服务等缺少必要的监管措施。实际上，互联网本身就对隐私安全要求较高，更何况是"互联网+"医疗服务，其更应该加强对互联网医疗隐私安全性监管，保证医务人员和患者等个人医疗隐私信息安全性以及使用数据的合理合法性。人们在使用互联网在线医疗服务时，总会担心个人信息泄露问题，这里不仅仅是出台监管措施这么简单，更需要从法律法规层面制定监管策略。

此外，"互联网+"医疗服务通常为医院自主型和第三方企业主导型等，医院自主型的"互联网+"医疗服务是由依托实体医院成立的互联网医院承担，而第三方企业主导型往往是社会资本承担建设的"互联网+"医疗服务平台，其医疗服务提供者来源包括社会办医院和公立医院的医疗服务者。从目前互联网医院数量看，虽然企业主导远低于实体医院主导的互联网医院，但是其在定价上是由市场决定的，其对医院运营管理和发展具有优越性。总的来看，政府应该给予非营利性医院更多的自主权，以激活"互联网+"医疗服务市场。

第四节　医疗服务定价与调价的影响机制

本章节主要分析医疗卫生服务价格形成的主要影响因素，为研究医疗服务价格作铺垫。一般地，医疗服务价格的形成往往离不开医疗成本因素，主要包括人力成本、技术成本、时间成本、物力成本等。但是，除了医疗成本

（经济方面）之外，其他相关因素对医疗服务价格的形成也产生重要的影响。

　　这里重点运用 STEEPLED 分析模型，进一步探讨影响医疗服务价格形成的社会因素（social）、科学技术因素（technological）、经济因素（economic）、教育/道德因素（educational/ethical）、政治因素（political）、法律因素（legal）、环境因素（environmental）和人口因素（demographic）八大因素（见图 5-6）。这些因素可能单一直接影响或交互作用后共同影响医疗服务价格的形成，进而归纳出关键的影响因素。为了更好地理解这些因素对医疗服务价格的影响（成本为内因，其他为外因），本书将综合分析相关影响因素，不再对应"STEEPLED"分析模型进行逐一解释。

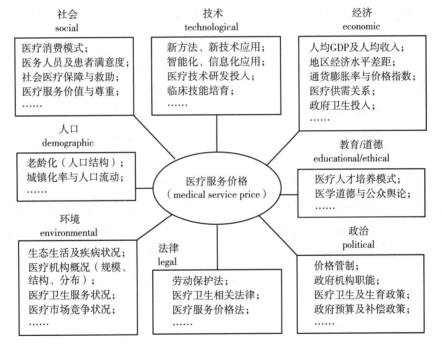

图 5-6　医疗服务价格形成的主要影响因素——"STEEPLED"分析模型

一、影响医疗服务价格的主要因素概述

（一）经济水平和个人支付能力

根据目前医疗服务价格执行情况，本书发现不同地区指定的医疗服务

价格不同，其价格高低与地区经济发展水平（GDP）以及患者的个人自负能力（或者说个人收入水平）情况等有关，而且医疗服务价格受到经济水平的影响程度较大。严格来讲，地区经济水平越高，其医疗费用的个人支付能力越强，发生灾难性医疗支出[①]的风险越低，医疗服务成本越高。不妨假定在医疗机构提供同样的医疗服务时，不同经济发展地区医疗收费标准（价格）相同，则相比高收入人群，低收入群体更易发生灾难性医疗支出，同时可能会发生高收入人群的过度医疗等不合理医疗行为。

本书认为，构建"经济水平（支付能力）—医疗服务价格（医疗成本）"良性正相关转换机制，换句话说，同样的医疗服务项目在不同地区医疗服务价格上有所差异，而且经济越发达地区，医疗服务价格相应越高。习惯上，人们将这种差别定价现象称为"价格歧视"。

我国的社会经济发展水平不均衡，东中西部地区差异相对比较明显。根据《中国统计摘要》中的国民生产总值和地区常住人口数，测算出 2009~2020 年东中西部人均国内生产总值（per capita GDP）[②]，结果显示：自东向西出现经济水平一定程度的递减趋势，即东部沿海地区的经济水平要优于中西部地区或欠发达地区（见图 5-7）。

根据国家统计局《中华人民共和国 2021 年国民经济和社会发展统计公报》中 2010~2021 年历年数据汇总显示，2021 年全国居民人均可支配收入 35128 元，比上年名义（未扣除价格因素）增长速度 9.13%。根据 2015 年和 2020 年《国民经济和社会发展统计公报》数据，2020 年全国居民人均可支配收入 32189 元，比上年增长 1456 元，名义增长速度为 4.74%。如图 5-8 所示，2011~2020 年全国居民人均可支配收入呈现持续增长趋势，其年均增长率为 9.22%。

---

① 根据世界卫生组织的界定：一般地，家庭现金支付的医疗费用占家庭消费性支出的 40% 及以上，即为发生灾难性医疗支出。换算成我国评判标准：当城镇居民或农民的年个人医疗费用支出达到当地城镇居民年人均可支配收入或农民年均纯收入时，即为发生灾难性医疗支出。

② 东部地区人均 GDP =（东部地区 11 省、直辖市的 GDP 之和）÷（东部地区 11 省、直辖市的常住人口之和）；中部地区人均 GDP =（中部地区 8 省的 GDP 之和）÷（中部地区 8 省的常住人口之和）；西部地区人均 GDP =（西部地区 12 省、自治区、直辖市的 GDP 之和）÷（西部地区 12 省、自治区、直辖市的常住人口之和）。

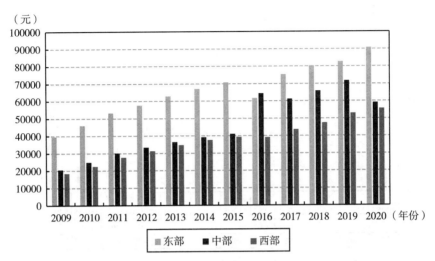

图 5 – 7　2009～2020 年我国东中西部地区的人均 GDP 情况

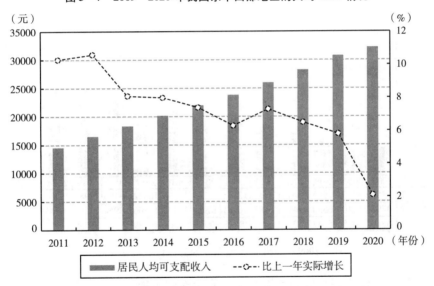

图 5 – 8　2011～2020 年全国居民人均可支配收入及其增长速度情况

2020 年全国城镇居民人均可支配收入为 43834 元，较上一年增加 1475 元，名义增长速度为 7.92%；农村居民人均可支配收入为 17131 元，较上一年增加 1110 元，名义增长速度为 6.93%。2009～2020 年东中西部（该部分统计数据不包含黑龙江省、吉林省和辽宁省，现通常将其划为"东北地区"）的城镇人均可支配收入和农村居民纯收入比较发现：东部沿海地区的城镇或农村居民的医疗支付能力要优于中西部地区或欠发达地区（见

图 5－9 和图 5－10)①。

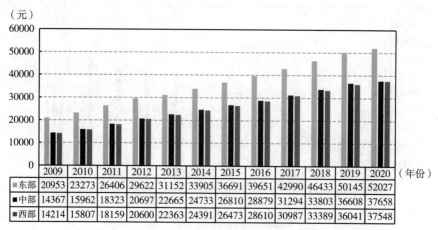

（元）

	2009	2010	2011	2012	2013	2014	2015	2016	2017	2018	2019	2020
■东部	20953	23273	26406	29622	31152	33905	36691	39651	42990	46433	50145	52027
■中部	14367	15962	18323	20697	22665	24733	26810	28879	31294	33803	36608	37658
■西部	14214	15807	18159	20600	22363	24391	26473	28610	30987	33389	36041	37548

图 5－9　2009～2020 年我国东中西部地区城镇居民收入情况

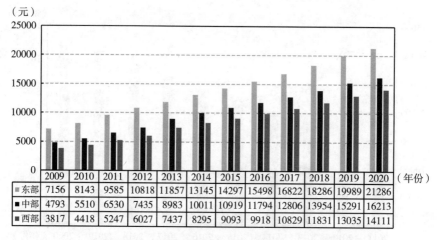

（元）

	2009	2010	2011	2012	2013	2014	2015	2016	2017	2018	2019	2020
■东部	7156	8143	9585	10818	11857	13145	14297	15498	16822	18286	19989	21286
■中部	4793	5510	6530	7435	8983	10011	10919	11794	12806	13954	15291	16213
■西部	3817	4418	5247	6027	7437	8295	9093	9918	10829	11831	13035	14111

图 5－10　2009～2020 年我国东中西部地区农村居民收入情况

　　因此，制定医疗服务价格，应充分考虑到本地区的总体经济水平和可能支付能力②。不同地区的患者经济收入水平差异性较大，可以差异定价。东部沿海地区经济发展较好的患者人群，其医疗支付能力较高，即承受较高医疗服务价格的能力相对更强。同种医疗服务在该地区的价格可以适当

---

①　资料来源：笔者根据国家统计局《中华人民共和国国民经济和社会发展统计公报》中 2010～2020 年历年数据汇总得出。

②　蔡宗泰：《影响医疗服务价格的主要因素分析》，载《现代经济信息》2014 年第 7 期，第 340 页。

制定的相对高一些。而中西部相对欠发达地区的总体经济水平不高，同种医疗服务价格的制定要适当略低一些。

（二）医疗服务供需关系

在经济学中，商品供给与需求之间是相互联系和相互制约的关系，以形成均衡价格。需求价格弹性是指需求量对价格变动的反应程度，不同类型商品或服务需求价格弹性存在明显差异，需求价格弹性相对较高的医疗服务，其价格形成可以通过市场竞争或者有限竞争来实现。部分需求价格弹性很低的服务，则需要通过价格规制来实现。

医疗服务市场的供求关系反映了医疗服务供给与需求之间的矛盾，调节着医疗服务市场的供求平衡。医疗服务不同于其他商品或服务，医疗服务需求相对缺乏弹性，这说明患者对医疗服务的需求受价格变化的影响较小。当然，不同医疗服务项目的需求弹性是有差别的，如：基本医疗服务项目需求弹性小，其价格的变化对需求量的变化的影响较小；特需医疗服务项目需求弹性大，其价格的变化对需求量的变化的影响较大。

医疗服务活动的根本目的是保障国民的生命健康，而健康状况或多或少地受到生活方式和生活环境的影响。环境的变化影响到国民健康最直观的体现就是疾病谱的变化，这将进一步影响到医疗服务需求。

根据格罗斯曼（M. Grossman）的研究模型[1]，论证了健康是一种投资产品，投资健康资本的报酬是增加健康的时间。他分析认为，随着年龄增长，理性消费者会增加健康投资；较高收入者，也会增加健康投资；教育投入会减少对卫生服务的需求[2]。这表明：不同社会阶层消费群体在不同的时间段内拥有着不同消费心理或需求，制定医疗服务价格时需要对此进行关注。

（三）医疗服务市场竞争环境状况

从整个医疗市场来看，医疗机构处于激烈竞争的环境中，公立医院与公

---

[1] Grossman M. On the concept of health capital and the demand for health. Journal of Political Economy, No. 80, 1972, pp. 223 – 255.

[2] Zihua Lin. Demand for health insurance and demand for health care in rural China. University of California, 2000.

立医院之间、公立医院与私立医院之间、私立医院与私立医院之间都存在着复杂的竞争关系。不同医疗机构通过提供医疗服务的"高质量和低价格"吸引患者前来就诊,为人民群众提供优质健康服务,占据更大医疗服务市场。如大型医疗机构,在服务质量与效率、医疗收费水平、医学科研水平、医疗卫生资源等方面都具有独厚优势。而中小型的医疗机构,不完全具备这些优势,整体医疗服务水平相对较低。如省市"大医院"与基层"小医院"在医疗服务项目的定价上应该有一定的差异性。这种竞争力或者品牌效应,在一定程度上可以影响医疗服务价格的制定,成为医疗机构定价的重要因素[①]。

医疗服务市场竞争程度可以通过医疗服务市场集中度(market concentration rate)指标反映出来,该指标是用来衡量一定地区内医疗服务机构的数目和相对规模差异。一般地,我们采用赫芬达尔—赫希曼指数(也称赫氏指数,herfindahl – hirschman index,HHI)[②]作为集中度的计量指标,即特定市场里所有医疗机构的市场占有率的平方和,其计算方法为:

$$HHI = \sum_{i=1}^{N} (X_i/X)^2 = \sum_{i=1}^{N} S_i^2 \qquad (5-1)$$

式(5-1)中:X 表示医疗服务市场总规模;

　　　　　　X_i 表示第 i 个医疗机构的规模;

　　　　　　$S_i = (X_i/X)^2$ 表示第 i 个医疗机构的市场占有率;

　　　　　　N 表示该市场内的医疗机构数。

当医疗服务市场只有 1 家医疗机构,即 $X_1 = X$ 时,HHI = 1;当所有医疗机构的规模程度相同时,即 $X_1 = X_2 = \cdots = X_N = 1/N$ 时,HHI = 1/N,故 HHI 范围在 1/N 与 1 之间。HHI 越大,表示医疗服务市场的集中程度越高,或者说垄断程度越高,缺乏竞争条件;反之亦然。

一般地,将 HHI 值扩大 10000 倍,即 HHI 值介于 0 和 10000 之间。若 HHI 小于 1000,则市场低度集中,竞争充分;若 HHI 介于 1000 与 1800 之间,则市场集中程度中等;若 HHI 介于 1800 与 3000 之间,则市场集中程度较高;若 HHI 大于 3000,则市场高度集中。

---

① 陈江华:《上海市二甲医院医疗服务价格影响因素分析》,东华大学学位论文,2005 年。

② Albert O. Hirschman. National power and the structure of foreign trade. Berkeley: University of California Press,1945.

在医疗服务市场中，我们通常采用医疗机构（H_i）的住院人数（inpatients）或者门急诊人次数（number of outpatient and emergency visits）、床位数（beds）等表示其规模程度，则其 HHI 指数表达式为：

$$HHI_{Inpatients} = (Inpatients - S_{H1})^2 + (Inpatients - S_{H2})^2 + \cdots +$$
$$(Inpatients - S_{HN})^2 \qquad\qquad (5-2)$$

$$HHI_{Outpatient\ \&\ Emergency\ Visits} = (Outpatient\ \&\ Emergency\ Visits - S_{H1})^2 +$$
$$(Outpatient\ \&\ Emergency\ Visits - S_{H2})^2 + \cdots +$$
$$(Outpatient\ \&\ Emergency\ Visits - S_{HN})^2 \quad (5-3)$$

$$HHI_{Beds} = (Beds - S_{H1})^2 + (Beds - S_{H2})^2 + \cdots + (Beds - S_{HN})^2 \qquad (5-4)$$

在医疗服务市场，市场集中程度在一定程度上可以反映出市场机制能否在医疗服务活动中发挥作用及发挥作用的强度。同时，根据医疗服务市场竞争的充分程度，可以制定合理的医疗服务价格。

以武汉市城市公立医院为例，分析该市的医疗服务市场集中程度。资料来源于"武汉市城市公立医院综合改革"调研基线数据，本书采用的样本医院共有55所医院，包括7所省部属医院、7所省直属医院、15所市直属医院、21所区直属医院和5所企业医院（见附表1）。我们采用武汉市城市公立医院的"实际开放床位数""门急诊人次数""住院人数"来表示其规模程度，测算出 HHI 指数（见表5-11）。可以看出，HHI 值在369与597之间，属于市场低度集中（HHI 小于1000），竞争充分，这说明武汉市医疗机构处于激烈竞争的环境中，其在医疗服务项目定价时，可以考虑充分发挥市场机制，适当拉开医疗服务价格差距，扩大一些可实行市场调节价的医疗服务项目范围。

表 5 - 11　　2012～2014 年武汉市公立医院服务市场集中程度（HHI）情况

规模类别	2012 年	2013 年	2014 年
床位数	380	369	370
门急诊人次数	570	572	597
住院人数	431	447	456

（四）主要相关部门或机构作用

1. 卫生行政部门

政府机构中负责医疗卫生行政管理的部门，也是医疗机构的主管部门。主要对医疗服务项目的确定与审批、备案和准入、成本测算、医疗监管以及各病种的临床路径和诊疗规范等承担主要任务,同时对医疗服务价格成本构成与补偿及结余分配负有重要责任①。因此,卫生行政部门对新增医疗服务项目准入规范与要求(如新增项目要体现技术先进性、临床应用性、经济合理性、社会需求性等)、医疗服务项目价格执行与监管等方面发挥着重要作用。

2. 财政部门

基于社会效益和经济效益的前提下,政府财政要对医保机构和医疗机构给予政策性的补助。如在医保基金上,根据国家医保局、财政部、国家税务总局《关于做好 2020 年城乡居民基本医疗保障工作的通知》要求,2020 年城乡居民基本医疗保险人均财政补助标准新增 30 元,达到每人每年不低于550 元。中央财政按规定对地方实行分档补助,地方各级财政要按规定足额安排财政补助资金并及时拨付到位。在医疗机构上,政府财政部门给予医疗机构资金投入以维持其正常运行和体现政府举办职能与公益性。因而,医疗服务价格的制定过程中要考虑扣除政府的财政补助,这样一来,如果政府财政投入偏低,医疗机构就需要提高医疗服务价格水平,来维持自身的运行与发展。因此,政府财政部门在一定程度上影响到医疗服务价格水平。

3. 医疗保障部门

政府机构中对医疗服务价格进行制定和调控的部门,根据价格规律和成本效益理论,坚持效率、公平和稳定的原则,并充分考虑到医疗服务的供求关系、患者心理与经济承受能力、政府补助力度、医保基金保障能力等情况,对医疗机构上报给卫生部门的制定和调整医疗服务项目价格材料进行综合成本分析,科学合理地制定出医疗服务的政府指导价格②。

作为参保患者的医疗保险基金代理部门,其医疗费用的支付方式和支付比例、基本医疗保障水平等因素,在一定程度上影响到医疗服务价格的制定和调整。如果基本医疗保障水平程度高,医疗保险为参保患者支付了

---

① 蔡宗泰:《影响医疗服务价格的主要因素分析》,载《现代经济信息》2014 年第 7 期,第 340 页。

② 贾慧、唐小东、吴迪宏等:《医疗补偿机制与制定医疗服务价格的关系研究》,载《中国医院》2009 年第 4 期,第 32~35 页。

全部或者部分的医疗费用，这就相当于降低了患者利用卫生服务时的直接支付价格，进而导致这类患者数量和其卫生需求量均会增加；换句话说，参保患者的个人支付比例越低，相对于医疗服务支付价格越低，医疗服务需求就会越大。

4. 医疗机构

医疗服务价格的最直接参与机构要严格执行物价部门制定出来的医疗服务价格，即从医疗服务项目价格申报到价格执行，是重点参与的一个机构。医疗服务价格的制定，需要医疗机构根据申报材料上报给卫生主管部门审核立项，并由物价部门制定出价格。其中，申报材料包括医疗服务项目价格申报理由、申报支撑材料，如国内外科研及临床成果证明。在运行成本高，财政补助不足的情况下，医疗机构会采取非常方式（如供给诱导需求等）获得利益以保障自身的正常运行，这在一定程度上，会影响医疗服务价格。

（五）医疗服务价格的政策约束因素

历史发展的每个阶段都有自身特有的政治目标与约束因素，如（宏观方面）我国医药卫生体制改革目标、我国医疗卫生事业发展要求、（中微观方面）医疗服务价格定价机制、医疗机构运行机制与管理体制、"医院药占比（不含中药饮片）总体降到 30% 左右"[①] 相关要求等。我国的医疗保险支付方式改革、医疗保险报销（补偿）政策等，以及医疗付费方式与第三方支付将会对医疗服务价格产生直接的影响。

当前的医疗服务价格定价机制遵循市场调节价和政府指导价原则，这就说明医疗服务价格的制定不仅需要"看不见的手"进行调节，也需要"看得见的手"进行干预。国家对医疗服务活动实施的支付方式、补偿机制等相关政策，可以对医疗服务进行有效的规制，并影响着医疗服务价格的制定。

1. 医疗付费方式与第三方支付

医疗付费方式对医疗服务价格具有一定的影响，不同的付费方式具有其独特性。从支付时间上看，医疗付费方式可分为后付制（post - payment

---

① 《国务院办公厅关于城市公立医院综合改革试点的指导意见》，中华人民共和国中央人民政府网，2015 年 5 月 17 日。

system）和预付制（pre - payment system）。显而易见，预付制是指在医疗服务发生之前，医疗保险机构按照预先确定的标准，向被保险人的医疗服务提供者支付医疗费用。该种方式能够激励医疗服务提供者降低医疗成本，但提供者为节约成本就可能损害医疗服务需求者的利益。后付制，作为一种传统的、使用最广泛的支付方式，是指在医疗服务发生之后，医疗保险经办机构根据患者在医院治疗的花费予以报销。该种方式一定程度上会激励医疗服务提供者诱导医疗需求，增加不必要的医疗服务成本。

从支付类型看，医疗付费方式可分为按服务项目收费、总额预付制、按服务单元付费、按人头付费和按病种付费等类型。其中，按服务项目收费是最常见的方式，涉及每项医疗服务项目和价格，如果价格制定的不合理，就会造成医疗服务提供者过度医疗服务，也会形成同一疾病在不同医院所需要的医疗花费不同。按病种付费往往指根据某种疾病的整个临床路径过程测算适宜的医疗服务费用，有利于结余成本，保证医疗服务质量，但是合理测算比较困难。

第三方付费是指基于疾病或伤害发生的不确定性和复杂性，人们往往通过购买一种或多种医疗保险，以提升自身医疗服务的可及性和抵御风险的经济能力，形成由第三方进行医疗费用分担支付的制度形式。在"道德风险"的作用下，医疗保险是通过影响医疗服务需求来影响医疗服务价格的（见图 5 - 11）。

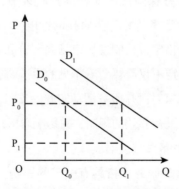

图 5 - 11　第三方支付价格形成

假定 D_0 为非医疗保险条件下的医疗服务需求曲线，此时的医疗服务价格为 P_0，需求量为 Q_0。如果患者参加了医疗保险，且报销比例为 r，则患者实际支付价格（自付价格）为 $P_1 = r \times P_0$，此时医疗服务实际需求量变为 Q_1，道德风险导致的浪费部分为（$OQ_1 - OQ_0$），如果仍按照医疗服务价格 P_0 支付，则获得的需求曲线变为 D_1。可以看出，医疗保险的报销比例越高，患者自负比例越低，所承担的医疗费用越少，进而消费更多医疗服务的期望越大。这时，政府进行合理的规制就显得十分必要，避免不必要的医疗服务需求量。

2. 政府卫生投入与补偿机制

在医疗服务体系中，医疗补偿机制是影响医疗服务价格的首要因素[①]。政府是医疗卫生服务体系的主要投资者，占据着重要的地位，以期更好地保障人民群众的生命健康。政府为了履行主要职能，维护公众利益，保证医疗服务的社会公益性，势必要加大医疗卫生投入，最终实现医疗补偿机制与医疗服务价格形成机制的互补关系。

从《中国卫生健康统计年鉴 2021》数据看，2009～2020 年我国政府卫生支出占财政支出的比重分别为 6.31%、6.38%、6.83%、6.69%、6.81%、6.97%、7.09%、7.41%、7.49%、7.42%、7.54% 和 8.41%，总体呈现递增趋势，但在 2011 年出现拐点，主要是由于在公立医院改革中激增政府卫生投入的结果（见图 5－12）。

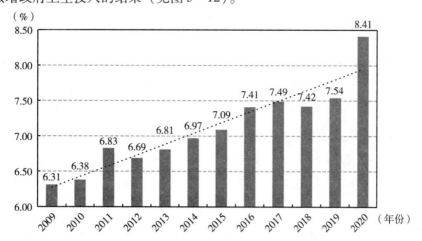

图 5－12　2009～2020 年政府卫生支出占财政支出的比重情况

① 陈玲：《医疗补偿机制与制定医疗服务价格的关系探讨》，载《现代商业》2013 年第 32 期，第 178～179 页。

进一步与教育经费投入比较：根据教育部、国家统计局、财政部 2010 ~ 2021 年发布的《全国教育经费执行情况统计公告》数据，2009 ~ 2020 年我国公共财政教育支出占公共财政支出比重分别为 15.69%、15.76%、14.78%、16.13%、15.27%、14.87%、14.70%、14.75%、14.71%、14.48%、14.51% 和 14.78%，其近似呈现递减趋势（见图 5 – 13）。比较发现，政府卫生支出占财政支出的比重低于公共财政教育支出占财政支出的比重，后者比重为前者比重的 1.7 ~ 2.5 倍且倍数逐年降低。

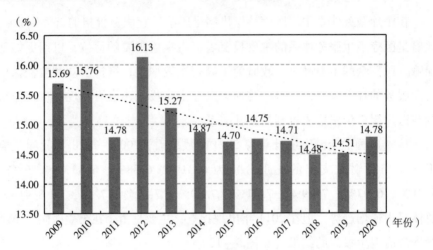

图 5 – 13　2009 ~ 2020 年公共财政教育支出占财政支出的比重情况

2009 ~ 2020 年政府卫生支出占卫生总费用的比重分别为 27.46%、28.69%、30.66%、29.99%、30.14%、29.96%、30.45%、30.01%、28.91%、27.74%、27.36% 和 30.40%，其呈现基本持平的波浪线变化趋势（见图 5 – 14），政府卫生支出占医疗总费用的比重基本维持在 30% 左右。

2009 ~ 2020 年政府卫生支出占国内生产总值（GDP）的比重分别为 1.38%、1.39%、1.53%、1.57%、1.61%、1.64%、1.81%、1.86%、1.83%、1.78%、1.82% 和 2.17%。如图 5 – 15 所示，2009 ~ 2016 年政府卫生支出占 GDP 的比呈现持续递增趋势，分别在 2010 ~ 2011 年与 2014 ~ 2015 年增速较大，说明政府对卫生的投入力度较大。2016 ~ 2018 年政府卫生支出占 GDP 的比略微下降，总体维持在 1.8% 左右。2020 年政府卫生支出占 GDP 的比首次突破 2.0%。

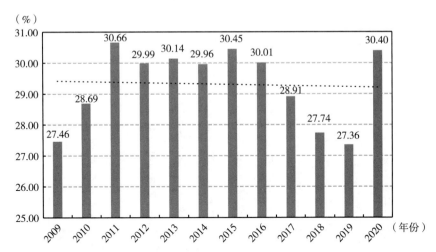

图 5 – 14　2009～2020 年政府卫生支出占卫生总费用的比重情况

资料来源：《中国卫生健康统计年鉴》。

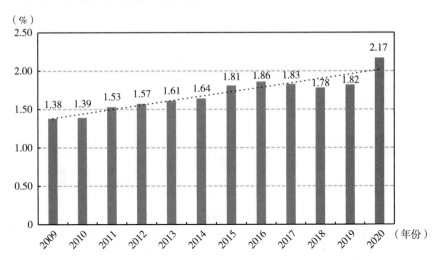

图 5 – 15　2009～2020 年政府卫生支出占 GDP 的比重情况

资料来源：《中国卫生健康统计年鉴》。

与教育经费投入比较分析，如图 5 – 16 所示，2009～2020 年国家财政性教育经费占国内生产总值比重分别为 3.69%、3.66%、3.93%、4.28%、4.30%、4.15%、4.26%、4.22%、4.14%、4.11%、4.04% 和 4.22%，其总体呈现递增趋势，但 2012 年以后基本维持在 4.0% 以上，政府卫生支出占国内生产总值的比重低于财政性教育经费占国内生产总值的比重，且后者比重为前者比重的 1.9～2.8 倍。

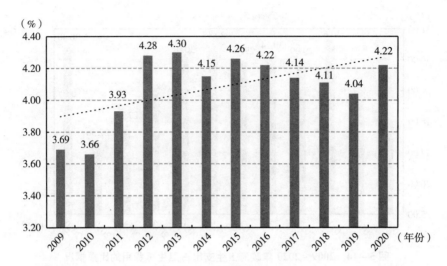

图5-16　2009~2020年国家财政性教育经费占国内生产总值的比重情况
资料来源:《全国教育经费执行情况统计公告》。

在公立医院总收入中，如图5-17所示，2009~2020年财政补助收入（财政拨款收入①）占公立医院总收入的比重分别为8.14%、8.17%、8.68%、8.15%、7.94%、7.71%、8.97%、9.13%、9.24%、9.45%、

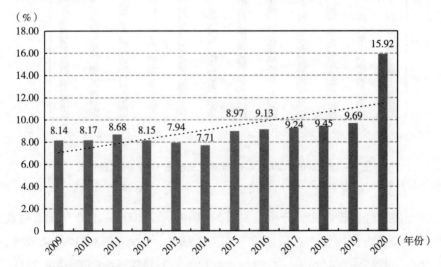

图5-17　2009~2020年财政补助收入占公立医院总收入的比重情况
资料来源:《中国卫生健康统计年鉴》。

---

① 根据卫生健康统计年鉴，2018年及以前系财政补助收入，现系财政拨款收入。

9.69%和15.92%，其总体呈现增长趋势。2009～2014年政府对公立医院卫生投入占医院收入的比重不高，基本维持在8%左右。其中，2011年出现拐点可能与第一批县级公立医院改革有关，2014年的拐点可能与全面推开县级公立医院改革和试点城市公立医院改革有关。2015～2019年，政府对公立医院的卫生投入占医院收入的比重逐年增加趋势，表明政府加大对公立医院的财政投入力度，且2020年公立医院财政补助收入可能与新冠肺炎疫情有关。

而2009～2020年国家财政性教育经费投入占全国教育经费总收入的比重分别为74.12%、74.99%、77.87%、80.29%、80.65%、80.53%、80.88%、80.73%、80.37%、80.18%、79.81%和80.91%，其教育财政投入占教育收入的比重较高，基本维持在80%左右，其平均为卫生财政投入占公立医院总收入比重的10倍左右。[①]

总之，通过以上纵向和横向的对比发现，我国政府对医疗卫生的经费投入相对不足，这在一定程度上导致了医疗价格形成机制的不合理和医疗费用扭曲式地持续上升。

3. 药品价格及其相关政策

药品综合差价率对制定医疗服务价格起着重要作用。高药品综合差价率，可以补偿医院因价格原因造成的亏损，而低药品综合差价率，就需要提高医疗服务价格至医疗成本以上，否则医院在补偿不到位的情况下，无法正常运行。

按照公立医院改革的要求，即医院平均药品收入（不含中药饮片）占医院总收入的比重（即药占比）总体降到30%左右，力图不再将药品收入作为医院业务收入的重要组成部分。如图5-18所示；2010～2020年我国每所公立医院的药占比分别为41.80%、40.51%、40.08%、38.85%、37.98%、36.19%、34.25%、31.14%、28.68%、28.28%和24.91%，可以看出药品占比变化呈现逐年降低趋势。且以2017年为时间节点，2018～2020年的医院药品占比低于30%，符合政策要求。

---

① 资料来源：笔者根据历年《全国教育经费执行情况统计公告》计算而得。

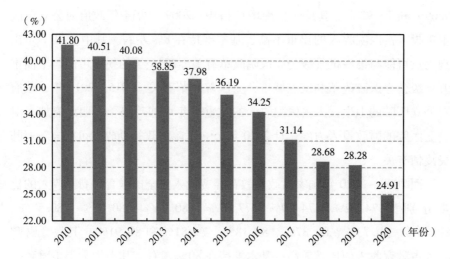

图 5 - 18　2010 ~ 2020 年我国公立医院平均药品收入占医院总收入的比重情况
资料来源:《中国卫生健康统计年鉴》。

　　公立医院改革政策要求医疗机构"取消药品加成",实行药品零差率销售,这在一定程度上降低了医院的收入,影响了医院的正常运行。为了弥补取消药品加成引起的药品收入下降缺口,就需要调整医疗服务价格,比如增加药事服务费。简言之,药品价格的高低影响到了医疗服务价格的高低。因此,药品政策会对医疗服务价格产生一定的影响。事实上,为了补偿医疗机构运行成本,我国政府于 1954 年出台了药品加成政策,至今已运行 63 年。当前国家出台政策要求 2017 年 9 月 30 日前,所有公立医院全部取消药品加成,彻底结束了药品加成政策。

　　医疗机构进行药品采购时,实施的"两票制",即开两次发票,一次是从药品生产企业到流通企业,另一次是从流通企业到医疗机构(见图 5 - 19)。2010 年,福建省率先实施"两票制",成为药品领域的重要改革先锋。药品采购"两票制"的目的就是进一步压缩药品的实际流通环节,把中间的加价环节透明化,有利于降低药价虚高。"医"和"药"的价格是对立而又统一的,必定产生一定的相互影响。对医疗机构而言,药品价格的降低,会造成医院业务收入的变化,但其为自身正常运行,需要在一定程度上提高医疗服务价格,即对医疗服务价格产生影响。

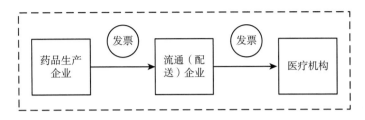

图 5 - 19　药品采购中的"两票制"

（六）医疗技术与教育、道德因素

一些医疗技术和方法不断更新应用，新材料和设备、新技术和方法等不断出现，新技术逐步取代现有技术或者与现有技术联合使用，医疗机构在新技术的评估、引进、应用和推广过程中的运行成本较高。此外，医疗服务人员获得新技术的培训和教育时间成本也是很高的，比如培养一个医学生需要花费很多年的时间，掌握一种诊疗手法需要多年的临床实践与训练等，以及教育资金的资助或补偿。在这种情况下，医疗服务价格势必会提高，以补偿获得技术和教育的资金和时间成本。有研究者从经济与教育关系出发，认为改变研究生医学教育资金扶持方式，能够保证医学毕业生的供给量，可能降低医疗服务价格[①]。

除了直接应用的技术外，进行医疗服务活动时的外在媒介技术也可以节约医疗服务成本，尤其是医疗信息化与智能服务系统的应用，其对医疗服务价格的形成产生一定的影响，比如医疗保险结算系统、医疗收费系统、价格监管系统等。当然，医疗服务定价与调价要符合医疗服务市场运行规律，合理的定价有利于推动医疗技术的发展；反之亦然。

（七）医疗服务价格的法律法规因素

医疗服务人员进行医疗服务过程，受到《中华人民共和国劳动法》《中华人民共和国执业医师法》《护士条例》等几十部相关法律的保护或约束。相关法律能够在一定程度上保证医疗服务人员医疗服务价值和社会尊

① Martin R. A. Changing the graduate medical education funding path to reduce the price of health care services. Connecticut medicine, Vol. 79, No. 10, 2015, pp. 599 - 603.

严等得到体现，避免不合理的医疗服务行为发生，使得患者承担的医疗费用合情合理。换个角度讲，医疗服务人员与医疗服务价格息息相关，是医疗服务价格的重要参与者和执行者，相关保护和约束机制对实现医疗服务价格产生重要影响。

与价格相关的法律法规对价格形成与管理具有较大的影响。1987年9月11日国务院发布施行的《中华人民共和国价格管理条例》和1998年5月1日起施行的《中华人民共和国价格法》（以下简称《价格法》）均是为了规范价格行为，稳定市场价格，发挥市场价格资源配置作用，促进市场经济健康发展。然而，《价格法》的部分条款只是强调对关系群众切身利益的公益性服务价格等实行政府指导价或者政府定价，却没有医疗服务价格层面的专门法律。政府部门发布的有关医疗服务价格指导意见、医疗机构内部的价格管理制度的效力与法律相比相对弱些。因此，医疗服务价格相关法律的出台对规范医疗服务价格行为，制定合理医疗服务价格等具有重要现实意义。

二、相关因素对医疗服务价格的影响程度分析

通过上述 STEEPLED 的理论分析模型，重点归纳出可能对医疗服务价格形成造成影响的社会经济状况、政治与政策、医疗技术、教育与道德、法律法规、人口与环境等因素，并采用专家咨询法，对相应的主要影响因素进行打分排序，找出关键的影响因素，为构建医疗服务价格形成机制提供思路参考。

（一）专家基本情况

本书重点分析影响因素大小，并非构建评价指标体系，故仅进行一轮专家评分。为了更好地进行专家咨询，我们课题组成员对本书所设计的专家咨询表进行效用讨论及预调查。根据反馈意见，修改了专家咨询表的部分条目，并对咨询对象（专家）做出基本要求，即从事与医疗服务价格相关工作至少3年以上、年龄至少30岁以上的人员等。专家咨询的基本情况分析如表5-12所示。

表 5 – 12　　　　　　　　专家咨询的基本情况分析（N = 46）

	类别	人数（人）	构成比（%）
性别	男	29	63.04
	女	17	36.96
年龄	30 ~ 40 岁	15	32.61
	40 ~ 50 岁	23	50.00
	50 岁以上	8	17.39
最高学历	博士研究生	6	13.04
	硕士研究生	12	26.09
	大学本科	28	60.87
	大专以下	0	0
职称	正高级	7	15.22
	副高级	14	30.43
	中级	14	30.43
	初级	11	23.91
专业领域	临床医学	26	56.52
	卫生经济	12	26.09
	医院管理	0	0
	其他专业	8	17.39
单位类别	高等院校	17	36.96
	医疗机构	25	54.35
	行政部门	3	6.52
	科研机构	1	2.17
	其他	0	0
对医疗服务价格的熟悉程度	非常熟悉	10	21.74
	比较熟悉	27	58.70
	一般熟悉	9	19.57
	不熟悉	0	0
对医疗成本的熟悉程度	非常熟悉	9	19.57
	比较熟悉	30	65.22
	一般熟悉	7	15.22
	不熟悉	0	0

（二）专家积极程度

预设咨询 50 名专家，实际发放咨询表为 47 份，回收率为 100%，经过筛选核定为 46 份有效问卷，专家咨询问卷的实际有效回收率为 97.87%。这说明受访专家的积极程度高，也反映出专家对当前医疗服务价格形成机制相关研究有浓厚的兴趣。

（三）专家权威程度

专家权威程度（通常用 Cr 表示）是对专家咨询结果的初步评价，由两个指标的算术平均数来表示：专家对评价指标或因素的熟悉程度（用 Cs 表示）、专家对评价指标或因素的判断依据（用 Ca 表示），其计算公式为 Cr = (Cs + Ca) ÷ 2，Cr、Cs 和 Ca 均在 0 ~ 1。

专家对指标或因素的熟悉程度设置为 4 个等级：非常熟悉（1 分）、熟悉（0.8 分）、一般（0.6 分）、不熟悉（0.4 分）；判断依据设置为 4 个类别：实践经验、理论分析、同行了解、直觉判断，并且对每个类别的影响程度按照大、中、小三级分别赋值（见表 5 - 13）。

表 5 - 13　　　　　　　判断依据及其影响程度量化值

判断依据	对专家判断的影响程度		
	大	中	小
实践经验	0.50	0.40	0.30
理论分析	0.30	0.20	0.10
同行了解	0.10	0.10	0.05
直觉判断	0.10	0.10	0.05

本书用 Excel 2013 建立数据库，录入数据并进行统计分析，计算出熟悉程度系数 Cs = 0.842，判断依据系数 Ca = 0.769，专家权威系数 Cr = 0.806。一般地，当 Cr 不低于 0.700 时，可以认为受访专家对本书所涉及的医疗服务价格领域相对比较熟悉，咨询结果相对可靠。

（四）影响程度结果

根据各位专家进行的打分，我们筛选出一致认同度比较高的且影响程

度得分高的医疗服务价格影响因素。我们对 46 份专家给出的各个条目影响
程度分值进行加权分析。根据文献研究及经验判断，我们取平均值大于 6、
变异系数小于 0.30 的关键影响因素，结果如表 5-14 所示。

表 5-14　　　　　　　　各个条目影响程度得分分布情况

影响因素	最大值	最小值	均值	变异系数
卫生投入与补偿政策	10	7	9.00	0.12
药品改革政策	10	8	8.78	0.11
医疗价格改革政策	10	7	8.78	0.12
价格部门	10	7	8.78	0.14
临床新技术、新方法的应用	10	6	8.44	0.19
医疗付费方式	10	5	8.22	0.23
医疗成本	10	5	8.11	0.21
医疗机构	10	5	7.78	0.27
卫生行政部门	10	5	7.67	0.21
医疗技术研发投入	10	6	7.33	0.19
地区人均 GDP	10	5	7.33	0.23
中华人民共和国价格法	8	4	6.89	0.25
通货膨胀率	8	6	6.78	0.12
地区疾病谱	8	5	6.78	0.14
人口老龄化、城镇化结构	8	5	6.67	0.17
医疗服务市场竞争程度	8	4	6.56	0.20

注：表中顺序是先按均值由大到小排列，后按变异系数由小到大排列；表中仅展示出均值大
于 6 分，变异系数小于 0.30 的关键影响因素。

通过对评价结果的归纳分析，得知医疗服务价格的关键因素有卫生投
入与补偿因素、医疗服务价格与药品改革政策、价格部门、医疗服务成
本、医疗付费方式、地区经济水平与通货膨胀率、新技术研发与应用、人
口与疾病谱情况、医疗机构与卫生行政机构、价格法律法规等。

医疗机构因素得分的变异系数最大，可以看出专家对医疗机构影响价
格的作用是不统一的，这也说明在当前的改革背景下，医疗机构应该明确
责任，积极参与到价格制定过程中，发挥应有的作用。

通货膨胀率、地区疾病谱等总体得分比较低，但变异系数也比较低，

表明专家意见比较一致认同的影响因素。在制定医疗服务价格过程中，应该充分考虑这些因素。价格部门（医疗保障局）作为政府主管医疗服务价格的机构，对医疗服务价格的执行和监督起到关键作用。

第五节　本章小结

本章重点分析了医疗服务价格改革政策文件内容，以及我国样本地区传统医疗"互联网＋"医疗服务价格改革的具体内容，对不同地区样本医疗服务项目价格进行比较分析，比较了不同地区医疗服务项目和价格情况，尤其分析了湖北省武汉市服务价格改革情况，表现在对于同一项目，同一地区不同级别之间价格有差异，同一级别不同属性（省属、部委属等）之间价格有差异，分析了医疗服务定价和调价的关键影响因素，尤其是定调价的决定要素，并通过专家咨询确定关键的影响因素，为制定医疗服务定价模型的调整因素（系数）奠定了基础，为制定医疗服务分级定价模型提供了参考依据。

第六章

医疗服务价格形成思路
与基础要素研究

第一节　医疗服务价格形成机制内涵与边界

一、医疗服务价格形成机制基本内涵

探讨医疗服务价格形成机制的内涵，前提是要了解机制、价格机制、价格形成机制以及医疗服务价格形成机制等内容。根据《现代汉语词典》的释义，"机制"一词通常指机器的构造和工作原理，也指机体的构造、功能和相互关系，或指某些自然现象的物理、化学规律，或泛指一个工作系统的组织或部分之间的相互作用的过程和方式。

价格机制作为经济学领域的基本概念，是市场经济体制内在的一种平衡机能，主要表现在调节生产、调节消费、调节投资[①]。价格形成，顾名思义，是指价格是怎么形成的，或者说如何制定出来的。因此，价格形成机制（也称价格模式）是指影响价格及其变动的各因素相互作用的方式，亦指在价格理论指导下，以市场配置资源为基础、政府宏观调控为手段，通过持续优化的产业结构和成本核算框架、可持续发展的行业价格指数和

[①]　刘树杰：《价格机制、价格形成机制及供求与价格的关系》，载《中国物价》2013 年第 7 期，第 69 ~ 73 页。

市场交易机制，实现商品生产、流通和消费环节中定价与调价的价格制度形式。其内容包括三个方面：一是价格管理权限和定价权，即价格决策的主体是谁，由哪个组织或个人来定价；二是价格形式或定价方式，包括价格形成的路径和机理；三是价格调控方式或调价方式，包括价格调控的对象、目标和措施以及调整哪些、如何调整、调整到什么程度等[①]。

医疗服务价格形成机制是在成本测算的基础上，综合考虑政府补偿和服务收费等因素，定价主体对现有的医疗服务项目等进行定价和调价的制度安排。在调价上，要建立有效的价格动态调整机制，明确调价的启动触发条件和约束条件。通过对我国医疗服务价格制度的梳理可以看出，医疗服务价格不能完全依靠市场调节，主要因为医疗服务市场的不充分竞争性，政府仍然发挥着重要的作用。

鉴于医疗服务市场中的信息不对称性和刚性需求性，医疗服务价格改革方案要求：基本医疗服务实行政府指导价，而对一些人力消耗占主要成本的医疗服务可以在政府主导下，通过利益相关方谈判形成医疗服务价格。很显然，价格形成机制可以概括为完全市场机制、完全政府管制、谈判协商机制等三种[②]。完全市场机制会导致"虚高"价格，完全政府管制会导致"虚低"价格，构建医疗服务机构和医疗保险机构等利益相关方的谈判协商机制，能够形成均衡价格[③]，是比较理想的形成机制。

医疗服务价格形成机制的核心，是如何进行医疗服务定价的问题，其根本在于医疗服务的定价权由谁掌握的问题。如果将顺定价权之间的关系，就能够很好地对医疗服务价格进行管控，最终实现符合社会经济发展规律的"患者负担不增加，医保资金不穿底，医院收入不减少，政府投入可承受"的合理状态。当前的医疗服务价格是由政府指导价和市场调节价结合的产物，定价权并不是由一方完全掌控，只是权利配比的多少问题。因此，必须厘清医疗服务的定价主体、定价目标与方式等问题，同时考虑

① 申屠志珑：《我国医疗器械价格形成机制及影响因素实证研究》，浙江财经大学学位论文，2015 年。

② 王虎峰、赵斌：《购买机制如何影响医疗服务价格——以美国医疗保险为例》，载《北京航空航天大学学报》（社会科学版）2016 年第 2 期，第 1~7 页。

③ 赵云：《病种收费与医疗服务价格形成机制的思考》，载《中国医疗保险》2013 年第 12 期，第 58~60 页。

各个医疗服务活动相关方利益，才能更好地建立合理的医疗服务价格形成机制，进行科学定价。

一般地，公立医疗机构的定价目标包含社会福利性、服务价值性、适度利润性等方面。其中，社会福利性是我国医疗卫生事业的基本属性，体现政府公共财政和社会资源再分配的责任与义务，合理补偿医院；服务价值性的核心指定价过程要充分考虑医疗服务人员的医疗服务价值，尊重医院和医疗服务人员的专业性意见和建议，以使医疗服务人员向患者提供高价值而非高费用的医疗服务，避免资源浪费；适度利润性是基于医疗机构通过医疗服务价格获得一定的利润，但医疗机构不应以追求利润最大化，应在社会必要劳动成本得到补偿的基础上获取正常的适度利润，以更好地促进医疗机构的正常运营与发展。

本书认为要正视委托代理问题，诱使医疗机构通过提高医疗服务质量，降低医疗成本，来提升医疗机构内部绩效。首先要明确规制主体，强化规制与监管；其次分析历史数据，获得被规制机构的运行状况，让医疗机构"讲真话"；再次制订规制合同菜单或者政策，给予利益相关者足够的话语权或利益诉求机会，医疗机构获得合理的结余，以满足发展需要，实施规制以避免"创收"局面；最后制定医疗服务价格规制模型，要充分考虑除质量规制以外的支付方式改革、费用透明和信息披露机制、公众参与机制、法律法规、社会物价指数、工资收入差距等因素。

基于医疗服务的特殊行业性质，放开单纯物价部门的医疗服务定价权，在政府部门主导下，多方利益相关者共同参与，通过多方协商谈判并经过专家论证和社会监督，促使形成合理的医疗服务定价机制。根据前面的阐述，本书仅代表第三方研究者，从激励规制视角构建医疗服务分级综合定价模型。

二、政府与市场在医疗服务价格形成中的作用界定

卫生服务活动离不开政府和市场的参与，包括预防服务、保健服务、康复服务到医疗服务等各个环节，而政府和市场的参与程度大小，直接影响到医疗卫生服务的活动结果。基于产品或服务属性，政府和市场在不同

医疗服务产品中所发挥的作用强度大小各不相同（见图6-1）。政府在公共预防产品中和市场在特需医疗产品中均发挥作用最强，而政府在特需医疗产品中和市场在公共预防产品中均发挥作用最弱。

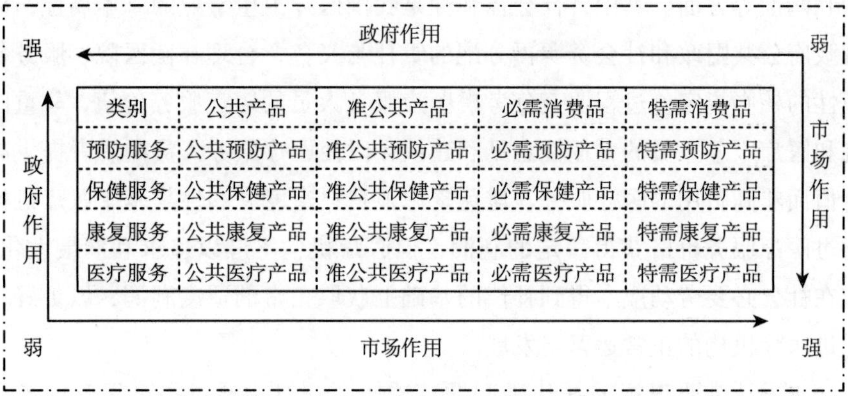

图6-1 卫生服务中政府和市场作用的分类矩阵

资料来源：周绿林：《卫生经济及政策分析》，东南大学出版社2004年版，第48页。

不同类别产品或者服务价格形成具有自身规律性，其根本目的是实现合理的供需关系和最优的资源配置。通常地，其价格形成过程遵循原则为：私人物品实行以市场调节为主的定价方式，纯公共产品实行政府主导为主的定价方式，准公共产品实行政府和市场相结合为主的定价方式。因此，医疗卫生服务作为准公共产品，可以采取政府指导价和市场调节价相结合的模式。

事实上，医疗服务市场离不开政府干预和市场调节，这也说明政府和市场要在其中发挥一定的作用，二者互为依存、相互配合，更具有一定的动态性，如一定时期内，某医疗服务项目由政府定价，可能一定时期后就变为市场调节价了。但是至于如何发挥作用以及发挥多大的作用，可以通过经济杠杆来表现，这个"经济杠杆"即为医疗服务价格。实践表明，政府对医疗服务市场干预不足或是过度，都会产生负面效果。因此，如何把握"度"以形成合理的医疗服务价格显得尤为重要。

通常认为，政府对价格的调控具有一定的行政性、主动性、目的性、计划性的经济行为，而市场对价格的调节具有一定的自发性、自然性、盲目性、滞后性的经济行为。在卫生服务活动中，如果市场机制能够有效调

节，政府则不需要干预或者少干预；如果市场机制调节低效或无效，甚至
无法调节，政府则需要进行干预或者直接调节。有研究表明，政府与市场
之间的关系包括相互替代、相互补充、完全排斥和共同失灵四种情况①。
在医疗服务活动中，政府干预作用与市场机制作用是互补的，而且政府与市
场作用都要消耗成本和获取收益，当政府作用的边际收益（成本）等于市场
作用的边际收益（成本），即出现均衡点，称为政府与市场之间的作用边界。

　　在这里，我们借鉴主要相关研究②，构建政府与市场作用关系均衡边
界示意图。如图 6 - 2 所示：以 O 为原点，横轴表示政府和市场的作用同
时存在，且 OO′为医疗服务活动中市场机制作用逐渐增强、OO″为医疗服务

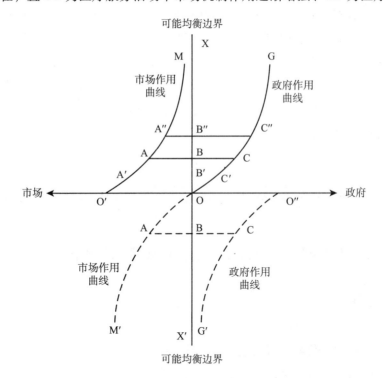

图 6 - 2　政府与市场作用关系均衡边界

　　① 杜人淮：《论政府与市场关系及其作用的边界》，载《现代经济探讨》2006 年第 4 期，
第 67 ~ 70 页；刘洋：《政府与市场关系及其作用的边界》，载《中国商论》2016 年第 36 期，第
154 ~ 155 页。
　　② 李秀英：《医疗卫生服务的市场调节与政府作用的界定》，载《中国卫生经济》2000 年第
11 期，第 16 ~ 17 页；朱应皋、吴美华：《论政府与市场关系模式重构》，载《南京财经大学学报》
2007 年第 1 期，第 12 ~ 14 页。

活动中政府干预作用逐渐增强，XX′为政府干预作用与市场机制作用的可能均衡边界。我们主要讨论 O′O″ 与 OX 部分的曲线变化及其含义。其中，O′M 为市场机制作用曲线，OG 为政府干预作用曲线。

假定政府干预作用与市场机制作用曲线可无限接近或远离但不能超越该边界（否则其作用同时递减），当接近边界时，政府或者市场的作用范围将变小；反之亦然。我们知道，在 XX′ 线上存在一点 B，使得 AB = BC，即政府与市场作用获得边际收益或者消耗边际成本相等。如果由 B 点移动至 B′ 点时，则 A′B′ > B′C′，表明市场作用强度较大，政府作用强度相对较小，导致资源配置未达到帕累托最优，收益就会降低；如果由 B 点移动至 B″ 点时，则 A″B″ < B″C″，表明政府作用强度大于市场作用强度，这时医疗卫生服务机构被政府规制程度较大，医疗服务人员的卫生服务积极性得不到有效提高，医疗服务效率降低，整个卫生服务活动的收益随之降低。因此，政府对医疗卫生服务机构进行规制时，要充分考虑规制适宜程度，也就是要合理划分政府和市场的作用范围，避免政府越界发挥干预作用，以期实现医疗卫生服务的最优化。

第二节　"互联网+"医疗服务价格形成机制分析

一、"互联网+"医疗服务价格形成机制基本内涵

价格形成机制旨在回答"谁来定、怎么定"的问题。在互联网医疗领域中，"互联网+"医疗服务项目价格和医保支付政策要求，"健全'互联网+'医疗服务价格形成机制，坚持线上线下同类服务合理比价的基本原则，将医药费纳入医保，实行线上直接结算。"[①] 这表明"互联网+"医疗服务项目价格形成与线下传统医疗服务价格形成机制有着必然的联系。因此，如何进行"互联网+"医疗服务项目设定及其服务成本核算和关键影响因素分析是其价格形成的重要内容。

[①]《国家医疗保障局关于完善"互联网+"医疗服务价格和医保支付政策的指导意见》，国家医疗保障局网站，2019 年 9 月 1 日。

实际上，讨论"互联网＋"医疗服务价格，绕不开"互联网＋"医疗服务成本。相比传统医疗服务，"互联网＋"医疗服务不是简单地把线下面对面诊疗挪到线上进行诊疗，其涉及医疗服务人力成本、网络通信服务商成本、"互联网＋"医疗终端设备成本、技术培训和维护运营成本等，同时要建立健全"互联网＋"医疗服务成本测算管理办法，省医疗保障局对涉及"互联网＋"医疗服务收费成本开展调研，合理测算互联网相关医疗服务成本。同时，适时将"互联网＋"医疗服务项目纳入医保支付范围，将属于基本医疗范畴的"互联网＋"医疗服务项目纳入医保支付范围。各地坚持以收定支、收支平衡的原则，综合考虑政府补偿和服务收费等因素，合理确定"互联网＋"医疗服务项目医保支付水平和完善"互联网＋"医疗服务在线医保支付功能。

在"互联网＋"医疗服务项目价格形成上，按照线上线下同质化服务原则，但"互联网＋"医疗服务增加了软硬件设备设施成本，以及软硬件运行维护和人员培训成本，同时，互联网载体为患者节约了实体面对面传统医疗的间接成本，如往返医院的交通费、住宿费、时间成本，因此可以适当提高"互联网＋"医疗服务项目价格。然而，也有学者认为"互联网＋"医疗服务的本质是促进优质医疗资源流动和降低患者医疗负担等，因此可以适当降低"互联网＋"医疗服务项目价格。

本书认为"互联网＋"医疗服务项目价格到底如何制定要通过成本测算和地方实际情况进行制定，这与传统医疗服务项目定价一样，"互联网＋"医疗服务项目价格虚高或者虚低，均不利于"互联网＋"医疗服务长远发展，需要线下与线上形成合理比较关系。项目价格偏高，患者就会选择实体医疗机构线下就诊，进而不去利用"互联网＋"医疗服务；项目价格偏低，医疗机构或者第三方平台开展"互联网＋"医疗服务的成本弥补不到位，其开展该项目积极性或者动力不足。因此，这就需要政府参与"互联网＋"医疗服务价格管理，如实测量"互联网＋"医疗服务项目的标准成本，在此基础上，合理确定价格。在保证质量和患者经济负担能够接受情况下，如果项目价格能够弥补其成本，则政府补偿或者医保资金负担偏小；如果项目价格未能弥补其成本，则政府补偿或者医保资金负担偏高，即由政府对"互联网＋"医疗服务提供者给予经济补偿，以体现医务人员劳务价值和保证"互联网＋"医疗服务能够正常开展。

二、"互联网+"医疗服务价格管理机制分析

根据政策要求，对营利性和非营利性医疗机构医疗服务价格实行分类管理。根据国家卫生健康委和国家中医药管理局发布的《关于做好公立医疗机构"互联网+"医疗服务项目技术规范及财务管理工作的通知》要求，规范医疗机构"互联网+"医疗服务价格行为，维护患者与医疗机构的合法权益，促进"互联网+"医疗服务新模式的长远发展，为"互联网+"医疗服务价格管理指明了方向。

从规范收费项目看，按照全国统一的"互联网+"医疗服务项目技术规范，各地要根据实际省情况和"互联网+"医疗服务需求情况，及时向社会公布允许在本地区实施的项目技术规范。医疗机构对"互联网+"医疗服务项目未列入全省统一医疗服务价格项目目录的，按新增医疗服务价格项目进行申报。地方卫生健康委和医疗保障局等部门对各医疗机构申请的新医疗服务项目组织专家评审，并依据专家审定结果，决定是否成为"互联网+"医疗服务新增项目。确定为新增项目的，由卫生健康委和医疗保障局联合发文，确定新增医疗服务项目名称、项目编码、项目内涵、除外内容、计价单位、技术难度、风险程度和计价说明等，并在批准机关网站公布执行。否则，医疗机构无法开展相应"互联网+"医疗服务，更谈不上向患者收费。

从医保支付政策看，对于部分"互联网+"医疗服务项目进行评估，及时纳入医保支付范围。互联网医疗机构为参保人在线开具电子处方，线下配药的，参保人可按规定即时享受医保支付待遇。利用信息化技术，加强医保部门与互联网医疗机构等联动协作，实现诊疗费和药费等医保负担部分在线直接结算，参保人如同在实体医院刷卡购药一样，仅需负担自付部分。同时，做好"互联网+"医疗服务和医保服务监管。

从项目成本测算看，"互联网+"医疗服务成本是影响医疗服务项目价格的最基本、最主要的因素。根据"互联网+"医疗服务流程，其医疗服务成本主要包括医疗服务人力成本、专用软件摊销成本、硬件设备折旧成本、软硬件运维成本、技术培训成本、房屋折旧成本和管理成本等，进一步按照成本分摊法则，测算每一个"互联网+"医疗服务项目成本。目

前，各地制定医疗服务价格项目成本测算指导意见，尤其是对"互联网＋"医疗服务项目价格的成本测算指导文件，形成统一规范的项目测算流程和监管机制，包括各类成本消耗情况、价格关键影响因素情况以及它们之间的作用关系，制定"互联网＋"医疗服务项目成本核算机制和测算模型，为"互联网＋"医疗服务项目定价和调价提供理论依据。

从价格行为监管看，医疗机构作为提供"互联网＋"医疗服务的责任主体，要对规范其医疗服务人员诊疗行为，不做涉及危害医疗机构、医务人员、患者和社会等利益的诊疗工作，坚守"互联网＋"医疗服务诊疗底线。医疗机构所开展的"互联网＋"医疗服务要向患者说明情况并征得其同意。在互联网诊疗活动中，直接向患者提供诊疗服务的医疗机构或远程医疗服务的邀请方等接诊机构，可以依据本地区的"互联网＋"医疗服务项目价格标准向患者收取费用。对于涉及第三方平台机构或者远程医疗服务受邀方，应该有接诊医疗机构按照协议向它们支付费用。

从价格追踪评估看，各地通常在设立"互联网＋"医疗服务项目和价格时，明确试行年限（一般为两年），以便及时对项目价格进行监测调查和跟踪评估，及时梳理项目价格运行过程中存在的关键问题，尤其是运行期间出现较大费用波动的医疗服务项目。及时回应社会关切，重新开展调查研究，实现"互联网＋"医疗服务价格的动态评估与调整。

第三节　医疗服务价格项目规范基本内容

一、医疗服务项目规范基本情况

医疗服务价格项目是指医疗服务提供者在向医疗服务需求者提供医疗服务时收取医疗服务费用的项目。医疗服务项目成本是确定价格的经济底线和基本依据[①]。无论按病种、按服务单元等何种付费方式，都离不开医疗服务项目，医疗服务项目是医疗服务价格形成的基础和依据。

---

① 蒋帅：《基于成本与价值导向的医疗服务项目定价模型研究》，载《中国卫生经济》2021年第40卷第11期，第47~50页。

改革开放前，医疗服务价格管理权限相对比较集中，即中央制定，地方执行价格[1]。2000年以前，医疗服务价格项目及其价格均由各省自行制定；而到2000年，医疗服务价格项目由中央制定和管理，其项目价格由地方确定；再到2001年形成了全国统一的医疗服务价格项目规范，标志着我国医疗服务价格项目开始了规范化管理。

我国自2001年起已经连续正式推出3个版本的《全国医疗服务价格项目规范》（以下简称《项目规范》）（即2001年版、2007年版、2012年版）及《全国医疗服务价格项目规范（2012年版）工作手册》（以下简称《2012年版工作手册》），逐步形成较为完善的医疗服务价格体系，规制了医疗服务收费项目和医疗行为，在一定程度上遏制了医疗机构不明项目的乱收费行为，维护了医疗服务价格秩序。

2007年版的《项目规范》是在2001年版的基础上进行项目修订和完善（其中，增补204项，修订141项）。但并未对其基本内容和主要结构进行改变，故有些学者仍认为它是2001年版[2]。2011年，原卫生部卫生发展研究中心发布了《全国医疗服务价格项目规范》（2010年版）的征求意见稿，经过修改完善，最终形成《项目规范》（2012年版）。

不断完善的《项目规范》对我国医疗服务机构以及价格管理部门产生了较大影响，故分析不同版本及不同地区的《项目规范》，为合理形成医疗服务价格提供了参考依据。

本章节主要对2001年版和2012年版《项目规范》中的项目分类和构成要素，以及不同地区的《项目规范》进行对比分析，以深入了解医疗服务价格项目的核心内涵和价格形成的策略，为制定医疗服务项目定价奠定基础。

二、医疗服务项目分类及要素构成情况

（一）医疗服务项目分类情况

如表6-1所示，2001年版的《项目规范》共分为综合医疗服务类、

---

[1] 周学荣：《中国医疗价格的政府管制研究》，中国社会科学出版社2008年版。
[2] 顾善清、刘宝：《〈全国医疗服务价格项目规范（2012年版）〉评析》，载《中国卫生资源》2013年第4期，第248~250页。

医技诊疗类、临床诊疗类、中医及民族医诊疗类 4 大类，23 个章节，合计有 3966 个项目。

表 6 - 1　　　全国医疗服务价格项目规范中的项目分类情况

2001 年版				2012 年版			
序号	分类	章节	项目数	序号	分类	章节	项目数
1	综合医疗服务	一般医疗服务	20	1	综合医疗服务	综合医疗服务	142
		一般检查治疗	51				
		社区卫生服务基预防保健项目	11				
		其他医疗服务项目	4	2	诊断	病理学诊断	53
2	医技诊疗	医学影像	70			实验室诊断	1104
		超声检查	64				
		核医学	106			影像学诊断	575
		放射治疗	40				
		检验	648			临床诊断	868
		血型与配血	23				
		病理检查	37				
3	临床诊疗	临床各系统诊疗	901	3	治疗	临床手术治疗	5477
		经血管介入诊疗	55				
		手术治疗	1770			临床非手术治疗	416
		物理治疗与康复	69				
4	中医及民族医诊疗	中医外治	12			临床物理治疗	233
		中医骨伤	11				
		针刺	25	4	康复	康复医疗	150
		灸法	6				
		推拿疗法	11	5	辅助操作	辅助操作	15
		中医肛肠	11				
		中医特殊疗法	16	6	中医	中医医疗服务	327
		中医综合	5				
小计		23（小类）	3966	小计		11（小类）	9360

2012 年版的《项目规范》共分为综合医疗服务类（142 个，占 1.52%）、

诊断类（2600个，占27.78%）、治疗类（6126个，占65.45%）、康复类（150个，占1.60%）、辅助操作类（15个，占0.16%）、中医类（327个，占3.49%）6大类，11个章节，合计有9360个项目，比2001年版的《项目规范》中的项目个数增加了136.00%。

其中，病理学诊断53个（0.57%）、实验室诊断1104个（11.79%）、影像学诊断575个（6.14%）、临床诊断868个（9.27%）、临床手术治疗5477个（58.51%）、临床非手术治疗416个（4.44%）、临床物理治疗233个（2.49%）。可见，项目个数最多的是临床手术治疗。

对比发现：2012年版《项目规范》对章节内容进行重新归类，类别划分更准确，弥补了2001年版《项目规范》的诸多缺陷，避免出现歧义和重复表述现象。项目类别划分和项目表述更准确，这为医疗服务项目价格形成提供了操作依据。

（二）医疗服务项目要素构成情况

2001年版的《项目规范》中的医疗服务价格项目是由项目编码、项目名称、项目内涵、除外内容、计价单位、计价说明6个要素构成的。而2012年版《项目规范》中的医疗服务项目为终极项目，被认为是无歧义且不可拆分的唯一项目。其医疗服务价格项目是由项目编码、项目名称、项目内涵、内涵一次性耗材、除外内容、低值耗材、基本人力消耗及耗时、技术难度、风险程度、计价单位、计价说明11个要素构成的。

对比发现，2012年版的《项目规范》增加了内涵一次性耗材、低值耗材、基本人力消耗及耗时、技术难度、风险程度5项内容，所增加部分有助于医疗服务价格的主管部门进行合理定价和监管。其中，最重要的是给出了能体现医疗服务人员的技术劳务价值的定价要素，与公立医院改革的目标吻合。

1. 项目编码

2001年版《项目规范》中的"项目编码"具有规范性、逻辑性、普适性、唯一性。其是由9位数字顺序码构成的，采用五级分类法进行区分（一级、二级、三级、四级分类码和项目顺序码），即从左到右为第1位数、第2位数、第3~4位数、第5~6位数、第7~9位数。

　　而2012年版《项目规范》中的"项目编码"除具有2001年版《项目规范》的特点外，还具有最明显的可扩展性。其是由字母（且字母全为大写）和数字共8位混合码组成的，如表6-2所示，采用三级分类法进行区分（一级、二级、三级码），即从左到右为第1位数（为章节，用字母A~Z表示）、第2位数（为亚类1或系统，用字母A~Z表示）、第3~8位数［为亚类2、亚类3、系统、分析物、部位、基本操作、基本术式、标本、入路或顺序码，用字母和（或）数字表示］。

　　2012年版《项目规范》里"项目编码"中的各字母、数字代表不同的含义（见表6-2），比如经腹腔镜胆囊切除术（HQK75501），"H"即临床手术治疗、"Q"即腹腔消化系统、"K"即胆囊部位、"75"即全切操作、"5"内窥镜入路、"01"即第1顺位。

表6-2　　全国医疗服务价格项目编码中各字母和数字的含义

章节	第1位	第2位	第3位	第4位	第5位	第6位	第7位	第8位
综合医疗服务	章	亚类1	亚类2	亚类3	顺序码			
	A	A~Z	A~Z	A~Z	0001~9999			
病理学诊断	章	亚类1	亚类2	亚类3	顺序码			
	B	A~Z	A~Z	A~Z	0001~9999			
实验室诊断	章	亚类1	分析物		标本	试验方法		顺序码
	C	A~Z	AA~ZZ		1~9	00~99		0~9
影像学诊断	章	亚类1	基本操作	系统	部位	顺序码		
	E	A~Z	A~Z	A~Z	A~Z	001~999		
临床诊断	章	系统	部位	基本操作		入路	顺序码	
	F	A~Z	A~Z	01~15		1~9	01~99	
临床手术治疗	章	亚类1	部位	基本术式		入路	顺序码	
	H	A~Z	A~Z,0~9	41~99		1~9	01~99	
临床非手术治疗	章	亚类1	部位	基本操作		入路	顺序码	
	K	A~Z	A~Z	16~99		1~9	01~99	
临床物理治疗	章	亚类1	亚类2	系统	部位	顺序码		
	L	A~Z	A~Z	B~Z	A~Z,0~9	001~999		
康复医疗	章	亚类1	亚类2	系统	部位	顺序码		
	M	A~Z	A~Z	A~Z	A~Z,0~9	001~999		

续表

章节	第1位	第2位	第3位	第4位	第5位	第6位	第7位	第8位
辅助操作	章	亚类1	亚类2	亚类3	顺序码			
	N	A~Z	A~Z	A~Z	0001~9999			
中医医疗服务	章	亚类1	亚类2		亚类3		顺序码	
	P	A~Z	AA~ZZ		01~99		01~99	

此外，2012年版《项目规范》里"项目编码"有一些特殊之处：其一，考虑到字母 O 和字母 I 与数字中的 0 和 1 容易混淆，故仅取字母 A~H、J~N、P~Z 这 24 个字母；其二，考虑到医学领域的突飞猛进，故在章节（第一位）中的字母 C 与 E、F 与 H、H 与 K 空出一个字母 D、G、J 码，为将来的补充留下空间以保持原有结构；其三，考虑医疗服务价格项目有一些加收或减收情形，故规定了统一修饰符，作为 8 位混合码的补充。

2. 项目名称

经过实践的检验之后，我们发现，2001年版《项目规范》中的"项目名称"不太规范，往往可以作进一步的拆分，形成更多的医疗服务项目。当然，这势必会对定价和监管都产生一定的影响。

而2012年版《项目规范》中的"项目名称"则是参考国内现行高等医学教科书，采用课本中的规范名称或者临床上的习惯通用名称进行命名的。其一般命名顺序为：路径＋部位（病变）＋方法＋术式，如"经皮＋颈椎椎间孔＋神经阻滞＋镇痛术"。

其通常采用简体中文书写项目名称，一些特殊需标注外文的，则采用外文缩写（或全称）标注于中文名称后面的括号中。如"格式塔测验（bender－gestalt）""强迫症状问卷（YALE－BROWN）测评""酸性铁蛋白（AIF）测定"等。

在项目名称中，其采用"/"则表示"或者"的并列关系，如"门/急诊留观诊察费"等。与2001年版《项目规范》相比，其有些"项目名称"发生变化，比如"脱落细胞学检查与诊断（270100003）"变为"妇科脱落细胞学检查与诊断（BBAB0001）"和"非妇科脱落细胞学检查与诊断（BBAC0001）"。

3. 项目内涵

2001年版《项目规范》中的"项目内涵"使用"包括""含""不含"等表述语句，这在一定程度上传达出每个项目会包含一些子项目，致使每个省份据此进行项目拆分，而且拆分的结果不尽相同，使《项目规范》变得不再规范了。此外，有些医疗服务价格项目在"项目内涵"栏是空白的。

而2012年版《项目规范》中的"项目内涵"是制定医疗服务价格的重要参考依据，其对每个项目均进行了统一的规范描述，主要包括医疗服务价格项目的技术服务操作过程、方法或详细步骤以及常规使用的设施或设备。如"病房空调费"的项目内涵具有一定差异性（见表6-3）。

表6-3　　　　　　　　2001年版与2012年版《项目规范》中
"病房空调费"项目名称及内涵的差异性

项目版本	项目编码	项目名称	项目内涵
2001年版	110800001	病房空调降温费	—
2012年版	AABH0001	病房空调费	指病房室内空调设施，并提供相应服务。含空调设施及运转消耗、维修及管理人员劳务

注："—"表示无表述内容。

4. 内涵一次性耗材和低值耗材

"内涵一次性耗材""低值耗材"均是2012年版《项目规范》中新增加的项目要素。

"内涵一次性耗材"主要指在医疗服务过程中使用项目为不单独计费的一次性耗材，且由政府打包定价，即耗材与医疗服务价格项目一起打包定价，可分为"内涵一次性1"和"内涵一次性2"两类。前者指应当使用的市场价格和使用数量相对稳定的一次性医用耗材，如注射器、引流装置、吸痰管、穿刺针等；后者指多人共同使用的药品或其他消耗品，如氧气、酒精、口腔护理包、标本容器、试剂、抗感染滴眼液、冲洗液等。

不同内涵一次性耗材在"内涵一次性耗材"栏中用1和2表示，如"贴敷降温""经皮肝穿活检术""血小板分离单采治疗"（见表6-4）。

表 6 – 4　　　　2012 年版《项目规范》中的"内涵一次性耗材"表述情况

项目编码	项目名称	内涵一次性耗材
ABLB0001	贴敷降温	1. 降温贴；2. 冰袋
FQA07101	经皮肝穿活检术	注射器
KND39701	血小板分离单采治疗	1. 穿刺针，输血器，注射器；2. 分浆袋，封口铝钉

"低值耗材"主要是指医疗服务过程中，所消耗的、不能单独收费的卫生材料。如酒精、纱布、棉签、绷带、手套、针头、床单、消毒液等。此外，根据医疗服务价格项目所使用的低值耗材平均数量，划分为 1～9 个档次，在"低值耗材"栏中用数字 1、2、…、9 表示，如"普通门诊诊察费""普通床位费""围产期健康咨询指导""经烧伤创面静脉穿刺术"（见表 6 – 5）。

表 6 – 5　　　　2012 年版《项目规范》中的"低值耗材"表述情况

项目编码	项目名称	低值耗材
AAAA0001	普通门诊诊察费	1
AABA0001	普通床位费	2
AAEB0001	围产期健康咨询指导	4
ABCC0001	经烧伤创面静脉穿刺术	7

5. 基本人力消耗及耗时、技术难度和风险程度

"基本人力消耗及耗时、技术难度、风险程度"对医疗服务人员的知识和劳务价值进行了量化，可以更好地制定出体现医疗服务人员技术劳务价值的医疗服务价格，因此，它们具有重要的现实意义。

"基本人力消耗及耗时"是指完成确定项目时所需的医疗服务人员数及操作平均耗时数。一般地，采用"平均时数"或者"消耗时间区间"来表达"耗时"，而特殊时间单独列出，比如"等待时间"。其在"基本人力消耗及耗时"栏中用"'医疗服务人员类别 + 数目''平均耗时（分钟/小时）''项目过程时间'"表示，如"局部尸检病理诊断（BAAB0004）"中的"医 2 技 1；平均耗时 15 小时，项目过程时间 50 小时"表示需要 2 名医生、1 名技术人员，大约耗时 15 小时完成，检测等待时间为 50 小时。

"技术难度"是根据项目的复杂程度、人员技术职称、技术投入程度

等因素来赋值的,"风险程度"是根据患者发生并发症的可能性以及产生不良后果的严重性进行综合评估来赋值的。但有些项目不存在"技术难度"和"风险程度"。不同系统和专业的技术难度和风险程度均由字母(表示 3 个系统和 8 个专业)和数字(表示技术操作难度或者风险程度分值,为 1~100 分)构成的(见图 6-3)。比如,"普通门诊诊察费"的技术难度和风险程度分别为 d50 和 d60,表示综合专业技术难度值为 50 分和风险程度值为 60 分。其中,有基本人力消耗及耗时、技术难度和风险程度等要求的项目个数分别为 9300 个、8234 个和 8234 个(见表 6-6)。基于此,本书主要探讨存在基本人力消耗及耗时、技术难度和风险程度的医疗服务项目价格形成机制模型。

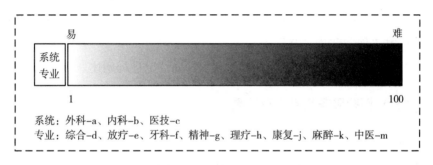

图 6-3　不同系统和专业的技术难度和风险程度标识情况

表 6-6　　　　有基本人力消耗及耗时、技术难度和风险程度要求的项目个数

单位: 个

项目类别	项目个数	基本人力消耗及耗时	技术难度	风险程度
综合医疗服务	142	128	129	129
病理学诊断	53	53	53	53
实验室诊断	1104	1090	6	6
影像学诊断	575	568	575	575
临床诊断	868	867	868	868
临床手术治疗	5477	5473	5477	5477
临床非手术治疗	416	413	416	416
临床物理治疗	233	232	233	233
康复医疗	150	150	150	150
辅助操作	15	0	0	0
中医医疗服务	327	326	327	327
合计	9360	9300	8234	8234

这里需要说明的是在进行定价参考时，要充分考虑系统和专业内的风险程度和技术难度的平衡问题，其中，原有项目规范给出（3 个系统和 8 个专业）的技术难度和风险程度仅在同一系统和专业内容间达到平衡。因此，有学者提出，为理顺医疗服务比价关系，需要组织专家通过各个专业之间的交叉项目（即两个专业同时开展的项目）对风险程度点数进行统一平衡，最终确定了项目的风险点数，将统一后的点数作为定价参考[①]。

6. 计价单位和计价说明

2012 年版《项目规范》中的"计价单位"是指项目用于计价的基础单位，比如"次""小时""日""项""科/次""个/疗程""每标本""蜡块""体位""每胎"等。与 2001 年版《项目规范》相比，有部分变动，如"氧气吸入"的单位由"小时或天"改为"小时"，"血小板计数"的单位由"项"改为"次"。

"计价说明"是对项目计价时出现的特殊情况进行阐述。

（三）医疗服务项目比较结果

通过与 2001 年版《项目规范》比较分析，2012 年版《项目规范》的主要创新点有：一是增补了技术劳务要素，增加了人力资源的技术和劳务价值等人力成本的核算。二是增加了检验项目不易检验方法的不同而确立新项目的原则。三是规范了项目名称、编码等，统一了医疗服务价格项目与临床操作项目的名称和编码。四是实行了医用耗材与医疗服务统一打包定价原则[②]。

主要不足之处有：其一，2012 年发布《项目规范》时强调"不得以新设备、新试剂、新方法等名义新增医疗服务价格项目"，表面上看是为了更加规范医疗服务价格项目，避免擅自拆分，但是随着科学技术的发展，一些新设备、新试剂、新方法等会不断出现，却不能成为"新"医疗服务价格项目，这便在一定程度上会阻滞了医疗技术的进步。

---

① 李利平、张永庆、吴振献等：《估时作业成本法在医疗服务项目成本测算中的应用》，载《卫生经济研究》2016 年第 8 期，第 36～38 页。

② 张振忠、陈增辉、李敬伟：《2012 年版〈全国医疗服务价格项目规范〉修订原则及思路》，载《中国卫生经济》2013 年第 2 期，第 5～7 页。

其二，2012 年版《项目规范》共有 9360 项医疗服务价格项目，但其中含有"技术难度"和"风险程度"要素的共有 8234 项，这些项目的赋值是否足够科学仍是一个问题。有研究发现，中医类项目的"技术难度"和"风险程度"赋值低于西医类的赋值①。因此，这就需要在理论和实践基础上进行分析与测算，以制定出符合实际的技术难度和风险程度值。

其三，2012 年版《项目规范》中的"检验类"项目价格制定时不区分方法和试剂，主要按不同级别的医疗机构使用的主流检验方法来制定不同价格，但如何确定主流方法是比较困难的，此外也会阻碍医疗技术的应用。"辅助操作"的定价比较难。"临床手术类"的计价单位由"单侧"改为"次"后就会导致需"双侧"手术的患者分两"次"缴费②。

三、不同地区医疗服务项目结构及价格的比较分析

选取不同地区现行医疗服务价格进行对比分析，以深入了解地区间的医疗服务价格项目指导价格标准的差异性，为制定医疗服务价格提供参考依据。

（一）项目结构分析

当前，各地仍然采用 2001 年版《项目规范》，并进行一定的增减项目。按照我国东中西区域划分③，选取东部地区（9 个）、中部地区（7 个）、西部地区（8 个）等 24 个省、自治区或直辖市。所选的地区当前仍采用《全国医疗服务价格项目规范 2001 年版》，本书的医疗服务项目指导价格包含国家规定的未拆分收费项目、各省份自行拆分的收费项目以及新增项目，即表 6 - 7 中的项目数是指所有列出价格的收费项目个数。

---

① 杨永生、郑格琳、肖梦熊等：《〈全国医疗服务价格项目规范〉中西医项目技术难度和风险程度赋值对比性分析》，载《中国中医药信息杂志》2014 年第 1 期，第 2 ~ 4 页。

② 陈新平：《新旧版全国医疗服务价格项目对接与定价研究》，载《中国总会计师》2013 年第 12 期，第 84 ~ 85 页。

③ 根据《中国卫生健康统计年鉴》的统计分组标准：东部地区包括北京、天津、河北、辽宁、上海、江苏、浙江、福建、山东、广东、海南 11 个省、直辖市；中部地区包括山西、吉林、黑龙江、安徽、江西、河南、湖北、湖南 8 个省；西部地区包括内蒙古、重庆、广西、四川、贵州、云南、西藏、陕西、甘肃、青海、宁夏、新疆 12 个省、自治区、直辖市。

表6-7 不同地区部分省份医疗服务价格项目数量及构成比情况

区域	省份编号	价格项数	综合医疗服务类		医技诊疗类		临床诊疗类		中医及民族医诊疗类	
			项数	构成(%)	项数	构成(%)	项数	构成(%)	项数	构成(%)
东部地区	1	4538	108	2.38	1322	29.13	2973	65.51	135	2.97
	2	5944	177	2.98	1544	25.98	4022	67.66	201	3.38
	3	4532	109	2.41	1346	29.70	2968	65.49	109	2.41
	4	4089	113	2.76	1126	27.54	2751	67.28	99	2.42
	5	6178	284	4.60	1824	29.52	3901	63.14	169	2.74
	6	4658	107	2.30	1422	30.53	2979	63.95	150	3.22
	7	5308	162	3.05	1520	28.64	3445	64.90	181	3.41
	8	4994	143	2.86	1528	30.60	3147	63.02	176	3.52
	9	4096	111	2.71	994	24.27	2892	70.61	99	2.42
	平均	4926	146	2.96	1403	28.48	3231	65.58	147	2.97
中部地区	1	4942	111	2.25	1000	20.23	3730	75.48	101	2.04
	2	5891	150	2.55	1064	18.06	4409	74.84	268	4.55
	3	5054	134	2.65	1448	28.65	3330	65.89	142	2.81
	4	4105	104	2.53	1006	24.51	2896	70.55	99	2.41
	5	4319	119	2.76	1182	27.37	2890	66.91	128	2.96
	6	3867	100	2.59	822	21.26	2840	73.44	105	2.72
	7	4396	95	2.16	1301	29.60	2901	65.99	99	2.25
	平均	4653	116	2.50	1118	24.02	3285	70.60	135	2.89
西部地区	1	10302	203	1.97	1320	12.81	8451	82.03	328	3.18
	2	4704	144	3.06	1322	28.10	3116	66.24	122	2.59
	3	4508	133	2.95	1198	26.57	3068	68.06	109	2.42
	4	4406	125	2.84	1069	24.26	3035	68.88	177	4.02
	5	4393	123	2.80	1269	28.89	2877	65.49	124	2.82
	6	4252	112	2.63	1114	26.20	2886	67.87	140	3.29
	7	5015	157	3.13	1313	26.18	3426	68.32	119	2.37
	8	12356	172	1.39	1635	13.23	10362	83.86	187	1.51
	平均	6242	146	2.34	1280	20.51	4653	74.54	163	2.62

注：截至2017年12月，随着改革进程，各省份医疗服务价格项目可能会有变动。

资料来源：各省市物价局公布的医疗服务价格项目情况。

　　如表 6-7 所示，在各省份实行的医疗服务中，标有价格的项目个数略有不同，省份最多的收费项目数达到 12356 个，为《项目规范》项目总数的 3.1 倍，而最少的收费项目数为 3867 个，为《项目规范》项目总数的 97.5%。

　　总体来看，西部省份的平均医疗服务收费项目个数最高，而东部省份平均医疗服务收费项目个数最低。究其原因，西部地区编号为 1 和 8 的省份有两个省份将临床服务类拆分为 8451 个和 10362 个，分别为《项目规范》中临床服务类项目总数（2795 个）的 3.0 倍和 3.7 倍。

　　样本地区各省份综合医疗服务类项目数占其项目总数的 2.60%，其中占比最高为 4.60%（东部某省），占比最低为 1.39%（西部某省）；医技诊疗类项目数占其项目总数的 24.20%，其中占比最高为 30.60%（东部某省），最低占比为 12.81%（西部某省）；临床诊疗类项目数占其项目总数的 70.40%，其中占比最高为 83.86%（西部某省），最低占比为 63.02%（东部某省）；中医及民族医诊疗类项目数占其项目总数的 2.80%，其中占比最高为 4.55%（中部某省），最低占比为 1.51%（西部某省）。

　　事实上，医疗服务价格出现地区差异性是一个正常现象。这与我国的医疗服务项目管理体制密切相关，即其管理体制造成了地方省份对医疗服务项目有较大的自主权。

（二）价格分析

　　为了比较不同地区的医疗服务项目价格情况，我们从东、中、西部各取 2 个市，分别是杭州市、广州市、武汉市、哈尔滨市、成都市、兰州市，这 6 个省市分布于我国的东、西、南、北、中地区。以样本地区的二级医院为例，比较现行医疗服务价格的差异性。

　　如表 6-8 所示，（1）不同地区同一医疗服务项目价格有的差别较大（极大/极小值在 2 倍以上的）。如主任医师诊查费（广州、哈尔滨费用最高 30 元，杭州费用最低 6 元）、Ⅰ级护理（广州费用最高 29.70 元，成都费用最低 11 元）、洗胃（杭州费用最高 78 元，哈尔滨和成都费用最低均为 30 元）、磁共振平扫（1.0T）（广州费用最高 604.80 元，兰州费用最低 290 元）、血红蛋白测定（Hb）（武汉费用最高 2 元，哈尔滨费用最低 0.8 元）、康复评定（广州费用最高 36.72 元，兰州费用最低为 5 元）、颈椎病推拿治疗（杭州费用最高81元，成都费用最低35元）等。

表6-8　　　不同地区部分医疗服务项目价格（收费标准）比较分析　　　单位：元

项目编号	项目名称	单位	杭州	广州	武汉	哈尔滨	成都	兰州
110200002	主任医师诊查费	次	6	30	16	30	12	8
120100003	I级护理	日	20	29.70*	18	16	11	19
121000001	洗胃	次	78	46.62*	50	30	30	70
210200001	磁共振平扫（1.0T）	每部位	550	604.80*	425	360	420	290
250101001	血红蛋白测定（Hb）	项	1	0.83*	2	0.80	1	1
320500003	经皮冠状动脉支架置入（STENT）	次	2475	2925	3100	2500	2810	3740
331003022	阑尾切除术	次	477	795.60*	850	616	500	697
331400002	单胎顺产接生	次	617	643.50*	500	568	350	627
331400012	剖宫产术	次	1265	854.10*	1000	800	660	1278
331501056	经皮穿刺颈腰椎间盘切除术	每节间盘	2318	2223	2000	1360	1280	2362
340200039	康复评定	次	22	36.72*	30	20	16	5
450000002	颈椎病推拿治疗	次	81	39.60*	45	43	35	70

注：①*指广州地区公立医院基本医疗服务项目价格，二级医院价格是按照三级医院的下调10%标准计算出来的，故有两位小数；②"现行"价格，指数据截至2017年底。

资料来源：各省市物价局公布的医疗服务价格项目情况。截至2017年12月，随着改革进程，各省医疗服务价格项目可能会有变动。

（2）不同地区同一医疗服务项目价格有的差别不大（极大/极小值在1~2倍的）。比如经皮冠状动脉支架置入（STENT）（兰州费用最高3740元，杭州费用最低2475元）、阑尾切除术（武汉费用最高850元，杭州费用最低477元）、单胎顺产接生（广州费用最高643.50元，成都费用最低350元）、剖宫产术（兰州费用最高1278元，成都费用最低660元）、经皮穿刺颈腰椎间盘切除术（兰州费用最高2362元，成都费用最低1280元）。

通过对不同项目医疗服务价格与所在地区的经济水平（2016年人均GDP）进行相关性分析（见表6-9）。从非参数相关系数Spearman检验结果看，大部分的医疗服务项目价格与经济水平相关性较弱[除磁共振平扫（1.0T）、康复评定和I级护理外，其他相关系数均在0.400以下]。按照10%的检验水准，磁共振平扫（1.0T）和康复评定的医疗服务价格与地区经济水平呈正相关，相关系数分别为 0.943（p = 0.005）和 0.771（p = 0.072）。

表 6 - 9　　　　不同项目医疗服务价格与所在地区的人均 GDP 相关性分析结果

项目编号	项目名称	相关系数	Sig.（双侧）
110200002	主任医师诊查费	- 0.058	0.913
120100003	I 级护理	0.714	0.111
121000001	洗胃	0.377	0.461
210200001	磁共振平扫（1.0T）	0.943	0.005
250101001	血红蛋白测定（Hb）	0.213	0.686
320500003	经皮冠状动脉支架置入（STENT）	- 0.086	0.872
331003022	阑尾切除术	0.143	0.787
331400002	单胎顺产接生	0.371	0.468
331400012	剖宫产术	0.143	0.787
331501056	经皮穿刺颈腰椎间盘切除术	0.257	0.623
340200039	康复评定	0.771	0.072
450000002	颈椎病推拿治疗	0.029	0.957

注：非参数相关系数 Spearman 检验；检验水准取 0.10。

基于此分析结果，可以看出不同地区医疗服务项目的收费标准（定价）没有充分考虑地区间的经济水平差异。这为我们研究医疗服务价格形成机制提供了参考依据，预示下文研究定价机制时，要充分考虑地区间的经济水平差异因素。当然，要研究医疗服务项目价格与地区经济水平的关系，需要进行大样本实验。而此样本量较少，只做探索性检验，其分析结果需要进一步扩大地区范围。

第四节　医疗服务价格形成思路与关键要素

一、医疗服务项目成本核算与价格形成思路分析

（一）医疗服务项目成本核算思路

医疗服务价格的形成依赖于医疗服务成本，并通过价格的其他关键决定因素对医疗服务成本进行调节，以形成医疗服务价格。其中，医疗服务

成本核算是关键。2021年国家卫生健康委和国家中医药管理局制定的《关于印发公立医院成本核算规范的通知》明确了公立医院成本核算相关要求。科室间接成本按照"三级分摊"方式，最终归集到临床服务类科室，直接成本直接计入。在医疗服务项目成本核算中，提出采用作业成本法等方法计算单个医疗服务项目成本，且允许医院结合实际探索适当的计算方法。

本书主要考虑现行的医疗服务价格改革方案的核心要求，重点关注医疗服务人员的价值体现内容。医疗服务人员具有资源稀缺性，可以从事多种形式的社会劳动，则可认为用医疗服务人员从事医疗服务机会成本来反映其人力成本（机会成本法），而机会成本又可以用地区社会平均期望工资来表达。因此，可以用社会平均期望工资作为人力成本测算基本依据，但考虑到医疗服务人员的技术含量，医疗服务人员的人力成本可以是当地社会平均期望工资的数倍。总而言之，本书以医疗服务项目为基础，探索构建基于体现医务人员技术劳务价值（社会平均期望工资）的人力成本测算和基于时间驱动作业成本法的非人力成本（除人力成本之外的医疗服务成本，包括卫生材料费用、固定资产折旧费用和其他费用等）测算。医疗服务项目成本测算基本思路（见图6-4），获得医疗服务项目的基准成本，并在此基础上构建医疗服务价格形成机制模型。

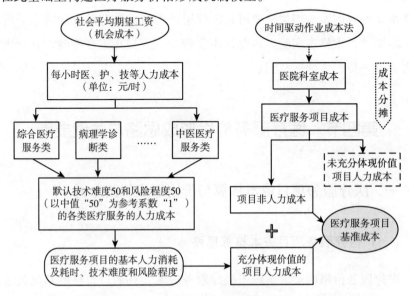

图6-4 体现医疗服务人员价值的医疗服务项目成本测算基本思路

本书的项目成本测算基本思路是考虑到医院提供的历史成本数据并不能真正体现医疗服务人员的技术劳务价值，表现在薪资水平与职业尊重，即需要从社会平均期望工资视角来核算医疗服务项目的人力成本，增强医疗服务人员的社会职业价值和必要的薪酬满意度。事实上，医疗服务项目单位技术劳务价值（单位人力成本）与地区经济水平影响下的社会平均期望工资有关，而与医院级别关联性较弱。因此，在医疗服务项目的人力成本核算上，不考虑医院级别，只按照医疗服务价格制定省级或所辖地市级区域内的社会平均期望工资进行测算。

特别说明：考虑到医疗服务项目的技术难度和风险程度会影响医疗服务人员价值体现，在体现医务人员技术劳务价值方面，如何利用医疗服务项目技术难度和风险程度尚未达成共识，这将直接影响着医疗服务项目的人力成本测算。不同学者提出的技术难度和风险程度应用模式不同，有学者将技术难度分值（1～100）和风险程度分值（1～100）进行系数折算，如假定技术难度"30"和风险程度"50"分别定参考系数"1"（其并未阐述理由）[1]，待测项目实际技术难度和风险程度与其同比例调整，获得可比系数。

本书主要考虑不同项目所在专业和系统差异性，拟选定同一系统、同一专业内的某医疗服务项目作为基准项目，测算获得基准项目的基础人力成本，其他项目可以通过技术难度和风险程度调节后获得待测项目的人力成本。假设基准项目技术难度和风险程度值分别为 D_0 和 R_0，其权重值分别为 a_0 和 b_0，且 $a_0 + b_0 = 1$，待测项目技术难度和风险程度值分别为 D_1 和 R_1，其权重值分别为 a_1 和 b_1，且 $a_1 + b_1 = 1$。a_0、b_0、a_1、b_1 均由项目所在领域专家打分确定；D_0、R_0、D_1 和 R_1 取值范围均为 1～100。据此，待测项目技术难度和风险程度折算系数分别为：

$$k_{diffi.} = \frac{a_1 \times D_1}{a_0 \times D_0} \tag{6-1}$$

$$k_{risk} = \frac{b_1 \times R_1}{b_0 \times R_0} \tag{6-2}$$

---

[1]　冯欣：《取消药品加成后的医疗服务项目定价模型实证研究》，载《中国卫生经济》2014年第3期，第76～77页。

若认定技术难度和风险程度同等重要，则权重相等，即 $a_0 = b_0 = a_1 = b_1 = 0.5$，则有 $k_{\text{diffi.}} = D_1/D_0$ 和 $k_{\text{risk}} = R_1/R_0$。实际上，有研究认为调高技术难度和调低风险程度的权重[①]，且风险难度的权重为 1%~7%[②]。

进一步来看，若再以技术难度和风险程度的中值"50"作为基准项目参考系数"1"，则有 $k_{\text{diffi.}}$ = 待测项目技术难度分值 ÷50，k_{risk} = 待测项目风险分值 ÷50。具体采用哪种折算方式，需要考虑经项目技术难度和风险程度调节基准人力成本的实际需要。项目技术难度和风险程度的应用将在第七章详细阐述。

另外，不同类别的医疗服务项目在医疗服务人员服务价值上存在差异性（如开展临床手术治疗和实验室诊断的医疗服务人员单位劳务价值应该是有差异性的）。因此，在此方法测算的人力成本基础上，根据医疗服务项目规范划分的医疗服务类别（如综合医疗服务类等）和该类别内的医疗服务项目技术难度及风险程度（本书以医疗服务项目技术难度和风险程度的中值"50"为其参考系数"1"，同比例校正所测项目技术难度和风险程度）情况，制定相应的医疗服务项目人力成本。特别地，对于没有人力消耗及耗时、技术难度和风险程度的项目，采用基于时间驱动作业成本法测算的人力成本作为医疗服务项目定价依据。

此外，医疗服务项目的非人力成本是医疗服务过程中确实发生的且并不随人力成本变化而变化，但不同级别医院的非人力成本差别较大，其相对人力价值成本是容易测量的。在实际测算过程中，将医院级别因素直接纳入，采取时间驱动作业成本法测算某一区域内不同级别医院、同一医疗服务项目的非人力成本。

（二）医疗服务价格形成基本思路

前面几章已经从激励规制视角厘清了基本医疗服务价格形成的基本思

[①] 李永强、朱宏、李军山：《公立医院医疗服务价格动态调整研究》，载《卫生经济研究》2018年第11期，第35~37页。

[②] 金春林、王惟、龚莉等：《我国医疗服务项目价格调整进展及改革策略》，载《中国卫生资源》2016年第19卷第2期，第83~86页。

路或路径。在此归纳出医疗服务价格形成的关键决定要素：一是要充分考虑医疗机构的成本消耗，包括人力成本和非人力成本（即上述项目成本测算中的非人力成本，或理解为物化成本）；其中，人力成本以体现医疗服务人员价值的社会平均期望工资和职业尊重价值为核心，进行人力成本测算；非人力成本以医院医疗服务开展的实际消耗成本进行测算。二是要充分考虑患者健康收益，包括患者满意度、医疗服务结果等，可以用医疗服务质量来表达，即在医疗服务定价时要考虑医疗服务质量分级情况。三是要充分考虑医疗保险机构的基金可承受能力（定调价的触发条件）。作为医疗服务的主要支付方，医疗价格与费用支付密切相关，医保报销能力强，则患者医疗负担轻。同时，医疗保险机构支付医疗价格时要充分考虑医疗成本消耗和患者健康收益。

在政府主导下，作为患者的代理人，委托医疗保险机构（主要服务支付方）与医疗机构（服务提供方）达成均衡价格。因此，本书认为医疗服务价格形成不能仅局限在医院成本核算基础上，考虑医保承受能力和患者健康收益，以及相关因素进行定价和调价，建立医疗服务价格形成机制理论框架（见图6-5）。本书提出的价格形成机制的核心点是在价格形成中充分考虑医疗服务人员的价值体现，尤其关注医疗服务项目成本中的人力成本。

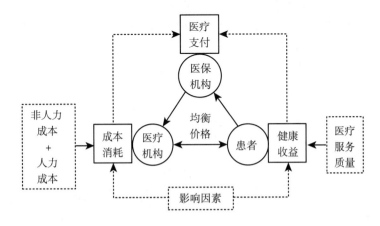

图6-5　医疗服务价格形成的基本思路与总体框架

二、医疗服务价格形成的关键要素分析

（一）医疗服务价格的主体管理机构分析[①]

2018 年 3 月，随着新一轮的国务院机构改革方案公布，组建了国家医疗保障局。具体将人力资源和社会保障部的城镇职工和城镇居民基本医疗保险、生育保险职责，国家卫生和计划生育委员会的新型农村合作医疗职责，国家发展和改革委员会的药品和医疗服务价格管理职责，民政部的医疗救助职责整合，组建国家医疗保障局，作为国务院直属机构。该局集医疗保险基金、医疗价格和项目费用管理、医疗救助等职能于一身，有效地纾解医疗服务价格和医疗保险费用等方面一直存在的"碎片化"和"多头管理"问题，以及提升医疗保障管理行政效能。

国家医疗保障局有三大职能：一是询价议价职能，能够与医疗服务供方、药品和耗材等供方进行协商定调价等，缓解医疗和药品等价格扭曲困境；二是购买职能，能够与医疗机构、医药企业等协商医药和耗材相关价格，以及制定合理的医保目录，提供医保资金；三是监管职能，对医疗服务行为和内容、医保资金使用等进行监督和管理。同时，具备政策与标准等制定与实施、医疗保障基金监管、医保结算管理、医疗和药品价格与收费标准制定、调整医疗服务行为和医疗费用监管等职责。

医疗服务价格的主体管理机构能及时了解和反馈医疗服务价格相关的

[①] 医疗服务价格管理需要明确主体机构，具备与医疗费用有关的统一管理职能。实际上，医疗价格相关文件的文字表述多出现"有关部门""价格主管部门"等字眼，没有明确表述确切部门，领导主体相对模糊，对地方的指导意义打了折扣。医疗卫生服务是至关重要的民生大事，势必需要成立专门的管理机构。例如，可以在国家发展改革委内设一个"国家医疗服务价格管理司"，或者直属国务院的"国家医疗价格管理局"。明确分工，权责分明，有利于医疗服务价格改革工作的开展。根据医疗服务市场的特殊性，即专业技术性、垄断性、差异性、高质量性和高风险性等，这就决定了医疗服务价格管理该有专门的管理机构。

在国家医疗保障局（national healthcare security administration，NHSA）成立之前，本书认为可以成立专门的药品和医疗服务价格管理部门——国家医疗价格管理局，其作为国务院的医疗服务价格管理机构，主要职责是开展我国药品与医疗服务价格项目管理和定价工作以及价格运行监管，为推动药品和医疗服务价格改革工作发挥重要作用。在医疗服务方面，可以内设医疗服务价格专业委员会，主要成员包括政府行政机构主要负责人、医疗机构、社会组织（公益组织、医学相关专业协会、学会等）等医疗服务价格相关的各类专家、学者和医务工作者。

法律法规、规章制度、技术规范等的法规性文件运行情况，服务于国家医疗卫生事业改革与发展，对医疗服务价格相关问题积极开展调查研究，论证和颁布医疗服务价格实施方案，及时反馈和总结经验；会同相关部门，组织开展医疗服务价格的制定、调整和改革政策完善等工作。配合其他医疗服务相关管理部门开展工作，以及其他相关工作。与上级医疗服务价格管理主体形成上下业务关系，统筹开展辖区内的医疗服务价格相关工作。

（二）医疗服务人员价值体现与薪酬制度改革分析

医疗服务人员价值如何体现问题，也就是如何对医疗服务人员的技术劳务和知识价值进行合理补偿的问题。根据英国经济学家亚当·史密（Adam Smith）提出的"经济人"假设（hypothesis of economic man），医疗服务人员都以自身利益最大化为目标，本质上是经济利益的诱惑，提供医疗服务的根本是获得劳动经济报酬。换句话说，是为了实现社会价值和自我价值，即通过提供医疗服务满足社会或他人的（物资上和精神上）需要而做出的努力和贡献，以及社会或他人对自己的一种尊重和满足。因此，在制定医疗服务价格时，要充分考虑劳动报酬（经济收入）、社会荣誉和尊重（职称和职务）等因素。

医疗服务人员开展医疗服务，需要进行医学知识的学习或培训。在我国，医疗服务人员主要从大学开始学习医学理论知识，一般为 4 年或 5 年。正常情况下，若继续读研究生的话，需要再加 3 年或 6 年，才能获得硕士或博士学位。进入工作岗位后，从住院医师、主治医师、副主任医师、主任医师，又需要几年的时间。其间要接受培训或继续教育等项目内容，还要面临诸多的医疗风险（技术难度、风险程度）和外在压力。这表明医疗服务人员比普通行业的人员更应该得到尊重和价值补偿。

从激励规制视角，在进行定价时，要拉开不同级别医疗服务人员之间的人力成本和补偿力度，要有区间差别系数。如果不能很好区分，会造成价值补偿不能真实反映医疗服务人员的技术劳务价值或成本。高职称级别的医疗服务人员开展技术难度大、风险高的医疗服务时，应该得到更高的劳动报酬；反之得到较低报酬，这是对医疗服务人员的一种激励约束方式。

医疗服务人员的薪酬是其劳动价值的货币和福利表现形式①，是对其提供医疗服务时间、医学技能、努力程度和结果等的回报。一般地，薪酬包括内在薪酬和外在薪酬，内外在薪酬均包括直接薪酬和间接薪酬（见表6－10）。我们常说的基本工资、绩效工资、福利待遇等属于外在薪酬，习惯上将前两者称为医疗服务人员工资收入。

表6－10   医疗服务人员薪酬项目分类情况

类别	内在薪酬	外在薪酬
直接薪酬	工作性质（自身成长与发展机会、团队精神、职业挑战性）等	基本薪酬（工资）、绩效薪酬（奖金、收益分享）等
间接薪酬	工作条件（优越的医院环境和办公条件、工作—生活平衡弹性、社会尊重与荣誉）等	员工福利（法定公共福利、带薪休假、生活补贴、住房保障、健康生育与养老保障）等

资料来源：笔者根据李宝元编著的《薪酬管理：原理·方法·实践》（2009年版）以及医疗服务人员性质整理得来。

对公立医院而言，合理提高体现医疗服务人员劳务（技能、劳动、尊重等）价值的医疗服务项目价格，先要厘清薪酬分配要素。分配制度影响到医疗服务人员的医疗服务行为、医疗服务质量和工作积极性。

薪酬分配要素有：心理压力（医疗服务活动风险大，心理压力较大）、教育成本（医疗服务人员要经过医学专业知识、职业道德、临床技能训练等长期专业化教育，付出的成本较高）、知识技能积累（疾病变化复杂，医疗技术更新较快，医疗服务人员的医疗技能是一个逐渐积累和掌握的过程）、医疗活动复杂性（随着医学模式的变化，医疗活动变得更加复杂，要考虑生物、心理和社会因素的影响）、工作劳动强度（加班是一个常态，医疗服务人员长时间高强度的工作，理应得到相应的薪酬）、职业安全（医疗服务对象是患病人员，使得医疗服务人员长期暴露在危害危险因素中，面临安全风险）等②。因此，在制定医疗服务价格时，要充分考虑医

---

① 侯建林、王延中：《公立医院薪酬制度的国际经验及其启示》，载《国外社会科学》2012年第1期，第69～77页。

② 周洋、陈珺、陈晶晶：《公立医院医务人员薪酬制度改革目标及分配要素分析》，载《江苏卫生事业管理》2017年第1期，第10～12页。

疗服务人员的薪酬分配要素。

根据《中国劳动统计年鉴》《中国卫生统计报告》和调查数据分析，2016 年我国不同地区的医生收入水平为城镇在岗职工年平均工资的 1.5 ~ 3 倍。进一步分析国际大多数国家的做法，2017 年美国内科和外科医生、注册护士、药剂师的周薪分别是社会平均收入的 2.23 倍、1.34 倍、2.24 倍[1]；2016 年加拿大专科医生的薪酬水平为社会平均工资的 3.13 倍[2]；2017 年澳大利亚全科医生的平均收入为社会平均工资的 1.10 ~ 4.75（Median 2.06）倍[3][4]；2017 年英国医生平均收入为社会平均工资的 1.10 ~ 4.07（Median 1.94）倍[5][6]。当然，医生级别、年龄、专业类别、工作时长都会影响到薪酬。我国因地区经济差异造成社会平均工资差别比较大。根据国际经验，并考虑我国社会经济发展状况，建议医疗服务人员的收入水平是社会平均收入的 3 ~ 5 倍。

在定价过程中，要充分考虑医疗服务人员的工作时间、风险程度、服务工作量、医师级别、社会经济水平等因素，使医疗服务人员取得的相应的薪酬，这样会起到一定的薪酬激励作用。基于此，可以根据不同地区经济状况，确定所属地区的医疗服务人员平均工资期望值状况以及医疗服务人员的人力成本状况。一般地，某地区测算人力成本时，可以根据本地统计年鉴公布的近五年卫生行业社会平均工资数确定。

（三）医保基金运行与支付方式改革分析

医保机构在医疗服务价格改革中占有重要的地位，但当前的医保基金管理比较分散，亟须整合，如成立专门的医保基金管理局，独立于人社局和卫生健康委。在《推进医疗服务价格改革的意见》（以下简称《意见》）中，多次出现支付方式改革、医保支付制度等相关词语，强调探索建立依托医保支付标准来引导价格形成的机制。

---

① U. S. Bureau of Labor Statistics：Labor Force Statistics from the Current Population Survey，2017.
② Statistics Canada：Wages by occupation，2016，2017.
③ PayScale：General Practitioner Salary（Australia），2018.
④ Australian Bureau of Statistics：Private and Public Sector Earnings，2018.
⑤ Office for National Statistics：Average weekly earnings，2018.
⑥ PayScale：Physician/Doctor，General Practice Salary（United Kingdom），2018.

医保部门的基金运行要实现可持续，即"以收定支、收支平衡、略有结余"。医疗保险机构（社会医疗保险和商业医疗保险）是通过收取被保险人的医疗保险费用，开展平均分摊医疗费用负担的一种补偿活动，是一种医疗保险费用的再分配，保证社会公平性和安全性，保障人民群众尽可能地降低医疗经济风险。

除城镇居民和新农合整合成城乡医保之外，根据《中国医疗卫生事业发展报告（2016）》的研究结果，在当前发展（不加控制的）状况下，城镇职工医疗保险将会在 2029 年出现当期收不抵支，到 2034 年将会出现累计结余亏空的严重赤字①。这表明医保基金的运行出现风险，无法可持续保障居民健康。

为了控制医疗费用不合理增长和保证医保基金可持续运行，财政部等三部委联合出台医保基金预算与基金控费相关的《财政部 人力资源社会保障部 国家卫生计生委关于加强基本医疗保险基金预算管理发挥医疗保险基金控费作用的意见》文件，指出要加强基本医疗保险基金收支预算管理，提高医保资金使用效率。同时，要求推行支付方式改革，根据不同的人群类型、疾病类型、医疗服务特点，构建符合当地实际情况的多种支付方式并行的医保复合支付方式。

一般地，该种复合支付方式是以总额预算（global budget）为基础，门诊层面实行按人头付费（capitation），住院层面实行按单病种付费（single disease payment）、疾病诊断相关分组付费（diagnosis related groups，DRGs）、按床日付费（per‑diem payment）等多种支付方式并行的。

构建合适的支付方式是医疗服务价格的规制关键策略。到目前为止，各地都在探索实施支付方式改革，换句话说，并不存在完美的支付方式，更多出于规避单一支付体系的较大弊端，而选择的复合支付方式。事实上，不同的支付方式具有不同的激励约束作用，主要表现在对运行成本的制约、对运行效率的激励、对服务质量的激励等方面（见表 6 - 11）。

---

① 方鹏骞：《中国医疗卫生事业发展报告（2016）》，人民出版社 2017 年版。

表 6 - 11　　　　　　　不同支付方式的激励约束程度情况

支付方式	制约运行成本	激励运行效率	激励服务质量
总额预算	高度	低度	低度
按人头付费	中度	高度	中度
按单病种付费	高度	中/低度	中度
疾病诊断相关分组付费	高度	中度	中度
按床日付费	低度	低度	中度
按项目付费	低度	低度	高度

在医疗服务价格改革的《意见》中，可以看到公立医院改革的趋势是逐步扩大"按病种付费"范围（一些诊疗过程相对固定的疾病，如阑尾切除术、脑出血、癫痫、社区获得性肺炎等）和"按服务单元付费"范围（如手术麻醉监护类项目、物理康复类项目、化验检查类项目、针灸推拿类项目等），逐步缩小按医疗服务项目付费。

（四）基于成本和收入结构变化的价格动态调整机制分析

医疗服务价格的调整要以成本为基础，充分体现收支结构的合理性。成本有固定成本和变动成本之分，其中医疗服务变动成本受社会物价的影响程度相对较大。在变动成本中，医疗服务人力成本和非人力成本是医疗服务价格调整重点关注对象。在取消药品加成之后，人力成本会在医疗服务总成本中占很大比重，即要体现医疗服务人员的技术劳务价值。医疗机构的收入结构调整，主要表现在体现医疗服务人员价值的收费项目价格要调高，检验检查等非技术收费项目价格要降低。

此外，不同的医疗机构所包含的医疗服务项目不同，调整医疗服务价格对收入及收入结构的影响也不同。如，武汉市医疗服务价格调整了 2623 项，而对应到武汉市某区二级医院只调整了 294 项，其中调增项目只有临床诊疗类 76 项和中医及民族医诊疗类 1 项，整个调增与调减结果会出现收入差额。不同类型医院的医疗服务项目价格如何调整、调整多少仍然是关键问题，即调价要充分考虑同一机构内和不同机构之间的医疗机构收入结构因素。

医疗服务价格的动态调整机制中的"动态"二字是关键，即不是一成不变的静态模型。有研究者分析了动态定价的原理和过程，并基于系统动力学理论构建了公立医院动态定价模型①。在当前的医疗价格改革背景下，亟须构建完善的医疗服务价格动态调整机制。本书基于激励规制视角认为，"动态"包含两层意思：一种是时间上的动态，即进行医疗服务价格调整的时间间隔问题；另一种是结构上的动态，即结合成本和收入情况，将价格定在合理的区间内，而不是固定的价格，如同一医疗服务在不同的服务质量下有不同的价格梯度。

每次调整要间隔多久才合适？医疗服务价格调整时间间隔长短，既要能反映出成本和物价变化状况，又要考虑政策效应递减规律。经过前期理论分析和专家咨询，我国医疗服务价格调整要考虑多方利益，尤其是医院成本、医保基金、财政补助和患者负担等关键提供方和购买方，设置启动条件的触发条件。实际上，医疗服务价格测算和调整是一个系统工程，要明确选择调价项目。根据国家医保局、国家卫生健康委、财政部、市场监管总局印发《关于做好当前医疗服务价格动态调整工作的意见》的通知要求：一是优先将技术劳务占比高、成本和价格严重偏离的医疗服务项目纳入调价范围；二是关注不同类型、不同等级医疗机构的功能定位、服务能力和运行特点，兼顾收入结构特殊的专科医疗机构和基层医疗机构；三是平衡好调价节奏和项目选择，防止出现部分应调整的项目长期得不到调整、部分项目过度调整的情况。

要求设置启动条件的因素可以包括但不限于以下内容：一是医药卫生费用、医疗服务收入（不含药品、耗材、检查、化验收入）占比、医疗成本变化、人力成本占比等反映医疗机构运行状况的指标；二是医保基金可支付月数或患者个人自付水平等反映社会承受能力的指标；三是居民消费价格指数或地区生产总值等反映经济发展的指标；四是社会平均工资等影响医疗服务要素成本变化的指标等。具体启动条件，以及相应的触发标准、约束标准，应结合当地实际确定并向社会公布。医疗保障部门会同相关部门对本地区上一年度的相关指标进行量化评估，符合触发标准的，按程序启动调

① Li Y., Xing X., Li C. Dynamic pricing model of medical services in public hospitals in China. Current Science, Vol. 109, No. 8, 2015, pp. 1437 – 1444.

价工作；超过约束标准的，本年度原则上不安排价格动态调整。

据此，本书筛选出的医疗服务价格调整的触发条件包括四个类别：医院成本变动程度（如医疗服务成本变动指数①）、医保基金承受力、财政补助强度、患者负担能力等（见表6－12）。总之，价格政策的调整要充分满足社会需求，符合社会发展规律。

表6－12　　　　　　　医疗服务价格调整的基本触发条件情况

类别	具体指标	阈值	指标导向
医院成本	医疗服务成本变动指数	α	高
医保基金	医保基金年均增长率	β	高
财政补助	医院财政补助收入占医院总收入比重	γ	低
患者负担	医院次均门诊/人均住院费用增长率	σ	高

在指标导向中，"高"表示大于阈值时，启动调价程序；"低"表示小于阈值时，启动调价程序。阈值（α、β、γ、σ）可以由卫健委主管部门牵头，在专家咨询基础上，联合医保、财政等部门协商确定。

第五节　本章小结

本章重点分析了医疗服务价格形成机制内涵与边界问题，明确医疗服务价格形成机制的核心是如何进行医疗服务定价以及定价权由谁掌握问题。进一步对我国医疗服务价格项目规范内容进行剖析，并将2012年版和2001年版的全国医疗服务价格项目规范要素进行比较研究。重点分析医疗服务价格项目编码、项目名称、基本人力消耗及耗时、技术难度、风险程度等关键要素，在此基础上分析了医疗服务价格形成思路和关键要素，采用机会成本法的社会平均期望工资测算人力成本和采用时间驱动作业成本法的历史真实世界数据测算非人力成本，以及明确了医疗服务价格形成的关键要素。

---

① 董树山、刘兴柱、陈宁姗等：《医院医疗服务成本指数测算方法的研究》，载《中国卫生事业管理》1998年第8期，第412~414页。

第七章

医疗服务价格项目成本核算机制研究

第一节 医疗成本核算基本内涵与问题分析

一、成本核算基本概述

医院成本管理更加强调全过程管理，这样有利于实现全过程成本管控和实现精细化管理的目标。现代意义的医院成本管理，可以理解为通过综合运用现代管理理论方法、财务会计、统计学、管理会计等理论和方法，及时准确地将各类资源消耗进行收集、确认、计量、分析、评价和报告，借助标杆管理法实施标准成本管理，通过对项目实际成本与标准成本的比较分析，找出成本差异，查找差异产生的原因，并采取相应的控制措施加以改进等，进而达到控制成本，提高医院整体运营绩效的目标。

现代医院的成本管理大体可包括医院成本核算、成本分析、成本控制、成本考核与评价以及成本预测等内容[1]。不难看出，医院成本核算只是医院成本管理的一个环节和方面，不能理解为医院成本管理的全部，但医院成本核算却是医院实施成本管理的重要基础和保障，也是核心环节。

---

[1] 鲁献忠、徐红伟、许梦雅等：《加强公立医院成本管理的对策》，载《现代医院管理》2015 年第 6 期，第 12～14 页。

医院成本核算方法的科学性、合理性以及数据的准确与否，将直接影响医院的各项资源投资计划和运营管理决策。

二、当前医院成本核算存在的突出问题

（一）医院管理者对医院成本管理的认识不到位

当前，国内大多数公立医院管理者的成本管理意识不强[①]，认识不到位，往往只注重成本管理中的成本核算环节，而忽视成本管理中的预测、分析、评价等功能。另外，还存在成本核算的目标方法单一，更多倾向选择与绩效奖金挂钩的应用，而对医疗项目成本、诊次服务成本、住院床日成本、病种成本等反映成本真实管控水平的指标关注较少。

（二）医院成本管理的组织构架和职责分工不明确

医院成本管理的体制建设存在滞后。当前，国家层面还没有制定具体的医院成本管理办法，各省市尚未出台相关的硬性管理规定，导致对医院成本管理方面的顶层制度建设缺失，医院成本管理没有统一的管理标准和考核方法。在这种情况下，医院只能依靠自身力量不断探索有效的成本管理措施和方法，这种自下而上的探索，可能会取得一定的效果，但由于缺乏统一的标准和质量控制要求，使得不同医院的成本核算结果难以有效地进行衡量和对比分析。另外，由于没有自上而下的制度性约束和考核评价，就很难引起公立医院管理者对成本管理给予强有力的支持和重视。同时，医院成本管理又涉及医院的方方面面，需要沟通和协调的部门和环节又比较多，这在一定程度上增加了医院成本管理的实施难度。

（三）医院成本核算体系缺乏统一的标准

建立起规范有效、合理有用的成本核算系统势在必行。现阶段的医院成本核算主要是参考现行医院财务会计制度规定的成本核算范畴。医院自

---

① 刘珺珺、蒋文伟：《公立医院成本管理问题分析及建议》，载《中国医院管理》2018 年第 6 期，第 615～618 页。

身的工作特点，如业务分类多且复杂，跨部门作业流程多且相互交叉融合等，这就造成医院成本核算的工作相当复杂。而当前医院成本核算的环境、体制机制及工具方法等还不够理想，这就造成实施成本管理的措施和难度相当大，而效果又不会太理想，这也影响了管理者开展医院成本管理的积极性，进而导致目前医院成本信息的利用价值不高。现阶段大部分医院实施成本核算的最大动机在于和科室的考核及奖金分配相挂钩，缺乏利用成本管理这一工具实施医院全成本管理的动机和积极性。即使已经建立了成本核算体系，但由于缺乏统一的成本核算标准以及科学合理的成本核算方法和工具，造成成本核算的结果可比性差，且当前大部分医院的成本核算还停留在科室层面，对项目成本、诊次成本、病种成本等核算的较少，医院成本管理的作用还远远没有得到发挥。

（四）医院成本分析的方法还比较单一

现阶段医院对成本核算结果分析利用不充分，缺乏有效的分析工具、方法和手段去挖掘医院现实的发展潜力。分析层次和深度仅限于问题的表象和局部整体，缺乏对基础核算单元或项目的深度核算、评价和分析，如医疗服务项目级成本、住院床日级成本、诊次级成本等，以及对其构成成分的结构性分析等，如项目成本构成中的人员成本、材料费、药品费、折旧费及其他费用等的结构分析，没有核算到这一最小单元或层级，就不太可能找到影响成本的深层次根源，也就不可能采取有针对性的措施实施成本控制和有效的成本管理。特别是当前医院成本分析和评价的方法也比较单一，其结果的利用层面还十分有限，对提高医院的整体运营管理水平的帮助还不是很大。

（五）医院的成本预测功能和预算管理相脱节

成本预测和预算管理理论上来说应该是一个有机整体，通过成本预测可以掌握医院未来的成本水平和变动趋势，也可有效避免管理者实施决策的片面性和局限性，可为科学制定医院发展战略、选择合适的决策方案和计划提供帮助。然而，在医院编制全面预算时，仍大多依靠以前年度发生的数据进行简单的预测，尚未考虑到与医院的成本预测相结合来编制全面预算，这在一定程度上也造成了成本管理和预算管理的脱节和"两张皮"的现象。

第二节　医疗服务价格项目成本构成与费用分析

一、医院成本构成情况

医疗服务项目定价方法通常采取以成本为导向的原则，即以医疗服务成本为基础，并实现预期结余的一种定价方式。一般地，成本导向定价法可分为成本加成定价法和收支平衡定价法①。因此，本书将基于成本理论，重点分析医疗服务项目的成本问题。

研究医疗服务价格的形成机制，势必要弄清楚医疗成本构成，理顺公立医院的医疗成本以及收支情况，才能更好地进行成本补偿，构建合理的补偿机制。在取消药品加成后，医院运行成本的补偿收入渠道由三个转变为两个，即一般为财政补助收入、医疗收入（医疗服务收入、药品及卫生材料收入）等两个大类别（见图 7-1）。通常地，我们将医疗收入进一步划分为门诊收入和住院收入两个部分，二者均有的收入项目为诊察费、检查费、化验费、治疗费、手术费、卫生材料费、药品费和药事服务费；此外，门诊还有挂号费，住院还有护理费和床位费，以及其他门诊和住院收入。

根据财政部、卫生部新修订的《医院会计制度》《医院财务制度》等文件，我国医院医疗业务成本通常指医院开展医疗服务活动以及相关辅助活动所发生的各项费用总和。事实上，医院的医疗成本构成是非常复杂的，但是制定医疗服务价格离不开真实的医疗服务成本，这是本章节重点分析医院成本的关键缘由。弄清楚医院医疗服务成本构成，了解医院的实际运行成本，为政府制定和调整医疗服务价格提供依据。医院的运行成本到底如何，哪种成本的占比相对较高，如何控制医疗成本等相关问题，是当前亟待分析和解决的问题。

---

① 邹俐爱、许崇伟、龙钊等：《医疗服务项目定价模型研究》，载《中国卫生经济》2013 年第 1 期，第 74~75 页。

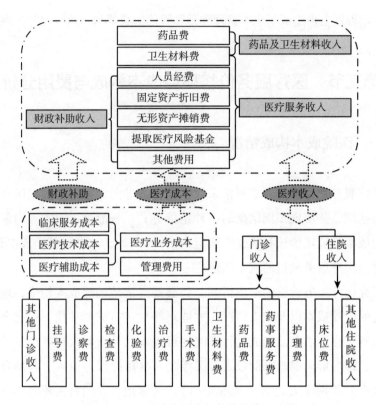

图 7 - 1　医院成本构成及其补偿收入路径

如图 7 - 1 所示，医院成本构成可以有不同的分类标准：按性质划分，为七个类别，分别为人员经费、卫生材料费、药品费、固定资产折旧费、无形资产摊销费、提取医疗风险基金和其他费用；其按功能划分，为两个类别，分别为医疗业务成本和管理费用（行政后勤类科室成本），其中医疗业务成本包含临床服务成本、医疗技术成本和医疗辅助成本。

二、医院成本构成的费用分析

以医院总体医疗成本费用构成来看，我们可以搜集辖区内每家医院的财务报表［医院会计制度中的医疗收入费用明细表（会医 02 表，如附表 3 - 1 所示）］。根据前期调研基线数据，本书以武汉市部分不同级别医疗机构财务报表数据（2012～2014 年）为例，分析其医疗成本构成情况（见表7-1）。

表7-1　　　　　2012～2014年武汉市部分不同级别医疗机构的
医疗成本构成分析　　　　　单位：%

医院类别	医院数	年份	人员经费	卫生材料费	药品费	固定资产折旧费	无形资产摊销费	提取医疗风险基金	其他费用
省部属高校医院	7	2012	28.20	15.90	42.04	3.86	0.01	0.30	9.69
	7	2013	28.60	17.58	41.62	3.95	0.06	0.30	7.90
	7	2014	27.42	18.32	41.92	3.89	0.06	0.23	8.16
	三年平均值		28.03	17.41	41.86	3.90	0.05	0.27	8.49
省直属医院	7	2012	29.81	11.25	43.52	4.46	0.02	0.28	10.67
	7	2013	29.60	13.04	43.75	4.26	0.02	0.30	9.04
	7	2014	29.43	12.86	41.68	5.49	0.05	0.22	10.28
	三年平均值		29.59	12.48	42.86	4.80	0.03	0.26	9.98
市直属医院	15	2012	33.93	12.68	36.89	3.75	0.13	0.28	12.35
	15	2013	33.44	14.67	37.31	3.78	0.14	0.26	10.41
	15	2014	32.75	15.26	36.38	3.85	0.15	0.16	11.47
	三年平均值		33.31	14.33	36.83	3.80	0.14	0.22	11.37
区直属医院	21	2012	33.82	9.86	39.29	3.95	0	0.31	12.77
	21	2013	35.65	10.72	36.24	4.02	0.01	0.26	13.09
	21	2014	33.83	11.46	35.54	4.64	0.12	0.23	14.18
	三年平均值		34.44	10.76	36.84	4.24	0.05	0.26	13.41
企业医院	5	2012	39.28	14.07	38.74	3.74	0	0.10	4.08
	5	2013	34.56	16.98	39.07	3.49	0	0.05	5.84
	5	2014	33.95	16.47	39.01	2.79	0.02	0.15	7.60
	三年平均值		35.72	15.93	38.95	3.30	0.01	0.10	5.98

从这三年平均情况看，省部属高校医院、省直属医院、市直属医院、区直属医院、企业医院中的医疗成本占比前三位：人员经费占比分别为28.03%、29.59%、33.31%、34.44%、35.72%；卫生材料费占比分别为17.41%、12.48%、14.33%、10.76%、15.93%；药品费用占比分别为41.86%、42.86%、36.83%、36.84%、38.95%。

从这五类不同类型医院的人员经费、卫生材料费和药品费等三项医疗成本合计占比情况看，2012年：86.14%、84.58%、83.50%、82.97%、

92.09%；2013 年：87.80%、86.39%、85.42%、82.61%、90.61%；2014
年：87.66%、83.97%、84.39%、80.83%、89.43%。除企业医院外，属
性级别越高，这三项医疗成本占比越高。总体来看，人员经费、卫生材料
费和药品费等合计约占到医疗总成本的80%以上。因此，这表明制定医疗
服务价格时，除药品外，要重点考虑卫生人员和卫生耗材成本。

第三节　医疗服务价格项目成本核算方法研究

医疗服务价格形成的关键因素，仍然是医疗服务项目成本，这是决定
价格的核心因素。在信息不对称的前提下，有效测定成本是合理制定医疗
服务价格的关键。本书拟测算出每个医疗服务项目消耗的总成本，包括人
力成本和非人力成本（或称物化成本）。其中，非人力成本指除药品等之
外的非人力成本，或称直接耗物价值①，相对比较容易客观测算，反而人
力成本最难真实衡量。价格不但受到医疗成本（C）的影响还受到社会其
他因素的影响，需要将其他因素的集合成为价格调整因子（λ）。

根据前期理论分析，则有：λ = ｛医用商品价格指数，医院可持续发展
费率，医疗服务技术难度，医疗服务风险程度，医疗收支结构，政府财政
补助比例、其他因素｝。据此，我们将医疗服务价格的定价模型的函数关
系式表达为：

$$P = f(C, \lambda) \tag{7-1}$$

一、医疗服务价格项目的人力成本测算分析

医疗行业是一个特殊行业，医疗服务人员的劳务成本相对较高。然
而，当初制定医疗服务价格是不含医疗服务人员工资的成本核算，即不包
含医疗服务人员的技术劳务价值。而如今在医疗机构的人员经费补偿不到

---

① 江其玫、戴静宜、胡靖雯等：《我国公立医院医疗服务价格调整模型构建与应用》，载
《卫生经济研究》2019 年第6 期，第38~41 页。

位的情况下，必须要考虑医疗服务人员的基准人力成本。

在通常情况下，医疗服务项目价格是医疗技术价值的体现，与医疗服务人员级别（包括高级、副高级、中级、初级等）的关系不是很大，而与该项目技术难度和风险程度以及所需医疗服务人员类别（医师、护师、技师、药师、工勤等）均有较大关系。原则上，测定某医疗服务项目人力成本时，不需要去区分医疗服务人员职称级别的。

按常理来说，一些技术难度大、风险程度大的医疗服务往往需要级别高的医疗服务人员，但是根据全国医疗服务项目规范工作手册内容，其对某医疗服务项目几乎并未明确需要什么级别的医疗服务人员。如静脉注射（ABAD0001）项目，只需要护士1名，其高级职称和中级职称医师操作过程和结果基本一致的，对医疗质量的影响不是很大，或者只是心理上或者感觉上的差异。虽然工作年限长的、职称级别高的医师对诊断或者手术操作方法等方面有更好的经验，但其对医疗服务项目本身价值而言，影响程度是有限的。

探索建立"基于机会成本法（社会平均期望工资）的医疗服务项目人力成本测算机制。"具体分析如下。

（一）医疗服务人员单位劳务成本测算

为了数据的相对稳定性，测定当年价格，本书采用前5年（通常取3~5年等）的社会平均工资期望值为基础，取该平均值作为医疗服务人员基本人力成本（M_0），其单位劳务成本（元/人·时）计算公式为：

$$M_0 = \frac{\text{近5年某地区在岗职工社会平均工资期望值(元/人·年)}}{12(\text{月}) \times 22(\text{天}) \times 8(\text{时})} \times \text{调整倍数}$$

$$(7-2)$$

其中，调整倍数是为了体现医疗服务人员的技术劳务价值，实现其单位人力成本高于社会平均期望工资，并借鉴国外水平，取3~5倍。本书参照社会在岗职工的平均工资和国际通行做法，并结合我国实际情况，拟采取社会在岗职工的平均工资的3倍（当然，至于多少合适，需要利益相关方协商确定），即在岗职工的社会平均工资的3倍。

本书以武汉市为例，对于武汉市的医疗服务价格制定，可选取《武汉

统计年鉴 2021》中的在岗职工社会平均工资作为参考。根据武汉市城镇非
私营单位就业人员平均工资情况（在岗职工年平均工资），结合《2012 年
版工作手册》内容，医疗服务价格人力成本按照小时换算，即医疗服务人
员人力成本=年平均工资期望值÷（12 月×22 天×8 小时），测算其人力成
本基础值及相应倍数的每小时人力成本测算值（见表 7 - 2）。

表 7 - 2   武汉市医疗服务人员平均工资期望值及人力成本测算值情况

年份	社会平均工资（元）	每小时人力成本测算值（元/小时）			
		基础值	2 倍	3 倍	5 倍
2009	33320	15.78	31.55	47.33	78.88
2010	39303	18.61	37.22	55.83	93.05
2011	45643	21.61	43.22	64.83	108.06
2012	48942	23.17	46.35	69.52	115.87
2013	53745	25.45	50.89	76.34	127.24
2014	60624	28.70	57.41	86.11	143.52
2015	65720	31.12	62.23	93.35	155.59
2016	71963	34.07	68.15	102.22	170.37
2017	79684	37.73	75.46	113.19	188.65
2018	88327	41.82	83.64	125.46	209.11
2019	98043	46.42	92.84	139.27	232.11
2020	107567	50.93	101.86	152.79	254.65

测算出武汉市前 5 年（2016～2010 年）社会平均工资期望值为
89116.80 元（=前 5 年在岗职工的社会平均工资之和÷5），其 2021 年单
位劳务成本为 42.20 元/人·时；以 3 倍为例，武汉市医疗服务人员单位劳
务成本（M_0）为 126.60 元/人·时。

（二）不同类别医疗服务人员的单位劳务成本测算

以医疗服务人员标准劳务成本（M_0）为基础，对于不同类别医疗服务
人员（医师、护师、技师、药师、工勤等）的单位劳务成本（元/人·时），
可以按照一定的比例系数 φi（i=1，2，3，4，5）进行调整。不妨设岗位
类别比例系数为 φ1：φ2：φ3：φ4：φ5 =1.0：0.9：0.8：0.8：0.7，其对
应人力成本（φi×M_0）如表 7 - 3 所示。

表 7 - 3　　　　不同类别医疗服务人员单位劳务成本（元/人·时）情况

类别	医师	护士	技师	药师	工勤
比例系数	$\varphi 1$	$\varphi 2$	$\varphi 3$	$\varphi 4$	$\varphi 4$
人力成本	$\varphi 1 \times M_0$	$\varphi 2 \times M_0$	$\varphi 3 \times M_0$	$\varphi 4 \times M_0$	$\varphi 5 \times M_0$
	$1.0 M_0$	$0.9 M_0$	$0.8 M_0$	$0.8 M_0$	$0.7 M_0$

（三）计算不同项目类别医疗服务人员的单位劳务成本

根据《全国医疗服务价格项目规范（2012 年版）工作手册》内容，除"辅助操作"外，10 个章节（综合医疗服务、病理学诊断、实验室诊断、影像学诊断、临床诊断、临床手术治疗、临床非手术治疗、临床物理治疗、康复医学、中医医疗服务 10 个小类）具有"基本人力消耗及耗时、技术难度和风险程度"，此处仅对全部具有这三个要求的医疗服务项目进行成本核算。按照一定比例系数 δj（j = 1，2，3，4，5，6，7，8，9，10），划分不同类别项目和人员的基准人力成本（$\varphi i \times \delta j \times M_0$）情况（见表 7 - 4）。

表 7 - 4　　　　不同项目类别医疗服务人员单位劳务成本（元/人·时）情况

类别	系数	医师 $\varphi 1$	护士 $\varphi 2$	技师 $\varphi 3$	药师 $\varphi 4$	工勤 $\varphi 5$
综合医疗服务	$\delta 1$	$\varphi 1 \delta 1 M_0$	$\varphi 2 \delta 1 M_0$	$\varphi 3 \delta 1 M_0$	$\varphi 4 \delta 1 M_0$	$\varphi 5 \delta 1 M_0$
病理学诊断	$\delta 2$	$\varphi 1 \delta 2 M_0$	$\varphi 2 \delta 2 M_0$	$\varphi 3 \delta 2 M_0$	$\varphi 4 \delta 2 M_0$	$\varphi 5 \delta 2 M_0$
实验室诊断	$\delta 3$	$\varphi 1 \delta 3 M_0$	$\varphi 2 \delta 3 M_0$	$\varphi 3 \delta 3 M_0$	$\varphi 4 \delta 3 M_0$	$\varphi 5 \delta 3 M_0$
影像学诊断	$\delta 4$	$\varphi 1 \delta 4 M_0$	$\varphi 2 \delta 4 M_0$	$\varphi 3 \delta 4 M_0$	$\varphi 4 \delta 4 M_0$	$\varphi 5 \delta 4 M_0$
临床诊断	$\delta 5$	$\varphi 1 \delta 5 M_0$	$\varphi 2 \delta 5 M_0$	$\varphi 3 \delta 5 M_0$	$\varphi 4 \delta 5 M_0$	$\varphi 5 \delta 5 M_0$
临床手术治疗	$\delta 6$	$\varphi 1 \delta 6 M_0$	$\varphi 2 \delta 6 M_0$	$\varphi 3 \delta 6 M_0$	$\varphi 4 \delta 6 M_0$	$\varphi 5 \delta 6 M_0$
临床非手术治疗	$\delta 7$	$\varphi 1 \delta 7 M_0$	$\varphi 2 \delta 7 M_0$	$\varphi 3 \delta 7 M_0$	$\varphi 4 \delta 7 M_0$	$\varphi 5 \delta 7 M_0$
临床物理治疗	$\delta 8$	$\varphi 1 \delta 8 M_0$	$\varphi 2 \delta 8 M_0$	$\varphi 3 \delta 8 M_0$	$\varphi 4 \delta 8 M_0$	$\varphi 5 \delta 8 M_0$
康复医学	$\delta 9$	$\varphi 1 \delta 9 M_0$	$\varphi 2 \delta 9 M_0$	$\varphi 3 \delta 9 M_0$	$\varphi 4 \delta 9 M_0$	$\varphi 5 \delta 9 M_0$
中医医疗服务	$\delta 10$	$\varphi 1 \delta 10 M_0$	$\varphi 2 \delta 10 M_0$	$\varphi 3 \delta 10 M_0$	$\varphi 4 \delta 10 M_0$	$\varphi 5 \delta 10 M_0$

目前尚未有实践证明某项目基准人力成本与其技术难度和风险程度的关系。在《全国医疗服务价格项目规范（2012 年版）工作手册》中，医疗服务项目技术难度和风险程度的取值范围为 1 ~ 100。本书理论探索依据（理论假设）是用以社会平均工资测算的医疗服务技术劳务价值（基础劳

务成本）来反映平均技术难度或风险程度下的医疗服务项目人力成本。据此，拟以项目技术难度和风险程度的平均值（50）为参考（即系数为1）。简言之，基本依据是以（某倍数的）社会平均期望工资算得到的基准人力成本，作为开展并完成某项目技术难度和风险程度均为最大值时的该项目人力成本消耗。

因此，对于人力成本，将其他低于技术难度和风险程度最大值的项目进行同比例转换，且技术难度和风险程度同等重要（权重相等），则转换成技术难度系数（$k_{diffi.}$）和风险程度系数（k_{risk}），$k_{diffi.}$ = 技术难度原始分值÷50，k_{risk} = 风险程度原始分值÷50，最终获得该项目的技术难度系数和风险程度系数（取值范围0~2）。

根据某类（δ_j）中的一个医疗服务项目的基本人力消耗（N_i）、项目耗时（T_{ij}）及由技术难度和风险程度转换而来的技术难度系数（$k_{diffi. ij}$）和风险程度系数（$k_{risk. ij}$），测算该项目的标准人力成本（$C_{B. Manp}^{ij}$）为：

$$C_{B. Manp}^{ij} = (\varphi_i \times \delta_j \times M_0) \times T_{ij} \times N_i \times k_{diffi. ij} \times k_{risk. ij} \qquad (7-3)$$

其中，$0 < k_{diffi.} \leq 2$ 和 $0 < k_{risk} \leq 2$，其他字母含义同正文中描述一样。

综上所述，本书主要根据原国家发展和改革委员会价格司、卫生部规划财务司发布的《全国医疗服务价格项目规范（2012年版）工作手册》内容，认定某医疗服务项目的人力情况为实施该项目所需要最基本人力，其人力成本按照上述单位劳务成本（元/人·时）计算公式，进行标准成本测算。如在清创（缝合）术（小）（ABEA0001）项目中，"基本人力消耗及耗时"为"医2护1；平均耗时1小时"，则认定其提供该项服务的最基本人力消耗为初级医师2名和护士1名，其医师人力成本为当地社会平均工资期望值某倍数的单位劳务成本（元/人·时）。当然，也可以按照相应比例精确到（元/人·分钟）等。

特别说明，对于没有基本人力消耗及耗时、技术难度和风险程度的项目，通过时间驱动成本作业法进行测算其标准人力成本，并将其作为定价的项目标准人力成本。

然而，对于有些项目确实对医师资历（职称级别等）要求较高，在市场需求和资源配置上，可以通过医师级别制定不同的医疗服务价格。实际上，这些有资历或职称区别的医疗服务项目，可以通过该医疗服务项目的技术难度和风险程度来区分（见表 7 - 5）。

表 7 - 5　　　不同医师职称级别的医疗服务项目技术难度和风险程度情况

项目名称	项目编码	技术难度	风险程度
普通门诊诊察费	AAAA0001	d50	d60
副主任医师门诊诊察费	AAAA0002	d60	d60
主任医师门诊诊察费	AAAA0003	d70	d60
普通门诊中医辨证论治	AAAG0001	d60	d60
副主任医师门诊中医辨证论治	AAAG0002	d78	d65
主任医师门诊中医辨证论治	AAAG0003	d80	d66
国医大师门诊中医辨证论治	AAAG0004	d100	d70

对于一些通过项目技术难度和风险程度拉不开价格差距的医疗服务项目，可以按照一定比例，对医师级别进行差别定价。可根据上述单位劳务成本（元/人·时）计算公式，测算出相应级别医师的劳务成本。

例如，可以对某医疗服务项目所需医疗服务人员进行成本划分，根据职业类别（医师、护士、技师、药师、工勤等）和职称级别（初级、中级、副高级、正高级）两部分，可以按照一定的比例系数（可协商咨询确定，不妨取职称级别比例系数为 1.0 : 1.2 : 1.5 : 1.8），分别测算不同医疗服务人员的标准劳务成本（见表 7 - 6）。如果考虑更细的话，那么可以将工作年限数为调整因子，算出更加详细的成本。

表 7 - 6　　　不同类别和职称级别的医疗服务人员标准劳务成本（M_{ij}）测定情况

类别	医师	护士	技师	药师	工勤
正高级	M_{13} ($1.8M_0$)	M_{23} ($0.9 \times 1.8M_0$)	M_{33} ($0.8 \times 1.8M_0$)	M_{43} ($0.8 \times 1.8M_0$)	M_{53} ($0.7 \times 1.8M_0$)
副高级	M_{12} ($1.5M_0$)	M_{22} ($0.9 \times 1.5M_0$)	M_{32} ($0.8 \times 1.5M_0$)	M_{42} ($0.8 \times 1.5M_0$)	M_{52} ($0.7 \times 1.5M_0$)
中级	M_{11} ($1.2M_0$)	M_{21} ($0.9 \times 1.2M_0$)	M_{31} ($0.8 \times 1.2M_0$)	M_{41} ($0.8 \times 1.2M_0$)	M_{51} ($0.7 \times 1.2M_0$)
初级	M_{10} (M_0)	M_{20} ($0.9 \times M_0$)	M_{30} ($0.8 \times M_0$)	M_{40} ($0.8 \times M_0$)	M_{50} ($0.7 \times M_0$)

注：M_{ij} 表示某类别某职称级别的医疗服务人员标准劳务成本，$i = 1$、2、3、4、5，表示医师、护士、技师、药师、工勤等不同职业类别，$j = 0$、1、2、3，表示初级、中级、副高级和高级等不同职称级别，暂不考虑无职称人员。

二、医疗服务价格项目的非人力成本测算分析

根据 2010 年财政部、卫生部关于印发《医院财务制度》的通知附件中的《医院财务制度》第五章（成本管理）内容，归纳出成本核算路径（见图 7-2）。医院业务活动实际发生的费用按照某一核算对象进行归集和分配，计算出某一核算对象成本的过程。

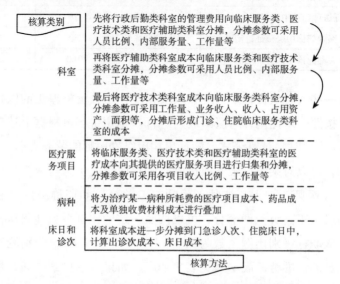

图 7-2　按核算对象划分成本核算类别及办法

医疗服务成本核算的方法比较多，常见的医疗服务成本的核算方法有全成本测算和变动成本测算等，此外，比较典型的成本核算方法是作业成本法（activity-based costing，ABC）及时间驱动作业成本法（time driven activity-based costing，TDABC）。作业成本法的产生可以追溯到 20 世纪美国杰出会计大师埃里克·科勒（Eric Kohler）提出的"作业"这一概念，并将作业活动引入会计管理中。1971 年，乔治·斯托布斯（George J. Staubus）在其出版的《作业成本计算和投入产出会计》（*Activity Costing and Input Output Accounting*）一书中讨论了作业成本法的"作业""成本""作业会计""作业投入产出系统"等有关概念，推动了传统成本会计理论变革。1988 年，美国学者罗宾·库珀（Robin Cooper）发表文章阐述了作

业成本法的相关内容，并与罗伯特·卡普兰（Robert S. Kaplan）首次明确提出作业成本法，认为成本计算的最基本对象是作业，对作业成本法的意义、运作程序、成本动因选择、成本库建立等重要议题进行全面系统分析，推动其在行业内广泛应用。

简单来说，ABC 是以作业为载体的间接归集方法，将产品（或服务）消耗的资源分配到作业中，通过成本动因（资源动因和作业动因）来计算作业量，并以作业量为基础分配间接费用的成本计算方法。但 ABC 受到行政与技术、行为与组织、文化差异性等因素影响[1]，很难被广泛采用。

医疗服务成本核算的作业成本法基本思路和计算模型如下：

1. 作业成本法计算两步程序（见图 7 - 3）

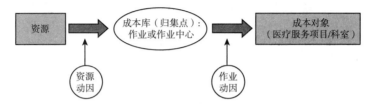

图 7 - 3 作业成本法计算两步程序（医疗成本）

2. 作业成本法计算基本步骤或概念模型（见图 7 - 4）

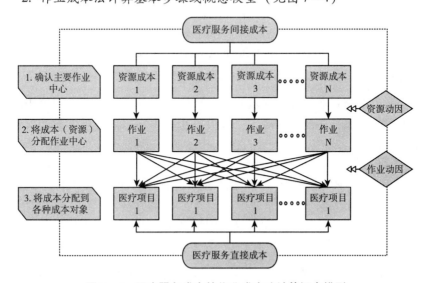

图 7 - 4 医疗服务成本的作业成本法计算概念模型

---

① Velmurugan M. S. The Success and Failure of Activity-Based Costing Systems. Journal of Performance Management, Vol. 23, No. 2, 2010, pp. 3 - 33.

医疗服务成本核算往往偏重于医疗科室成本的测算，即更多关注科室发生的直接成本，包括卫生材料费用、低值易耗品费用、劳务费用（人员工资）等，而对配合医疗活动开展所需要的管理费用等诸多其他费用并未完全纳入，即间接费用。因此，医疗服务成本核算采用作业成本法的重要目的是将管理费用归集到医疗项目成本中，使得医院成本的核算更加真实有效。但当前的公立医疗机构不完全使用作业成本法进行成本核算，主要归因于在成本精细化测算的过程中，作业成本法增大了核算工作量，未来将会有很好的应用空间。

针对作业成本法在实际应用中的局限性或缺陷，罗伯特·卡普兰（Robert S. Kaplan）又有针对性地提出时间驱动作业成本法，该法是在作业成本法的基础上，与史蒂文·安德森（Steve Anderson）为客户开发的时间改进法相结合而产生的，以修正和简化作业成本法。由于时间可以成为不同质作业的共同动因，因而在成本核算中引入时间要素，能够很好地反映出简单劳动、复杂劳动等价值差异。

探索建立"基于时间驱动作业成本法（医疗机构成本历史数据）的医疗服务项目（非人力）成本核算机制。"具体分析如下。

说明：本部分的有关内容等借鉴了前期研究课题部分成果及参考课题组成员所发表论文成果①。本书拟通过对某一区域内（如省辖区、市辖区等）医院成本进行采集和测算，获得同一级别医院内、同一医疗服务项目的医疗服务成本，尤其是非人力成本。该医疗服务项目的非人力成本是已通过医院级别调整后的项目成本，可以直接对应到不同级别医院的医疗服务项目价格。

（一）医疗服务项目二级分层成本测度总体及子模型设计

国家医疗服务价格改革相关政策中提到要理顺医疗服务比价关系，逐步提高体现医疗服务人员技术劳务价值的医疗服务项目价格。然而，理顺医疗服务项目比价关系的前提是科学、准确测算医疗服务项目成本。实际

---

① 赵要军、李建军、李淼军等：《基于估时作业成本法的医疗服务项目二级分层成本核算模型构建及应用》，载《中华医院管理杂志》2020年第8期，第682～686页。

上,《全国医疗服务价格项目规范》（2012 年版）对指导项目定价产生了一定的、积极地影响和促进,一些地方已经在制定医疗服务价格的过程中增加了新规范中三项体现医疗服务人员技术劳务价值的影响因素,即技术难度、风险程度和基本人力消耗及耗时。

鉴于此,在核算医疗服务项目成本时,应该充分考虑这些因素对成本的影响,综合考虑我国当前医疗服务项目价格的不合理现状以及公立医院改革和价格改革的迫切需要,进而探索立足我国国情、立足医疗管理体制现状和经济管理制度的,相对科学的医疗服务项目成本核算方法的研究和探索。

1. 医疗服务项目二级分层成本测度总体模型设计

时间驱动作业成本法（TD - ABC）是以时间作为分配资源成本的依据,通过经验丰富的管理人员对实际服务量和作业单位时间的可靠估计,计算出作业的成本动因率,进而计算出该项作业应分摊的成本。换言之,先通过计算单位时间资源成本和相应的作业耗时来核算分担成本[1],然后将各类作业流程成本加总得到医疗服务项目的成本。

总体上参照这一核算方法和原理,并根据国家新的《医院财务制度》与《医院会计制度》（以下简称"医院财务会计制度"）有关成本管理的政策要求,本书认为某省或市辖区内的不同级别医院医疗服务项目的成本核算可划分为以下三个基本步骤:

第一步是收集辖区内的不同级别医院医疗服务成本。以科室总体医疗成本费用构成来看,收集辖区内每家医院的财务报表［医院会计制度中的医院各科室直接成本表（成本医 01 表）、医院临床服务类科室全成本表（成本医 02 表）,分别如附件 3 中的附表 3 - 2 和附表 3 - 3 所示］,包括临床服务类科室、临床技术类科室和临床辅助类科室以及管理费用等,并将其他成本分摊转移至临床服务类科室的间接成本。

第二步是核算同一级别医院各科室成本。严格按照医院财务会计制度规定的核算范围、内容和方法进行分项逐级分摊成本,将直接发生的科室

---

① 李利平、张永庆、吴振献等:《估时作业成本法在医疗服务项目成本测算中的应用》,载《卫生经济研究》2016 年第 8 期,第 36 ~ 38 页。

成本按成本分类直接计入和间接发生的成本逐级分摊计入，最后形成临床服务类和医疗技术类的科室成本。

第三步是计算同一级别医院的医疗服务项目成本。在医院科室成本向医疗服务项目成本分配时，对于直接发生的材料、药品等成本直接计入，对于间接发生的成本采用时间驱动作业成本法的原理和方法按资源消耗的类别分摊分配，主要包括间接的人员经费、固定资产折旧、无形资产摊销和其他费用。按照这一主要研究逻辑框架、思路、方法和步骤，最终确定开展医疗服务项目成本核算理论模型，即基于时间驱动作业成本法的医疗服务项目二级分层成本测度模型（见图7-5）。

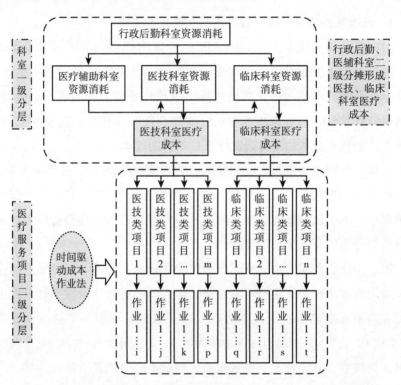

图7-5 基于时间驱动作业成本法的医疗服务项目二级分层成本测度模型

本书的项目成本二级分层测度模型是指综合借鉴现行医院成本核算方法和时间驱动作业成本法相结合的方法进行计算。在院级成本向科级成本归集的过程中，采用现行财务会计制度规定的成本核算方法，符合国家对医院成本管理的有关政策要求，这样也便于科室成本之间的比较和分析。

在医院科室成本向医疗服务项目成本归集时，把与医疗服务项目相关的直接成本直接计入，而对于发生的间接成本则主要应用时间驱动作业成本法，引入时间要素，这样可以充分借鉴时间驱动作业成本法的优势，避免传统作业成本法核算的弊端，还能够提供相对真实、准确的成本信息。通过引入社会必要劳动时间这一基准变量，采用该方法核算的成本相当于医疗服务项目的标准成本，再与医疗服务项目实际成本进行对比分析，为医院改进成本管控措施提供循证的数据支撑和参考依据。

2. 医疗服务项目一级分层成本核算子模型

国家新颁布的医院财务会计制度对医院成本管理做了专门阐述，要求把医疗过程中所耗费的全部资源都纳入医院成本进行管理，并按照成本核算和控制的对象归集、分配各项成本费用，进而实现成本核算与会计核算的并轨，以确保两种核算结果的一致性。

根据新的医院财务会计制度，医院科室划分为临床服务类、医疗技术类、医疗辅助类和行政后勤类 4 大类科室，且在成本核算方法上明确要根据项目类别逐级分步结转的方法进行成本分配。对同一级别医院的医疗成本进行同类归集与分配，以获取同一级别医院的某医疗服务项目的非人力成本。据此，本书将行政后勤类科室和医疗辅助类科室作为一级分层科室，按照现行成本核算制度的要求，先后将行政后勤类科室和医疗辅助类科室成本逐项分摊到医疗技术类科室和临床服务类科室成本。

（1）核算单元的分类和界定。

一是临床服务类核算单元：指直接为患者提供必要的临床诊疗服务科室，并能体现具体诊疗活动和诊疗的结果，可以完整归集和分配成本的核算单元。

二是医疗技术类核算单元：指为临床服务类科室和患者提供医疗技术类服务的核算单元。

三是医疗辅助类核算单元：指为临床服务类、医疗技术类科室提供辅助服务的核算单元，这些辅助服务包括提供消毒、动力等服务的核算单元。

四是行政后勤类核算单元：指医院除了临床服务类、医疗技术类和医疗辅助类 3 类核算单元之外的其他科室，主要为医院发展提供行政和业务管理以及后勤服务的科室。

（2）医院全成本核算的范围。

医院全成本是为开展各项医疗服务业务活动而产生各种资源消耗总和，按照医院财务会计制度有关规定，其核算范围包括人员经费、卫生材料费、药品费、固定资产折旧费、无形资产摊销费、提取医疗风险基金、其他费用等。

（3）医疗服务项目一级分层成本核算子模型。

医疗服务项目一级分层成本核算（见图7-6）是按照医院财务会计制度规定的分项逐级分步结转的方法进行核算的，成本分配顺序是先将行政及后勤类科室资源消耗分配到医疗辅助类科室、临床服务类科室以及医疗技术类科室，然后再将医疗辅助类科室消耗的资源分配到临床服务类和医疗技术类这两类科室中，再加上这两类科室所发生的直接成本，最终形成临床服务类科室成本和医疗技术类科室成本。

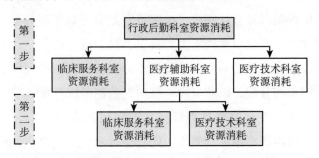

图7-6 医疗服务项目一级分层成本核算子模型

（4）科室直接成本的归集与分配。

科室为开展各项医疗服务诊疗活动所发生的直接成本，这类成本需要直接计入或按照内部服务量、内部服务项目价格等方法计算后直接计入科室的成本；间接成本是按照一定的原则和标准分配后再计入科室成本。具体计量方法如下：

一是人员经费：按照核算单元对全院职工进行准确定位，核算单元发生的各项人员经费，可以直接计入该核算单元的人力成本。

二是药品费：按照药品的进价直接计入核算单元的药品成本。

三是卫生材料费：按照各核算单元消耗的材料费用直接计入核算单元的成本；其中要对科室领用而尚未消耗的材料，视同医院库存进行管理，暂不计入科室的成本。对于对科室成本影响较大的低值易耗品可采用分期分摊的方法计入。

四是固定资产折旧：按照财务会计核算方法计提的固定资产折旧，一般不考虑固定资产的预计净残值。其中，对于房屋类的固定资产可按照核算单元的实际占用面积进行计提折旧；对于设备类的固定资产可以按照核算单元使用的固定资产进行折旧计提。

五是无形资产摊销：医院按照医院财务会计制度列入的无形资产，应当从取得的当月算起，在预计可使用的年限内，采用年限平均法分期进行无形资产摊销，同时可按照为此而受益的成本核算单元确认无形资产的摊销费用。

六是提取医疗风险基金：按照医院财务会计制度要求，医院可以按临床科室和医技科室在本期形成的医疗收入的3‰计提医疗风险基金。

七是其他费用：在房屋和设备维修费上，对于常规的维修保养费用则按照核算单元当期实际发生的数额计入，对于设备维修保养费用则按照其运维保养期间分期计入，对于计入固定资产原值的大型维修费用则按照原值计入，在此不计提折旧。在水费和电费上，可按照核算单元实际的用水和电用量计算确认当期费用；对于无法按照核算单元计量的，可按照一定的分摊方法分配计入，如可按照科室占用面积或收入等。在办公类费用上，可按照成本核算单元内实际发生的办公类费用直接计入或者按照科室的领用记录计量计入。在卫生材料以外的其他低值易耗品上，可将对核算单元成本影响比较大的低值易耗品，按照分期摊销的方式计入科室成本。其他费用可以按照核算单元当期的实际消耗量直接计入，或者根据所发生费用的相关性原则采用一定的方法计算后计入当期成本。

（5）科室间接成本的归集与分配。

对于医院各科室发生的间接成本，应当按照医院成本核算规定，遵循客观性原则、相关性原则、成本效益原则和重要性等原则要求，按照分项逐级分步结转的方法进行归集和分配，最终将资源各类消耗的成本分配到临床服务类和医疗技术类科室。

如图7-6所示的医疗服务项目一级分层成本核算子模型中的第一步分摊：行政后勤类科室的费用分摊。

　　将行政后勤类科室的费用按照医院成本核算中规定的按人员比例向临床服务类科室、医疗技术类科室和医疗辅助类科室进行分摊，并遵照分项结转的原则逐项结转。

　　其中，临床服务类、医疗技术类和医疗辅助类核算科室分摊的某项行政后勤类科室的成本 = 该科室职工人数 ÷ 扣除行政后勤类科室外的全院职工人数 × 当期行政后勤类科室各项总费用。

　　医疗服务项目一级分层成本核算子模型中的第二步分摊：医疗辅助类科室成本的分摊。

　　将医疗辅助类科室成本向临床服务类科室和医疗技术类科室分摊，并遵照分项结转的方法进行逐项结转，按照医院财务会计制度规定：分摊参数可以采用收入占比法、工作量占比法和面积占比法等。

　　① 按照收入占比法分摊：

　　某临床服务类或医疗技术类科室分摊的某医疗辅助类科室成本 = 该科室医疗收入 ÷ 全院总的医疗收入 × 当期某医疗辅助类科室各项总成本

　　② 按照工作量占比分摊：

　　某临床服务类或医疗技术类科室分摊的某医疗辅助类科室成本 = 该科室消耗的工作量 ÷ 某医疗辅助类科室待分摊的工作总量 × 当期某医疗辅助类科室各项总成本

　　③ 按照面积占比法分摊：

　　某临床服务类或医疗技术类科室分摊的某医疗辅助类科室成本 = 该科室实际占用建筑面积 ÷ 全院临床、医技科室建筑总面积 × 当期某医疗辅助类科室各项总成本

　　3. 医疗服务项目二级分层成本核算子模型

　　按照新医院财务会计制度有关规定，在完成一级分层成本归集和分摊后，就已经计算出了临床服务类科室、医疗技术类科室的科室全成本。在医疗服务项目二级分层成本中，间接成本的分摊将主要采用时间驱动作业成本法，按照单位时间资源消耗成本和单位作业所耗用的时间计算单位作业应该分配的成本，通过获得各作业成本总和，可以计算出各医疗服务项目的成本。

　　在科室成本向医疗服务项目成本归集时，以最基本的作业单元为对象

将成本划分为直接成本和间接成本，其中，直接成本可以直接归集分配到作业，间接成本则按照时间驱动作业成本法的核算原理和方法，通过计算产能成本率和成本动因率两个指标，最终得到某个作业的单位成本，进而可计算出某个医疗服务项目的成本。这一分摊方法反映了作业成本的基本思想，医疗服务项目也就是一般情况下我们所说的产品消耗作业，作业消耗资源。相反地，如果我们能够得到每项资源消耗的成本信息，就可以根据资源动因计算出各项作业所消耗的成本，最后将作业形成的成本归集分配到具体的医疗服务项目，就可以获得某项医疗服务项目的成本信息。

使用该模型（见图 7－7）进行服务项目成本核算的关键点是合理划分作业并准确估算单位作业所耗费的社会必要劳动时间。这个核算模型适用于间接成本比重大、部门作业繁多但不好分割，操作过程复杂且个性化突出的产品或服务成本核算，医疗服务即符合这个特点。由于我们在应用时间驱动作业成本法时所用到的两个参数——单位时间成本和作业耗时。通过采用社会必要劳动时间的概念很容易找到其标准值，那么以此所计算出来的医疗服务项目成本在理论上就相当于或近似于医疗服务项目的标准成本。

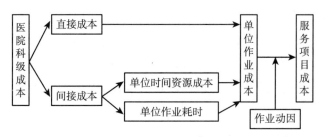

图 7－7　医疗服务项目二级分层成本测度子模型

（二）基于时间驱动作业成本法的医疗服务项目成本核算步骤

按照医疗服务项目二级分层成本核算子模型，总体上可以将医疗服务项目成本核算的基本步骤分为：

第一步，通过利用现行财务会计制度规定的成本核算方法，核算开展该医疗服务项目科室的科级全成本，即完成医疗服务项目一级分层成本测度子模型。

第二步，筛选试点科室，实地调研、分析其医疗服务项目。对科室某时间段内涉及的所有医疗服务项目进行统计、分析，并对医疗服务项目进行流程和作业划分，通过广泛调研，获取每个医疗服务项目下完成各作业所需要的社会必要劳动时间。

第三步，分别计算科室内各类资源消耗的产能成本率。如人员成本、固定资产折旧、无形资产摊销、其他费用等。其中，人员成本分摊可按照人员一定时间内预计可用产能（时间）进行时间估计，利用人员成本除以预计可用产能即可得到某科室人员成本的产能成本率，也称单位时间产能。

第四步，确定每个医疗服务项目单位作业耗时。单位作业耗时是用于分摊成本的关键参数，本书所用的单位作业耗时采用社会必要劳动时间进行衡量，这样可以在作业时间上建立时间标准，有利于不同部门进行对比分析和差异的分析以及实施成本管控。

第五步，计算医疗服务项目单位作业成本。单位作业成本，即时间驱动作业成本法的成本动因率，由医疗服务项目的单位作业耗用时间（社会必要劳动时间）和产能成本率（单位时间产能成本）相乘就可以计算出医疗服务项目单位作业的间接成本，在此基础上，再加上医疗服务项目作业消耗的直接成本就是该医疗服务项目作业的全部成本。

第六步，计算医疗服务项目的成本。按照作业动因核算医疗服务项目的成本。医疗服务项目所消耗的各类资源的作业动因数值与单位作业时间成本相乘就可以计算出每一类资源的成本，再将各类资源消耗的成本要素金额累计，就可以获得该医疗服务项目的成本。

（三）医疗服务项目的标准成本与实际成本核算

1. 医疗服务项目的标准成本核算

（1）核算的基本思路。

首先，根据成本分摊要求，计算各类资源要素的产能成本率；其次，通过社会必要劳动时间来得到项目的标准耗时，进而得到某类资源分摊后的标准成本；最后，再加上直接归集的材料等成本，就可以获得医疗服务项目的标准成本。

（2）核算产能成本率。

确定某项目实际作业时间，通常采用社会必要劳动时间来估计某时期内各类资源使用的产能（时间），记为有效劳动时间（effective working time，$T_{effe.}$）。这里要除去国家法定节假日，得到实际工作时间，记为理论劳动时间（theoretical working time，$T_{theo.}$）。一般地，有效工时率（effective man‐hour rate，$R_{effe.}$）取 80%~85%，公式如下：

$$T_{effe.} = T_{theo.} \times R_{effe.} \qquad (7-4)$$

计算科室产能成本率（元/分钟），在一级分层后形成的临床服务类科室、医疗技术类科室成本的基础上，分别计算各临床服务类科室、医疗技术类科室的人员经费、无形资产摊销、固定资产折旧和其他费用等各科各类产能成本率（capacity cost rate，$R_{capa.}$），公式如下：

$$R_{capa.} = C_{total} \div T_{effe.} \qquad (7-5)$$

其中，C_{total} 为各科各类总成本，$T_{effe.}$ 为相应资源的有效劳动时间。

计算平均产能成本率。将全院各科各类产能成本率进行算数平均（对于差异较大的，可以实现加权平均），得到院级平均产能成本率。以此类推，还可以获得全省平均产能成本率。

（3）确定项目的资源耗费。

可以参照国家的《全国医疗服务价格项目规范》（2012 年版），结合区域实际情况，通过组织专家对项目的社会必要劳动时间、人员消耗以及内涵一次性材料的用量等进行统筹计量。

（4）计算内涵一次性材料和低值易耗品。

根据咨询专家统筹计量后确定的使用数量，本书对内涵一次性材料取使用量最大的耗材价格进行成本核算；对低值易耗品取相应赋值的中位数。

（5）分摊医疗风险基金。

医疗风险基金按照专家平衡确定后的项目风险点数分摊至每个项目。

（6）计算单位医疗服务项目成本。

根据各科各类产能成本率和相应的社会必要劳动时间，计算得出某项目的人力成本、无形资产摊销、固定资产折旧和其他费用等各类成本，再加上项目直接消耗的材料费、低值易耗品以及分摊得到的风险基金等，直接得到单位医疗服务项目成本（C_{item}）和人力成本（$C_{B.\,manp}$），公式如下：

$$C_{item} = R_{capa.} \times T_{item} + E_{m.} + F_{r.} \qquad (7-6)$$

$$C_{B.\,manp} = R^*_{capa.} \times T_{item} \qquad (7-7)$$

$$T_{item} = \beta_0 + \beta_1 X_1 + \beta_2 X_2 + \cdots + \beta_i X_i \qquad (7-8)$$

其中，T_{item} 为项目消耗有效时间，β_0 是基础作业的标准时间，β_i 是额外的第 i 个作业需要的时间，X_i 是额外作业的数量；$E_{m.}$ 为不能收费的材料费（materials expenses，$E_{m.}$），$F_{r.}$ 为医疗风险基金（medical risk fund，$F_{r.}$）；R^*_{capa} 为人员的产能成本率。

（7）计算医疗服务项目的非人力成本。

根据某医疗服务项目总成本（C_{item}）和其中的人力成本（$C_{B.\,manp}$）情况，获得某医疗服务项目的非人力成本（$C_{B.\,Non-manp}$），即某医疗项目标准成本减去该项目的人力成本，公式如下：

$$C_{B.\,Non-manp} = C_{item} - C_{B.\,manp} \qquad (7-9)$$

2. 医疗服务项目的实际成本核算

（1）实际成本核算路径。

医疗服务项目的实际成本核算主要按照医疗服务项目的耗时百分比法进行直接成本分配。则有：单个医疗服务项目的耗时百分比 = 各医疗服务项目资源耗费的社会必要劳动时间总和÷科室所有医疗服务项目耗用的社会必要劳动时间总和；某项医疗服务项目的实际成本 = 该项医疗服务项目的耗时百分比×相应类别资源总成本。

在这种计算方法下，仍以社会必要劳动时间为参考标准，将实际消耗的资源成本百分之百完全分配到各个医疗服务项目，由此形成每个医疗服务项目的实际成本，这种计算方法从理论上没有考虑无效产能和浪费，如果资源得到充分利用，实际成本可能会小于或等于标准成本。由于标准成本法和该方法采用一致的"时间"界定，即社会必要劳动时间，因此，可与标准成本作对比分析。

① 人员经费：根据前期专家确定的项目耗费的平均社会必要劳动时间、所需医护技人员数，结合项目工作量进行分配。

项目分摊的人员经费（医生、护士、技师分别计算汇总）总成本 = 项目耗费的社会必要劳动时间×医生（护、技）人员数×项目工作量÷[∑该科室项

目耗费的社会必要劳动时间×医生(护士、技师)人员数×项目工作量]×科室人员经费(医生、护士、技师)总成本

②固定资产折旧：将其分为通用资产折旧（含其他费用中的房屋建筑物维修费）和专用资产折旧（含其他费用中的专用设备维修费）。

项目分摊的通用资产折旧总成本=项目耗费的社会必要劳动时间×卫生技术人员(医生、护士、技师)总数×项目工作量÷[∑该科室项目耗费的社会必要劳动时间×卫生技术人员(医生、护士、技师)总数×项目工作量]×科室通用资产折旧总成本

根据专用资产的性质，直接计入开展的项目，开展1个以上项目时，可根据操作时间进行分摊。

项目分摊的专用资产折旧总成本=项目耗费的社会必要劳动时间×项目工作量÷[∑该专用资产开展的项目耗费的社会必要劳动时间×项目工作量]×科室专用资产折旧总成本

③无形资产摊销：项目分摊的无形资产摊销总成本=项目耗费的社会必要劳动时间×卫生技术人员(医生、护士、技师)总数×项目工作量÷[∑该科室项目耗费的社会必要劳动时间×卫生技术人员(医生、护士、技师)总数×项目工作量]×科室无形资产摊销总成本

④提取医疗风险基金：项目分摊的医疗风险基金总成本=项目的风险点数×项目工作量÷[∑该科室开展的项目风险点数×项目工作量]×科室提取医疗风险基金的总成本

⑤其他费用：医院使用的水费、取暖费、电费、物业管理费等，按照一定方法区分病房和工作区耗费，分别计入床位成本和医疗服务项目成本。

项目分摊的办公费、水费、电费、印刷费、其余费用等的总成本=项目耗费的社会必要劳动时间×医生护士医技人员总数×项目工作量÷[∑该科室项目耗费的社会必要劳动时间×医生护士医技人员总数×项目工作量例数]×科室其他费用(办公印刷水电其他剩余)总成本

项目分摊的取暖费=项目耗费的社会必要劳动时间×项目工作量÷[该科室开展的项目耗费的社会必要劳动时间×项目工作量]×科室取暖费总成本

⑥ 卫生材料费（不能另外收费的材料）：项目专用的卫生材料费直接计入该项目成本，通用卫生材料费根据项目工作量进行分摊。

项目分摊的通用卫生材料费总成本 = 该项目工作量 ÷ 该科室开展的所有项目总工作量 × 该科室通用卫生材料费总成本

（2）计算医疗服务项目成本。

在计算医疗服务项目成本时，扣除相应计算标准中应扣除的财政补助部分。

某医疗服务项目成本 = 该医疗服务项目总成本 ÷ 该项目开展例数

（3）某项医疗服务项目的社会平均成本。

以上计算的各种成本均为某个成本核算单位的单位成本，将各单位的某类成本相加求和后，除以各单位工作量总和，即为某项医疗服务的社会平均医疗服务项目成本。

（4）某项医疗服务项目的实际非人力成本（$C_{A. non-manp}$）。

某医疗服务项目的实际非人力成本是由该医疗服务项目的社会平均医疗服务项目成本减去该项目分摊的人员经费成本。

3. 医疗服务项目的标准成本与实际成本分析

通过上述两种方法分别计算同一个医疗服务项目的标准成本和实际成本，因为该两种方法均使用了社会必要劳动时间（参考同类技术水平、同类劳动强度和同类熟练程度后而得到的平均社会必要劳动时间）这一基准变量，因此，这两种方法计算的结果具有相当高的可比性。当实际成本会接近或等于和小于标准成本，认为是医疗服务项目的有效产能成本，表明医院运营管理比较好；对于实际成本大于标准成本的部分界定为无效产能，无效产能可分别从人力成本、固定资产折旧、其他费用等不同产能成本产生的差异进行分别分析，从而有针对性地找出无效产能产生的原因，进而通过资源的合理配置进行不断改进。此时，医院应该寻找改进优化作业流程的办法或通过提高医疗服务人员技术水平进行改进，以及通过对标管理、预算管控、绩效考核等方式，提高科室成本管理意识，提升医院的精细化管理水平。

实际上，利用标准成本法，再综合考虑各项目的技术难度、风险程度因素后，通过计算区域内同等水平医院的医疗服务项目标准成本，为医院提供价格谈判的数据循证支撑和为价格主管部门提供制定价格的参考依据。根据价格形成思路，本研究认为不宜采用由医院提供的以往医疗成本数据测算所得的人力成本，主要考虑可能存在上报的历史数据质量问题，致使测算的这一人力成本结果具有较大偏差。因此，探索建立以区域每年公布的在岗人员"社会平均工资"为基础，获得与社会同类可比（考虑社会其他人群的期望工资差距、医疗服务人员的社会尊重地位等因素）的医疗人力成本测算结果，以更好地体现医疗服务人员的劳动价值。

相反地，历史数据能够真实地反映医疗服务的非人力成本，故本书采用时间驱动作业成本法测算结果，获得同一医疗服务项目的标准非人力成本（$C_{B.\ Non-manp}$）与实际非人力成本（$C_{A.\ non-manp}$），其计算结果往往会出现高低差异。根据理论分析结果，可以直接采用项目标准非人力成本或者实际非人力成本作为医疗服务项目的非人力基准成本。当然，也有学者建议取二者的平均值作为成本依据，但简单平均并不能真实地反映医疗服务的非人力成本。因此，本书采用基于时间驱动作业成本法测算的医疗服务项目标准非人力成本（$C_{B.\ Non-manp}$）作为医疗服务定价的成本依据。事实上，医院成本核算是一项系统而复杂的工作，这需要建立完善的成本直报和分析系统，借助信息化手段，实现医疗服务成本智能化核算。

第四节　本章小结

本章重点剖析了医疗服务价格项目成本核算的基本内涵，并根据医院成本划分标准，对样本地区医疗服务成本进行测算分析，归纳样本地区不同属性不同级别医疗机构的七大类医疗成本构成情况。基于机会成本法的社会平均工资测算医疗服务项目标准人力成本和基于时间驱动成本作业法测算医疗服务的标准非人力成本，以更好地体现医疗服务人员的技术劳务价值，为医疗服务价格项目人力成本和非人力成本核算奠定基础。

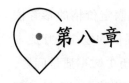

第八章

质量导向下的医疗服务分级
定价策略分析

前期在医疗服务项目核算阶段，已经就不同级别医院的医疗服务成本分别测算，以获得同一区域、不同级别的医疗服务项目成本。然而，为了实现医疗服务价格的激励性，可以基于医疗服务质量重新划定医院级别，制定相应的价格。

实际上，原有医疗服务价格考虑了医院级别进行差别定价，但是同一级别医院、同一医疗服务项目的医疗服务质量也是有差别的。2021年，国务院办公厅《关于推动公立医院高质量发展的意见》明确指出，公立医院发展方式从规模扩张转向提质增效。国家卫生健康委会同国家中医药局建立公立医院高质量发展评价指标体系，与公立医院绩效考核等有机结合。

本书在现有医院等级划分基础上，探索建立新的医院等级体系，并重点依托国家三级公立（中医）医院绩效考核标准，建立和完善医疗服务质量综合评价指标体系，为制定具有激励性和波动性的医疗服务价格奠定基础。

第一节　我国现行医院分级标准的思考与探索

根据我国《医院分级管理办法》规定，通过评审后将医院分为一级、二级、三级（不包括未定级医院），每级划分甲等、乙等、丙等，其中三级医院增设特等。根据《中国卫生健康统计年鉴2021》数据，对我国一级、二级、三级医院进行分析，暂不考虑"未定级"医院。

2020年，我国医院等级分布情况（见表8-1）显示，三级特等医院数为零，三级甲等医院和二级甲等医院占比（"占比"指占同级医院总数的比）分别达到52.74%和40.97%，而一级甲等医院只占14.85%；三级乙等医院和二级乙等医院占比分别达到15.95%和13.38%，而一级乙等医院只占4.22%；二级丙等医院占比相对最低，为0.71%。可以看出，一级甲等、乙等医院个数占比相对较低，一级未定等医院占比相对较高（79.12%）。总的来看，本书认为一级医院划分等级的意义并不大。

表8-1　　　　　　　　　　2020年我国医院等级分布情况

类别	三级医院		二级医院		一级医院	
	个数（个）	构成比（%）	个数（个）	构成比（%）	个数（个）	构成比（%）
甲等	1580	52.74	4262	40.97	1820	14.85
乙等	478	15.95	1392	13.38	517	4.22
丙等	26	0.87	74	0.71	221	1.80
未定等	912	30.44	4676	44.94	9694	79.12
合计	2996	100.00	10404	100.00	12252	100.00

注：表中未包含"未定级"医院。

在实际操作中，一级医院往往不区分甲等、乙等、丙等，以及三级医院暂无特等级别。调查发现，很多医院只有是三甲医院或者二甲医院，才会明确标记医院等级，其他常称为三级医院或二级医院。因此，本书认为1989年版的《医院分级管理办法》亟待需要修正，以符合现实需要。

通过文献研究和专家咨询等，本书首先将医院进行重新分级，其次在医院分级的基础上进行医疗服务质量分级，最后形成医疗服务项目分级价格，即融合质量规制方式进行定价。

在医疗机构分级方面，我们可以有不同的分级方法。如按照属别划分：部属部管/委属委管医院（三甲医院）、省属省管医院（三甲医院）、市属市管医院（三级医院和二级医院）、区（县）属区（县）管医院（二级医院和一级医院）等五个类别，即将医疗机构划分为5大类。直接设置每类机构的基准医疗服务价格，根据医疗机构实际状况，对每类基准价格设置上浮、不变和下调价格。

也可按照医院分类（医院等级评审）和实际运行状况，将医院重新划分为"三级六类"：三级医院分三个等级、二级医院两个等级、一级医院不区分等级。为了便于说明问题和清晰标记，拟将现有的医院等级划分进行重新归类，则"新六类"医院主要为三级三等医院（如，原三级甲等医院，记3Ⅲ）、三级二等医院（如，原三级乙等医院，记3Ⅱ）、三级一等医院（如，原三级丙等医院，记3Ⅰ）、二级二等医院（如，原二级甲等医院，记2Ⅱ）、二级一等医院（如，原二级乙等和丙等医院，记2Ⅰ）、一级医院（如，原一级甲等、乙等、丙等医院，记1Ⅰ）。在每类医院中，按照医疗服务质量评价标准，将其划分为3个梯度，即基础价格不变、上浮和下调。

特别说明，为简化等级评审分级流程，本书直接采用原有的医院等级划分序号（即三级甲等、三级乙等、三级丙等、二级甲等、二级乙等、一级），进行重新归类。当然，条件成熟后，可以重新评级医院为一级、二级、三级，以及评出三级医院的3Ⅲ、3Ⅱ、3Ⅰ类和二级医院的2Ⅱ、2Ⅰ类以及一级医院只保留1Ⅰ类。本书采用此"三级六类"的划分方式进行分级定价研究（见表8－2）。

表8－2   基于质量规制的医疗服务分级定价情况

机构分级*		医疗服务分级价格			价格代码
		波动幅度	质量调节系数（Q）		
三级医院	三级三等医院（3Ⅲ）	上浮价格（F_3）	上浮（F_5）	$(1+F_3) \times (1+F_5)$	3Ⅲ－3
			不变	$(1+F_3)$	3Ⅲ－2
			下调（F_4）	$(1+F_3) \times (1-F_4)$	3Ⅲ－1
	三级二等医院（3Ⅱ）	上浮价格（F_2）	上浮（F_5）	$(1+F_2) \times (1+F_5)$	3Ⅱ－3
			不变	$(1+F_2)$	3Ⅱ－2
			下调（F_4）	$(1+F_2) \times (1-F_4)$	3Ⅱ－1
	三级一等医院（3Ⅰ）	基准价格（三）	上浮（F_5）	$(1+F_5)$	3Ⅰ－3
			不变	1	3Ⅰ－2
			下调（F_4）	$(1-F_4)$	3Ⅰ－1

机构分级*		医疗服务分级价格			价格代码
		波动幅度		质量调节系数（Q）	
二级医院	二级二等医院（2Ⅱ）	上浮价格（F_1）	上浮（F_5）	$(1 + F_1) \times (1 + F_5)$	2Ⅱ-3
			不变	$(1 + F_1)$	2Ⅱ-2
			下调（F_4）	$(1 + F_1) \times (1 - F_4)$	2Ⅱ-1
	二级一等医院（2Ⅰ）	基准价格（二）	上浮（F_5）	$(1 + F_5)$	2Ⅰ-3
			不变	1	2Ⅰ-2
			下调（F_4）	$(1 - F_4)$	2Ⅰ-1
一级医院	一级医院（1Ⅰ）	基准价格（一）	上浮（F_5）	$(1 + F_5)$	1Ⅰ-3
			不变	1	1Ⅰ-2
			下调（F_4）	$(1 - F_4)$	1Ⅰ-1

注：①*指本书对医院分级采用参考原有分类标准进行简单的归类，仅仅提供一种思路。具体如何评审分类，此处不做研究。②表中 F_1、F_2、F_3、F_5 为相应价格区间内的上浮幅度，F_4 为下调幅度，均为波动幅度。

基准价格、上浮价格和下调价格需要进行综合考虑复杂因素进行评定，通常采取专家咨询法和经验值法等方式进行确定变动系数（如，F1、F2、F4、F5 均取 5%，F3 取 10%）。这种分类方式体现了同样医疗服务的质量差异性，具有激励规制作用。

根据文献复习和专家咨询，综合考虑地区社会经济发展情况，确定上浮和下调价格的比例，即波动幅度情况；也可在政府主导下，根据医疗机构、医保机构等利益相关者进行谈判形成波动幅度。本书给出几种差别定价的幅度情况（见表8-3）。

表8-3　　　　　　　不同强度下的差别价格波动幅度参考值　　　　单位：%

波动指标	①	②	③	④	⑤
F_1	2	3	4	5	10
F_2	3	3	4	5	10
F_3	5	6	8	10	20
F_4	2	3	4	5	10
F_5	2	3	4	5	10

注：表中的 F_1、F_2、F_3、F_4 和 F_5 与表8-2中的含义相同。

本书更关心的是如何将某一级别的医院归为医疗服务价格的上浮、不变和下调类别中。本书以综合医疗服务质量为核心指标，医疗服务价格管理局评级该属地内的医疗机构，并确定分级定价的范围（哪些医疗机构应该采用上浮价格、基准价格和下调价格）。根据"成本—质量—价格"原则，将质量指标纳入医疗服务定价机制中，以形成更加合理的医疗服务价格。

第二节　医疗服务质量分级指标体系构建与应用

一、医疗服务综合质量评价基本内容

根据《医疗质量管理办法》给出的"医疗质量"含义，其核心是医疗服务人员在临床诊断和治疗过程中，给予患者的医疗照顾程度[①]。在进行医疗服务质量评价时，既要考虑医疗服务供方（医疗机构或医疗服务人员）评价指标，也要考虑需方（患者）评价指标。如果将医疗服务质量分为技术性质量和非技术性质量，则前者主要为供方评价，后者主要为需方评价。总的来看，医疗服务质量评价都是从客观指标和主观感受两个维度来评判的。

通常地，人们将医疗服务质量分为三个部分：基础质量、环节质量和终末质量；亦有结构质量（如医院环境、科室布局、安全、文化建设、组织管理等）、过程质量（如服务窗口数、导医指示牌等）和结果质量（如工作效率、治疗质量、医疗费用、满意度等）。特别说明，在进行综合医疗质量评价时，有条件的地方可以借助互联网信息系统。如，患者就医结束后，对医院、科室、医疗服务人员等进行满意度评价。研究发现，很多医院已经在其官方网站开通患者满意度调查专栏。

二、医疗服务综合质量评价基本原则

医疗服务综合质量的高低取决于能够以最小的风险和最低的成本为医

---

① 中华人民共和国国家卫生和计划生育委员会令（第 10 号）：《医疗质量管理办法》，第四十七条。

疗服务需求者提供最适宜的诊疗服务，包括结构质量、过程质量和结果质量，且以结果质量为主。构建医疗服务综合质量指标体系，要以实用性（符合我国实际需要）、可操作性（指标要明确具体，利于掌握和操作）、可比性（评价指标的普遍意义，能够机构间横向和时间上纵向比较）等为构建原则。

医疗服务综合质量指标筛选原则为重要性（包括治疗临床意义、符合政策要求、干预敏感性等）、科学性（指标体系具有较高的信度和效度，如内容效度、表面效度）、可行性（测算该指标所需的数据是否可获得，数据获得所耗费的成本大小等）。在指标方面，要以患者为中心，注重医疗服务结果，具体表现在：一是要更加注重医疗服务的结果和医疗服务人员与患者的基本利益；二是要更加关注警讯事件（sentinel event，如病人自杀、病人手术部位辨识错误等）、意外事件（accident，非人为故意或过失所导致的不可预测事件）、异常事件（incident，操作过程中的偶然性失误等）、重大异常事件（critical incident，人为错误所致的结果等）、潜在事件（near miss，有可能发生的事件）、医疗不良事件（medical adverse event，非疾病自身而由医疗行为导致的伤害或死亡）、未造成伤害的异常事件（no harm event，错误事件发生但未造成病人伤害或病人感觉不到的微小伤害）、可预防的不良事件（preventable/avoidable adverse event，在现有知识水平下，能够避免发生的但因失误导致的不良事件）、高警讯药物（high-alert drugs，因不当使用对患者造成伤害的药物）、药物不良反应（adverse drug reaction，ADR）等一系列的"负性事件"；三是要更加强调指标的可比性；四是要制定严格的指标筛选标准。

三、医疗服务综合质量评价指标体系

由于我国已经制定出权威的《国家三级公立（中医）医院绩效考核操作手册（2020 修订版）》（以下简称"考核手册"），且具有医院评价的适用性和针对性，在医院评价指标选取上具有科学性和可操作性，以及评价指标包括医疗质量部分，也可充分利用国家的评价结果，更好地发挥其应用价值和稳定价格调节依据。因此，本书将借鉴国家三级公立（中医）医院绩效考核标准，制定本书的医院综合质量评价指标体系，最终评价属地医院医疗服务综合质量情况。对评价结果进行排序，划分机构分级得分范围，将不同服务质量的医院归到相应的分级价格类别中，进而执行相应的医疗服务价格。

我国公立医院是政府出资建设的，具有社会福利性质，其在对公立医院的考核方式和考核重点因不同发展阶段而有所区别。基于该考核手册，三级公立医院绩效考核指标体系，包含一级指标4个、二级指标14个、三级指标55个（定量50个，定性5个）；三级公立中医医院绩效考核指标体系，包含一级指标4个、二级指标14个、三级指标66个（定量61个，定性5个）。其中，三级公立医院和三级公立中医医院的一级指标（均为医疗质量、运营效率、持续发展和满意度等）和二级指标均是相同的。本书直接提取相关指标，构建三级医院医疗服务综合质量评价指标体系（见表8-4和表8-5）。

表8-4　　　　　　　　　三级公立医院医疗服务综合质量评价指标

一级	二级	三级指标	编号
医疗质量（1）	功能定位（1.1）	门诊人次数与出院人次数比	1.1.1
		下转患者人次数（门急诊、住院）	1.1.2
		日间手术占择期手术比例	1.1.3
		出院患者手术占比	1.1.4
		出院患者微创手术占比	1.1.5
		出院患者四级手术比例	1.1.6
		特需医疗服务占比	1.1.7
	质量安全（1.2）	手术患者并发症发生率	1.2.1
		Ⅰ类切口手术部位感染率	1.2.2
		单病种质量控制	1.2.3
		大型医用设备检查阳性率	1.2.4
		大型医用设备维修保养及质量控制管理	1.2.5
		通过国家室间质量评价的临床检验项目数	1.2.6
		低风险组病例死亡率	1.2.7
		优质护理服务病房覆盖率	1.2.8

续表

一级	二级	三级指标	编号
医疗质量（1）	合理用药（1.3）	点评处方占处方总数的比例	1.3.1
		抗菌药物使用强度（DDDs）	1.3.2
		门诊患者基本药物处方占比	1.3.3
		住院患者基本药物使用率	1.3.4
		基本药物采购品种数占比	1.3.5
		国家组织药品集中采购中标药品使用比例	1.3.6
	服务流程（1.4）	门诊患者平均预约诊疗率	1.4.1
		门诊患者预约后平均等待时间	1.4.2
		电子病历应用功能水平分级	1.4.3
医患满意度（2）	患者满意度（2.1）	门诊患者满意度	2.1.1
		住院患者满意度	2.1.2
	医务人员满意度（2.2）	医务人员满意度	2.2.1

表 8－5　　　　三级公立中医医院医疗服务综合质量评价指标

一级	二级	三级指标	编号
医疗质量（1）	功能定位（1.1）	门诊中药处方比例	1.1.1
		门诊散装中药饮片和小包装中药饮片处方比例	1.1.2
		门诊患者中药饮片使用率	1.1.3
		出院患者中药饮片使用率	1.1.4
		门诊患者使用中医非药物疗法比例	1.1.5
		出院患者使用中医非药物疗法比例	1.1.6
		以中医为主治疗的出院患者比例	1.1.7
		日间手术占择期手术比例	1.1.8
		住院手术患者围手术期中医治疗比例	1.1.9
		下转患者人次数（门急诊、住院）	1.1.10
	质量安全（1.2）	手术患者并发症发生率	1.2.1
		Ⅰ类切口手术部位感染率	1.2.2
		理法方药使用一致的出院患者比例	1.2.3
		大型医用设备检查阳性率	1.2.4
		大型医用设备维修保养及质量控制管理	1.2.5
		通过国家室间质量评价的临床检验项目数	1.2.6
		优质护理服务病房覆盖率	1.2.7

一级	二级	三级指标	编号
医疗质量(1)	合理用药(1.3)	点评处方占处方总数的比例	1.3.1
		点评中药处方占中药处方总数的比例	1.3.2
		抗菌药物使用强度（DDDs）	1.3.3
		门诊患者基本药物处方占比	1.3.4
		住院患者基本药物使用率	1.3.5
		基本药物采购品种数占比	1.3.6
		国家组织药品集中采购中标药品使用比例	1.3.7
	服务流程(1.4)	门诊患者平均预约诊疗率	1.4.1
		门诊患者预约后平均等待时间	1.4.2
		电子病历应用功能水平分级	1.4.3
医患满意度(2)	患者满意度(2.1)	门诊患者满意度	2.1.1
		住院患者满意度	2.1.2
	医务人员满意度(2.2)	医务人员满意度	2.2.1

进一步对所构建一级、二级、三级指标赋权重，以便获得整体得分和排名。指标权重系数是反映指标的重要性标识，且权重计算方法较多，包括主观赋权法［如层次分析法（analytic hierarchy process，AHP）、专家咨询法（delphi）、模糊分析法等］、客观赋权法（如最大熵技术法、主成分分析法等）、主客观综合集成赋权法。本书采用层次分析法（AHP）确定医院医疗服务综合质量评价指标权重。AHP 是美国运筹学家托马斯·萨蒂（T. L. Saaty）于 20 世纪 70 年代提出的一种定性与定量相结合的层次权重决策分析方法。通过将研究问题分解，建立有序的递阶层次结构模型，并通过专家咨询法对问题重要性（1 ~ 9 分）进行打分，采用 9 标度法（见表 8 - 6）构建两两比较判断矩阵，由判断矩阵计算各元素的相对权重，最后计算各层元素的组合权重。具体计算步骤如下：

表 8 - 6　　　　　　　　　　问题重要性九级标度含义

标度	含义
1	表示两个因素相比，具有同样重要性
3	表示两个因素相比，一个因素比另一个因素稍微重要
5	表示两个因素相比，一个因素比另一个因素明显重要
7	表示两个因素相比，一个因素比另一个因素强烈重要
9	表示两个因素相比，一个因素比另一个因素极端重要
2，4，6，8	介于上述两相邻判断的中值
倒数关系	若因素 i 与因素 j 重要性之比为 a_{ij}，则因素 j 与因素 i 的重要性之别为 $a_{ji} = 1/a_{ij}$

以三级公立医院医疗服务综合质量评价指标为例，进行指标权重分析：

（1）构建各层指标矩阵 X，求解各一级指标权重一级最大特征值。其一级指标 2 个（$A_{2 \times 2}$），二级指标 6 个（$B_{6 \times 6}$），三级指标 27 个（$C_{27 \times 27}$），根据矩阵 X，得出相应层级的矩阵 $A_{2 \times 2}$、$B_{6 \times 6}$、$C_{27 \times 27}$ 如下：

$$X_{ij} = \begin{vmatrix} x_{11} & x_{12} & \cdots & x_{1j} \\ x_{21} & x_{22} & \cdots & x_{2j} \\ \cdots & \cdots & \cdots & \\ x_{i1} & x_{i2} & \cdots & x_{ij} \end{vmatrix} \qquad (8 - 1)$$

其中，i = 1，2，…，m；j = 1，2，…，n。

（2）归一化处理，求特征向量特征值。计算判断矩阵 X 的最大特征根 λ_{max} 和其对应的经归一化后的特征向量 $W = (w_1, w_2, \cdots, w_n)^T$，$XW = \lambda_{max}W$，$w_i$ 为指标权重，如下所示：

$$\lambda_{max} = \frac{1}{n} \sum_{i=1}^{n} \frac{(Xw)_i}{w_i} \qquad (8 - 2)$$

（3）一致性检验，主要考虑到专家知识水平和个人偏好的影响，为保证准确度和可靠度，必须进行一致性检验。判断矩阵 X 的一致性指标 CI 计算公式为：

$$CI = \frac{\lambda_{max} - n}{n - 1} \qquad (8 - 3)$$

经过大量实验证实，随机一致性指标还是有差异性存在的，因此引入一致性比例（CR），其计算公式为：

$$CR = \frac{CI}{RI} \qquad (8-4)$$

其中 RI 为随机一致性指标，其取值可以通过阶数查得（见表 8-7）。当阶数为 1 和 2 时，RI 为 0。

表 8-7 　　　　　　　**3~12 阶平均随机一致性指标的取值情况**

阶数	3	4	5	6	7	8	9	10	11	12
RI 值	0.58	0.90	1.12	1.24	1.32	1.41	1.45	1.49	1.52	1.54

当 CR 计算出来后，可以进行如下判断：CR = 0，则判断矩阵一致性很好，CR < 0.1 时，判断矩阵一致性较好，CR > 0.1 时，判断矩阵一致性较差。

通过权重计算，可以获得三级公立医院医疗服务综合质量评价的一级指标（w_1 和 w_2）、二级指标（$w_{1.1}$，$w_{1.2}$，$w_{1.3}$，$w_{1.4}$，$w_{2.1}$，$w_{2.2}$）、三级指标（$w_{1.1.1}$，$w_{1.1.2}$，…，$w_{2.2.1}$）权重，进而计算辖区医院医疗服务综合质量评价得分，并进行排序，将不同得分的医院执行相应的质量分级后的医疗服务价格。

同理，可以获得三级公立中医医院医疗服务综合质量评价权重，获得综合质量评价得分和排序结果，进而得出不同医院执行相应的质量分级后的医疗服务价格。在指标权重确定中，可由省级或地市级卫生健康委组织专家组开展三级公立（中医）医院医疗服务综合质量评价指标权重相关评判。

四、医疗服务综合质量评价结果应用

考虑到同样级别医院，其服务能力和质量也会有较大差别，用同样的医疗服务制定同样的价格（服务有差别，价格无差别）是不公平的，也是不科学的。通过医疗服务综合质量评价结果进行分级，可以将质量调节系数（Q）作为医疗服务分级价格依据。评价结果参考表 8-2 分类标准，计算医院的医疗服务项目价格。例如某医疗服务项目在三级Ⅲ类医院中，可根据前 5 年的总体医疗服务质量确定其接下来的 5 年价格应该采用哪一种（如 3Ⅲ－1、3Ⅲ－2 或 3Ⅲ－3）。这种做法完全可以通过信息化手段来实现，这种服务质量分级能够盘活医疗服务价格，实行动态调整，促进医疗机构控制成本和提升服务质量。可综合考虑地区社会经济发展情况并根据利益相关者进行谈判结果，确定上浮和下调价格的比例（F_1、F_2、F_3、F_4、F_5），即波动幅度情况。

第三节　本章小结

本章重点剖析现行医院等级划分应用现状，并提出按照医院等级评审和实际应用状况，将医院等级重新划分为"三级六类"：三级医院分三个等级、二级医院分两个等级，一级医院不区分等级。在此基础上，将医疗质量纳入医疗服务分级定价中，形成一定的波动价格，而不是高强度规制下的固定价格合约或者最高上限价格。依托国家三级公立医院绩效评价指标体系，构建公立医院医疗服务综合质量评价指标体系和基于医疗服务质量的医疗服务项目分级定价机制模型。

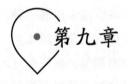

第九章

医疗服务价格形成的规制理论模型研究

本章根据前述医疗服务价格形成的基本要素、关键路径和分级策略等内容，重点对医疗服务价格形成的整个过程及相关要素进行理论归纳，构建基本医疗服务价格形成机制综合概念模型，为医疗服务项目定价与调价奠定基础。

第一节　医疗服务价格形成机制综合概念模型

价格是脱离不了成本的，制定医疗服务价格必须依靠医疗服务成本。根据价格形成思路和成本测算理论，本书初步构建基于社会平均期望工资和时间驱动作业成本法的成本测算机制，计算医疗服务项目的人力成本和非人力成本，充分考虑关键决定要素，建立成本导向下的医疗服务价格形成机制综合概念模型（见图 9－1）。医疗服务项目成本测算是价格形成的关键环节，其中项目人力成本是指采用某一省级或者地市级辖区范围内的社会平均期望工资测算而得的；项目非人力成本是指在该省级或者地市级辖区范围内，以同一级别医院的成本分摊而得的，即会分别测算出一级、二级、三级医院的同一医疗服务项目的非人力成本。

本书在前面已经提到过项目成本划分，即将医疗服务成本分为两类，即人力成本和非人力成本。在该模型中，非人力成本包括卫生材料费用、

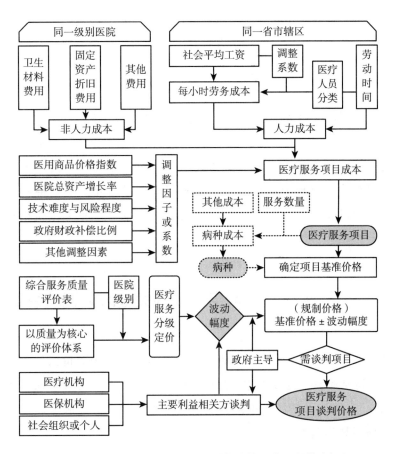

图9－1　激励规制视角下的医疗服务价格形成机制基本框架

固定资产折旧费用和其他费用。卫生材料费用包括医用卫生材料消耗（含试剂）、低值易耗品费用等；固定资产折旧费用包括房屋折旧、家具折旧和仪器设备折旧等费用；其他费用包括基本生产消耗费用（煤、水、电、气、油、维修等相关费用）、业务费用（办公用品、差旅等费用）和其他应列而未列入的相关费用等。

在当前取消药品加成背景下，医疗机构不能通过药品来获取额外补偿，我们研究医疗服务成本时，暂不考虑药品成本因素。与药品相关的服务人员成本，直接划归为人力成本。

一般地，按病种付费标准是源于按医疗服务项目成本定价的，不妨将其看作是对医疗服务项目以及其他相关医疗服务的打包价格。换句话说，研究医疗服务项目定价是为后续研究以病种、DRGs 定价打下坚实的基础。医疗服务收费类别可以是医疗服务项目、病种、服务单元等，其定价原理大同小异，可参考执行。

本书采用时间驱动作业成本法进行医疗服务项目成本分摊和基准成本测算，以获得医疗服务项目成本的人力成本和非人力成本构成比。进一步考虑社会平均期望工资，以期还原真实的人力成本。具体通过人力成本和构成比测算医疗服务项目的非人力成本，再充分考虑价格关键决定因素或调节系数，最终形成医疗服务定价机制模型。因此，本章将重点分析医疗服务项目成本及定价概念模型，确定医疗服务项目的基准价格和波动幅度。

第二节　医疗服务价格形成的关键因素调整系数

通过文献理论分析和专家咨询，本章节认为医疗服务价格形成的关键决定因素除成本外，还要考虑医疗服务成本补偿（医院医疗收入中的财政补助占比）、医院可持续发展能力的总资产增长率、医疗服务质量、医用商品价格指数等因素。

一、医疗服务价格的成本补偿机制分析

公立医院改革要求取消药品加成，实际上可以看成是对公立医院补偿机制的一次重新定义。弄清楚补偿机制，就能更好地去调整医疗服务价格，把医疗服务人员的医疗服务价值通过医疗服务价格体现出来。换言之，医疗服务成本不能被医疗服务价格真实地反映出来，造成了医疗服务价格扭曲。在经济利益驱使下，医院及医疗服务人员的医疗行为倒向于"诱导需求""道德损害"等，"以药养医"的病态补偿机制必然成为医院运行发展的主要机制，公立医院的宗旨在实际操作中发生变质，关系亿万群众切身利益的医疗服务价格改革势在必行。

众所周知，取消药品加成后，医院补偿渠道变为政府财政补助和医

疗服务收入。在政府补助中，其对医疗机构补偿方式主要有基本支出补助和项目支出补助。其中，基本补助支出主要有离退休人员经费补助、政策性亏损补贴等经常性补助；项目支出补助主要有基本建设和设备购置、重点学科发展和公共卫生专项补助等。政府补助来源于中央财政、省级财政、市级财政、县级财政等。这部分的补助可以从医院财务报表中获得，据此测算出医院医疗总收入中的政府财政补助收入（基本支出）比例（S），暂不考虑项目支出部分。尽管政府财政补助不针对某一项医疗服务项目，但是作为医院收入的一部分，可以均摊到医疗服务项目价格补偿上。

事实上，每家医院的财政补助收入占医院的收入比重是不同的。根据历年《中国卫生健康统计年鉴》数据，可以了解我国公立医院收入中财政补助构成平均情况。如表9－1所示，我国一级、二级、三级公立医院财政补助收入占医院总收入的比分别为22.52%、15.15%和8.72%。这说明医院总收入中的财政补助收入占比维持在30%以下，有利于后期指导确定财政补助收入占比范围。

表9－1　　　　　2016～2020年平均每家公立医院总收入中
财政补助收入占比情况 单位：%

年份	三级医院	二级医院	一级医院
2016	7.07	12.81	17.64
2017	7.18	13.04	17.84
2018	7.77	13.10	19.18
2019	8.07	13.17	23.96
2020	13.12	22.58	32.89
五年平均构成	8.72	15.15	22.52

二、医院总资产年均增长率分析

医疗机构的可持续发展是当前医疗服务价格改革的一个基本要求或原则，医疗机构在收支平衡的基础上，要有一定的结余，以便生产再扩大，医疗机构的总资产可持续增长，但要符合社会经济发展规律。按照政策文件要求，医疗机构发展方式从规模扩张转向提质增效，即地区医疗机构的发展规模以及发展速度要合理。实际上，总资产增长率越高，表明医疗机构在一定时期内经营规模扩张的速度较快。因此，根据《医院会计制度》和《医院财务制度》内容及要求，我们选取总资产年均增长率（annual growth rate of total assets，R）来反映医院的可持续发展能力。

本书将区域内的一级、二级、三级医院总资产年均增长率分别控制在30%、20%和10%，这样选择是考虑政策要求，控制大医院的发展规模和无序竞争，帮扶建设基层医院，促进基层医院的发展，也符合分级诊疗制度的要求。实际上，该指标的确定要考虑地区实际发展情况，一般是由规制机构与其他利益相关机构共同来确定的，而不是考虑某一医院单体的总资产年均增长率，不同地区可以采取不同的总资产年均增长率控制医院规模发展水平。

三、医用商品价格指数分析

随着社会经济水平的变化，医疗服务价格会受到社会物价水平的影响或受到通货膨胀的影响。医疗价格指数是卫生部门进行医疗服务定价的重要参考依据[1]，即定价过程中要关注医疗成本与物价水平的关系。特别在分析医疗费用增长时，要充分考虑物价上涨与通货膨胀等因素，不要仅关注医疗费用上涨总体情况而忽略不合理增长部分。

在进行文献复习时，医疗服务价格指数在统计年报里还没有呈现出来，在进行医疗价格相关研究时，学者通常采用医用商品价格指数（medical commodity price index，MCPI）。根据人民网法律法规库《医用商品价格指数编制办法》指出，医用商品包括卫生材料、小型医疗器械、被服器具、文具印刷图书、维修材料、杂项消耗、能源消耗和商品性劳务等[2]。

商品价格指数被应用到医疗服务价格制定中，可以追溯到英国的价格

---

① 医疗价格指数课题组：《医疗价格指数的编制方法》，载《中国卫生经济》1996年第7期，第26~29页。

② 1987年卫生部颁布的《医用商品价格指数编制办法》。

上限规制模型，在《微观规制经济学》一书里有具体模型介绍[1]如下：

$$\overline{P}_t = \overline{P}_{t-1}(1.0 + [I - X] \div 100) \qquad (9-1)$$

其中，以 $\overline{P}_{t-1}$ 为基准年，以下各年改动的上限价格为 $\overline{P}_t$，I 为该年零售物价上涨率，X 为某行业生产率上涨率。

在进行医疗服务价格规制时，通过对最高限价模型式（9-1）进行修正，提出的医疗服务规制模型[2]为：

$$P_{it} = (\alpha C_{iH} + \beta C_{iR})_{t-1}(1 + \nu)(1 + MRPI - X) + K_{it} + D_{it} \qquad (9-2)$$

其中，P_{it} 为 t 时期医疗服务 i 的规制价格，C_{iH} 和 C_{iR} 为医疗机构上报的医疗服务成本和规制机构确定成本，α 和 β 为各自权重，均为正，且 $\alpha + \beta = 1$。ν 为投资回报率或者说平均利润率，MRPI 为医用商品价格指数（本书将其简写为 MCPI，而非 MRPI），K_{it} 为医疗服务 i 预期当期资本支出，D_{it} 为不能得到补偿的成本。

后来，在考虑质量因素的情况下，再次对医疗服务价格规制模型式（9-2）进行修正[3]：

$$P_a = Q[(\alpha C_{iH} + \beta C_{iR})_{t-1}(1 + \nu)(1 + MRPI - X)] + D_{it} \qquad (9-3)$$

重点考虑质量调整系数 Q（但并未给出如何计算质量调整系数），MRPI 为广义医用商品价格指数，其他字母含义同式（9-2）。

这些研究从商品价格指数过渡到医用商品价格指数，始终把价格指数看成重要的影响因素。本书也将继续考虑该因素，并提出可操作性的规制模型。

第三节　基于激励规制的医疗服务价格形成机制理论模型

基于前面的分析，我们在定价时，充分考虑各种因素对医疗服务价格

---

① ［日］植草益，朱绍文、胡欣欣等译：《微观规制经济学》，中国发展出版社1992年版，第161页。

② 李丽：《我国医疗服务价格规制的理论与实证分析》，山东大学学位论文，2007年。

③ 贾洪波、刘玮玮：《医疗服务价格管制：理论模型与我国的改革取向》，载《中国卫生经济》2013年第7期，第29~31页。

形成的影响。这里给出的定价模型，测算的是基准价格，结合医疗服务分级定价模型（医院等级 + 医疗质量）和利益相关方谈判机制，最终形成基于激励规制视角的医疗服务基础定价模型。

一、医疗服务项目定价模型

本书的核心主线是从质量方面对原有的价格上限规制进行修正，是在原有医疗服务定价基础上开展研究的。最具有代表性的成本加成定价公式如下：

$$P = (1 + r) \times C \qquad (9-4)$$

其中，P 为医疗服务项目价格，r 为加成率（收益率），C 为医疗服务项目成本。如果对医疗服务项目成本（C）进行分解，可以转换成新的定价公式如下：

$$P = (1 + r) \times (p_1 + p_2 + p_3 + p_4 + p_5) \qquad (9-5)$$

其中，p_1、p_2、p_3、p_4、p_5 分别为医疗服务项目的标准人力成本、材料成本、固定资产折旧及维护费用、无形资产摊销费、提取医疗风险基金等。在取消药品加成的基础上，构建了医疗服务项目重建模型[1]如下：

$$P = a(1 + b)(1 + c)(1 + n)\left(1 - \frac{d}{1 - d}\right) \times (EFp_1 + p_2 + p_3 + p_4 + p_5)$$

$$(9-6)$$

其中，a 为医院分级系数，b 为管理费用率，c 为运行费用率，d 为医院总收入中的财政补助收入（基本支出）占比，n 为医院发展基金率，E、F 分别为医疗服务项目技术难度和风险程度系数。

在考虑医生劳动价值后，提出的医疗服务项目定价模型[2]如下：

$$P_a = (C_1 \times D_1 + C_2 \times D_2) \times J_a \qquad (9-7)$$

其中，C_1、C_2 分别为医疗服务项目的人力成本和辅助成本，D_1、D_2 分别

① 冯欣：《取消药品加成后的医疗服务项目定价模型实证研究》，载《中国卫生经济》2014年第3期，第76~77页。

② 邹俐爱、许崇伟、龙钊等：《医疗服务项目定价模型研究》，载《中国卫生经济》2013年第1期，第74~75页。

为相应成本在不同地区的差异调整系数，J_a 为不同级别医院调整因子。

借鉴以上的研究模型，本书将结合前面对医疗服务价格规制模型分析，将医疗服务的人力成本采用社会平均工资调整值，并考虑关键影响因素，提出基于成本的医疗服务价格形成基础模型（包括定价模型和调价管制模型两部分）：

（1）在取消药品加成的基础上，考虑医院总资产年均增长率、政府财政补助比以及标准人力成本和非人力成本后，计算关键因素调节后的基准价格如下：

$$P_\Delta^g = [(1+R) \times (1-S)] \times (C_{B.Manp}^{ij} + C_{B.Non-manp}) \quad (9-8)$$

其中，P_Δ^g 表示第三方研究者制定的 g 级医院的某医疗服务项目基准价格，g = 1，2，3 表示一级、二级、三级医院数。R 为医院总资产年均增长率，S 为政府财政补助收入（基本支出）占医院总收入的比重，1 − S 为扣除财政补助后的收入占比，且根据历史数据显示 S 维持在 30% 以下。$C_{B.Manp}^{ij}$ 和 $C_{B.Non-manp}$ 分别为某级别医院的、某一医疗服务项目的标准人力成本和非人力成本。i = 1，2，3，4，5，表示医师、护师、技师、药师、工勤等不同类别医疗服务人员；j = 1，2，3，4，5，6，7，8，9，10，表示综合医疗服务、病理学诊断、实验室诊断、影像学诊断、临床诊断、临床手术治疗、临床非手术治疗、临床物理治疗、康复医学、中医医疗服务 10 个小类。

一般地，在制定价格时，可以充分考虑医院医疗服务质量调整系数（Q），以促进医院改善医疗服务质量，即有医疗服务项目规制价格（$P_\Delta^{g'}$）公式如下：

$$P_\Delta^{g'} = [(1+R) \times (1-S)] \times (C_{B.Manp}^{ij} + C_{B.Non-manp}) \times Q \quad (9-9)$$

至于 Q 为多少合适，需要考虑综合因素。根据专家咨询和医院医疗服务质量评价结果进行获得，其余字母同前面公式中的含义。进一步结合医疗服务质量分级（将在下一章节介绍），最终测算出基于医疗服务分级的医疗服务项目政府规制价格。

（2）对人力消耗占主要成本，体现医疗服务人员价值的医疗服务项目，需经过利益相关方谈判后形成的谈判价格，计算方式如下：

$$P_{benchmark}^{g'} = \tau_1 P_1^{g'} + \tau_2 P_2^{g'} + \cdots + \tau_n P_n^{g'} \quad (9-10)$$

其中，$P_{benchmark}^{g'}$ 表示利益相关方谈判后的谈判价格；$P_i^{g'}$ 和 τ_i 分别为利益相关者 i 所确定的 g 级医院的初步价格和谈判后的价格权重，而且 i = 1，2，…，n，及 $\tau_1 + \tau_2 + \cdots + \tau_n = 1$。当然，这里的第 i 个利益相关者可以采用第三方研究者制订的模型式（9-4）计算初步价格。此外，本书不在具体详细阐述如何确定不同利益相关者的权重（在实证部分中，此权重仅通过专家咨询确定）。式（9-10）是充分考虑医疗服务价格制定过程中的利益相关者这一因素，使价格的形成过程更加合理、公平。当然，这会增加医疗服务定价的成本。

二、医疗服务项目调价模型

当医疗服务价格调整的触发条件满足时，要调整医疗服务项目价格（或者优先调整项目价格），可以采用原有定价模型重新测算项目医疗服务价格，也可以采用基于医疗服务价格变动指数的价格调整模型。

本书借鉴价格上限规制模型思想，引入医用商品价格指数和医疗行业生产率上涨率等指标，也可以考虑使用医疗服务项目成本变动指数。对初定的医疗服务基准价格进行调整和规制如下：

$$P^g = (1 + MCPI - X) \times P^{g'}_{benchmark} \qquad (9-11)$$

当不存在利益相关方的谈判价格时，$P^{g'}_{benchmark} = P^{g'}_{\Delta}$，则有：

$$P^g = (1 + MCPI - X) \times \left[(1 + R) \times (1 - S) \right] \times (C^{ij}_{B.\,Manp} + C_{B.\,Non\text{-}manp}) \times Q$$
$$(9-12)$$

其中，MCPI 表示医用商品价格指数，X 表示医疗行业生产率上涨率，其余字母同式（9-9）中的含义。

第四节　医疗服务价格利益相关方谈判机制模型

根据推进医疗服务价格改革改革意见，对人力消耗占主要成本，体现医务人员技术劳务价值、技术难度和风险程度的医疗服务，公立医院综合改革试点地区的医疗服务价格可探索由政府主导、利益相关方谈判形成。实行市场调节价的医疗服务，由医保经办机构综合考虑医疗服务成本以及社会各方面承受能力等因素，与医疗机构谈判合理确定医保支付标准，引导价格合理形成。实际上，我国医疗服务价格谈判机制是不健全的，虽然政策给出价格谈判环境，但具体谁来谈、和谁谈、怎么谈、谈什么等问题依然相对模糊，这也影响着医疗服务价格谈判的进程以及谈判机制的形成。本书是在医疗服务价格改革背景下进行的，要先厘清改革的任务和目标，即以"取消药品加成"为突破口，理顺医疗服务价格，实现财资金保障可持续、医保基金可承受、群众负担总体稳定、医院健康可持续发展、医疗服务人员价值得到体现。在这样的利益相关者期望目标下，进行医疗服务价格定价或调价。

一、医疗服务价格利益相关者概述

根据国家发展改革委等四部委发布的《推进医疗服务价格改革的意见》可以发现，无论在公立医疗机构还是非公立医疗机构，都强调探索"谈判形成价格"的机制。实质上，想要表达的是汲取各方意见，这样可以照顾到患者、医疗服务人员、医疗机构、医保机构、政府部门、社会组织等利益相关方的价格话语权，形成实现各方利益诉求均衡状态的价格。也可以从不同的利益相关方出发，研究和制定医疗服务价格。我国医疗服务价格形成的利益相关者如图9-2所示。

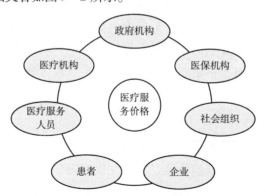

图9-2　我国医疗服务价格形成利益相关者

本章节重点分析利益相关者对医疗服务价格形成的重要作用和基本权利，即我们不但知道有影响，还要知道如何影响医疗服务价格制定的。

1. 政府机构代表

主要负责医疗服务价格运行监管，对保障国民基本医疗服务需要的项目实现价格管制（基本医疗服务的最高价格），实行价格报备制；加大具有福利性的医疗卫生经费投入，并对经费使用情况进行监管。

政府财政投入要实现可持续和可承受。政府是对人民负责的，是管理和服务于人民群众的，而且政府职能逐渐从管理型转变为服务型。从公共服务看，国家卫生服务制度决定了政府举办医疗机构，并通过税收等形式实现再分配，拨款（政府补助手段）给医疗机构或有关部门，以维持其正常运转。

公立医院的性质决定了其医疗服务要具有公益性和社会福利性，政府以补助的形式承担医院的部分运行成本，或为国民购买医疗服务的方式。在医疗服务费用一定时，政府补助越高，患者个人的负担就会相对越低。医疗服务价格改革方案强调要落实政府投入责任。因此，定价时要考虑政府对公立医院的财政补助资金占医疗收入的比重等因素。

2. 社会组织代表

根据医疗服务行业特点，强化医疗服务价格规章制度的建设和医疗行业管理，并从行业角度，制定医疗服务价格。我国已经组建相对比较完善的中华医学会（及地方医学会）及分专业委员会，如内科学分会、外科学分会、妇产科分会、呼吸病学分会、影像技术分会等近百个专业学会；此外还有中华预防医学会（及地方预防医学会）及分专业委员会、中国医院协会、中国医师协会、中国红十字会等。这些学会组织拥有该领域的高级专业技术人员，对本专业的医疗服务项目或者病种价格应该具有较高的话语权，制定医疗服务价格要充分考虑社会组织，以发挥其自身力量，参与制定合理的医疗服务价格。

3. 医疗保险机构代表

在保证基金运行的前提下，根据每一位患者的医疗服务项目和可支付费用，确定医疗服务项目的价格。在"三医联动"的大背景下，医疗保险机构在医疗服务过程中具有重要的地位，主要表现在医保支付方式上。患者进行医疗服务消费时，报销部分由医疗保险机构承担，换句话说，医疗保险机构为患者购买部分医疗服务。总而言之，医疗保险机构在医疗服务价格制定中具有重要的作用。在未来的医疗服务价格制定趋势中，医疗保险机构应该积极发挥一定的主导作用。

4. 医疗机构代表

在保证医院可持续发展的前提下，将医疗服务院级成本分摊到科室，并以科室为单位，制定符合医院利益的合理医疗服务价格。

医院收入保持同期水平，不影响医院的可持续发展。医院正常运行需要成本，即医疗服务成本，包括人力成本、医用耗材和药品成本、固定资产折旧、无形资产摊销费、提取医疗风险基金和其他费用。我国社会经济发展的不充分不平衡性，决定了不同区域之间的医疗负担能力和服务需求的差异性。医院所处的区域位置不同，其医疗成本也不相同。经济发达地区的医院运行成本相对高于欠发达地区，定价时应需要区域调整系数。运行成本与医疗服务价格成正比，成本越高，医疗服务价格也应越高，以补偿医院的收入。

5. 医疗服务人员代表

医疗服务人员是医疗服务的实际参与者，是医疗服务价格的实际执行者，这就要求医疗服务项目价格要体现医疗服务人员的技术劳务价值。事实上，医疗服务人员更多关注的是薪酬状况，其收入要符合自身的技术服务价值，要满足自身的社会尊重感。根据国外的医生薪酬状况和我国社会平均工资状况，建议我国的医疗服务人员的人力成本要达到社会平均工资的3～5倍，特殊专业医疗服务人员的人力成本甚至可以达到8～10倍。

当然，医疗服务人员的薪酬情况，不单单是通过医疗服务价格实现的，还有各个地区各个医院的薪酬制度决定的。在这里，我们仅探讨按照国家医疗服务价格改革要求，合理调整体现医疗服务人员医疗服务价值的医疗服务项目价格。如何更好地体现医疗服务人员的技术劳务价值，这势必要充分考虑医疗服务人员对价格制定的话语权。也就是说，医疗服务价格的制定过程要由医疗服务人员代表参与。

6. 患者群体代表

结合物价水平情况，确保医疗费用处于当年的可接受范围。患者要能承受起医疗经济负担。在医疗服务过程中，患者是医疗服务的需求者和最终受益者，也是最重要的利益相关者。患者作为经济人，是以追求自身健康和经济利益为根本目标，通俗地讲"花最少的钱，把病看好"，这里的

"好"是指优质的医疗服务过程和痊愈的医疗服务结果。在同样把病看好的情况下,支付的医疗费用越低越好。换句话说,医疗经济负担不能变成生活的经济负担。在理想状态下,医疗费用的增长幅度不能高于居民收入水平的增长幅度,医疗花费不能形成家庭的灾难性支出。医疗服务价格改革要加强与医疗支付、医疗控费等政策的衔接,保证患者经济负担总体不增加,要充分考虑患者的平均经济承受能力。

7. 企业组织代表

在医疗服务中,医院及其医务人员为患者提供医疗服务时,需要医用药品、医用耗材、医用设备等,而其供应商或者生产销售企业给定医院的进货价格,影响医院的医疗服务成本,最终转移到患者医疗负担上,这表明制定医疗服务价格时还要考虑药品和耗材的供应商等企业代表。此外,医疗服务包括线下实体医疗服务和网络线上医疗服务等方式,其中线上医疗服务需要软硬件服务商、医疗网络服务网等提供技术和网络支撑。因此,在定价过程中,要充分考虑医疗服务网络和软硬件供应商的服务成本。比如,远程医疗服务需要网络运营商提供专用医疗网络和设备。

二、医疗服务价格谈判的基本思路

前面已经分析了主要影响因素,实际上也是医疗服务价格形成的重要利益相关者。我们已经阐述了医疗服务价格形成机制的核心是定价权由谁掌握的问题。这里分析利益相关者就是探讨利益相关者所拥有的价格定价权有多大比重以及如何行使定价权的问题。以公立医疗机构的基本医疗服务为研究突破口,在信息不对称前提下,可以由医保经办机构与医疗机构谈判形成医保支付标准。这个方面的研究相对比较多,而直接在政府主导下,利益相关方谈判形成价格的研究相对较少,这也是一个全新的研究领域。

从改革情况看,2016 年 10 月,安徽省率先对技术难度大的手术服务实行"谈判价格",即手术服务价格"可商量"。换言之,对一些技术难度大的医疗服务可以预先谈好价格,实际上是为了提高手术服务价格。在这种信息不对称前提下,医生对复杂疾病拥有绝对的信息,而患者只能听从医生传达的信息，双方无法进行公平的讨价还价，患者要么选择做手术要么不做手术，而往往前者是最终的决定，这样就表明无论医生给出什么价格，患者都要接受。谈判建立的前提条件是双方基本处于地位平等与力量均衡状态，这说明单纯的医患之间谈判形成价格是不公平的、不可行的。

从国内实施状况和学者研究情况看，政府主导下的利益相关方谈判最终还是回归到医保经办机构和医疗机构主体之间的谈判上，并且较多集中在按病种付费的支付标准上。本书重点不单是如何谈判（谈判方式），更是谈判依据或者说谈判信息，即医疗服务的成本确定。每个利益相关者认定的医疗服务成本是不同的，这种差异矛盾冲突是谈判的基础。

医疗服务价格涉及作为医疗服务提供方的医疗机构、作为医疗服务主要支付方的医保机构、作为医疗服务需方的患者，以及政府财政等有关部门、医用耗材供应商等。医疗服务价格谈判的动因是医疗费用和医保资金的过快增长，各个利益相关方对医疗价格整体满意度不高。由于医疗服务项目价格要满足各方利益诉求，需要各方参与，因此需要制定详细且符合实际情况的医疗服务价格谈判方案。医疗服务价格谈判是在政府主导下，由主要利益相关者参与、针对医疗服务项目价格和医保支付标准进行谈判，形成均衡价格。价格谈判要以医疗服务质量为前提、合理价格为目标，满足利益相关者合法合理诉求。具体谈判思路框架如图 9 - 3 所示。

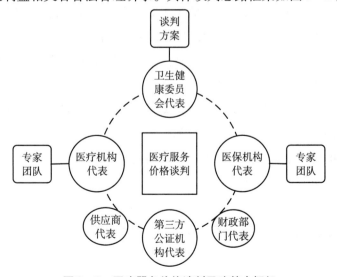

图 9 - 3　医疗服务价格谈判思路基本框架

从谈判主体及其职责来看，医疗机构是医疗服务项目价格政策的关键执行者，且具有充分掌握医疗服务项目的成本消耗和技术价值的谈判优势；其要承担降低医疗服务成本及提升医疗服务技术和质量的重要责任，为人民群众提供医疗服务。医保机构是政府和患者的医疗服务支付代理人，维护医保资金安全，监管医疗服务供方行为，尤其是医保资金使用行为。实际上，医保机构作为谈判方，其利益诉求是提高医保资金的使用效率，促进医保资金的合理使用，这也是医保机构的职责所在。此外，政府财政部门的有限财政资金支持、医用耗材等供应商的市场价格等都会影响到医疗服务定价，也应作为谈判参与者。

从谈判主导者来看，政府部门是医疗服务价格政策主要制定者，也是医疗服务价格谈判的主导者。由于医疗服务的临床专业性较强，需要尊重医院和医生的专业性意见建议，因此，卫生健康委员会可作为医疗服务价格谈判的主导者，协调各利益相关方参与医疗服务价格谈判工作，包括但不限于梳理价格改革政策、制定本地区的谈判方案、明确谈判纪律和职业操守、组织和监督价格谈判、公开价格谈判结果等。此外，为保证谈判的公平公正，有第三方公证机构参与价格谈判。

从谈判内容和依据来看，价格谈判主体围绕医疗服务项目价格及其医保支付标准进行展开，各自收集医疗服务价格相关的支撑材料，比如医疗成本历史数据、医保筹集和使用的历史数据等，组建各自的专家团队，提供合理的技术支持，开展科学合理的价格测算工作。

综上所述，医疗服务价格谈判是由卫生健康委员会按照拟定好的谈判方案，组织各方开展价格谈判工作。第三方公证机构参与价格公证工作，医疗机构和医保机构作为主要利益相关者，根据自身掌握的支撑依据进行谈判；医用耗材等供应商企业代表和政府财政部门代表参与谈判工作，提供建设性的价格建议，但不做为主要谈判人员。最终形成均衡价格，最大化各方利益相关者的权益。

三、医疗服务价格谈判的基本流程分析

医疗服务价格谈判涉及利益主体较多，本书以医疗机构（主要提供

方）和医保机构（主要支付方）为例，探讨医疗服务价格谈判机制框架。从博弈论视角看，医疗机构和医保机构都会在一定的约束条件下实现自身的利益最大化目标。医疗机构在医疗服务上拥有信息优势，有诱导消费以增加医院医疗收入的可能性，导致医疗费用过快增长，而医保机构较难约束医疗机构服务行为，往往被动承担医保费用偿付。在医疗服务后付制前提下，为缓解医保资金压力，会对医疗机构提供的医疗服务选择性报销，导致医疗机构和患者均不满意。因此，医疗机构和医保机构之间出现博弈，这就需要捋顺二者的合作博弈关系，达成双方都满意的合作协议。

在卫生健康委员会主导下，明确医疗服务价格谈判的基本流程，包括5个基本阶段（见图9-4）。具体如下：

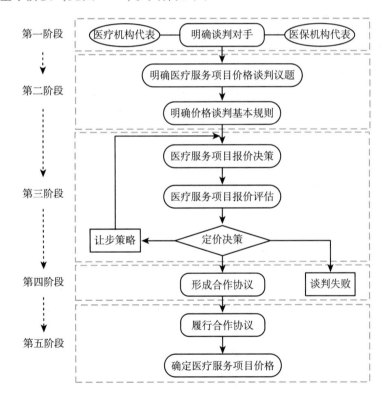

图9-4　基于医疗服务项目价格的医疗机构和医保机构谈判过程

第一阶段，确定医疗服务项目价格利益相关者的参与谈判代表，即医疗机构和医保机构。

第二阶段，确定医疗服务价格谈判的主要议题内容和基本规则，即要明确需要谈判的医疗服务项目清单，具体谈判哪些项目，重点谈判项目价格和支付标准，采用按照医疗服务项目规范中的分类标准，明确医疗服务项目的讨价还价区间和项目清单报价顺序（双方交替报价）。

第三阶段，进入实质谈判阶段，各自按照设定顺序给出医疗服务项目定价清单并提供相应的支撑佐证材料，分别各自评估对方给出的价格，做出自己的定价决策：（1）不接受对方的医疗服务项目报价，开始新一轮报价；（2）不接受对方的医疗服务项目报价，进入第四阶段；（3）接受对方的医疗服务项目报价，进入第四阶段。

第四阶段，完成医疗服务项目价格谈判阶段：谈判成功（签订医疗机构和医保机构达成的医疗服务项目价格和支付标准协议）和谈判不成功。

第五阶段，履行谈判后的合作协议阶段，明确医疗服务项目价格清单及相应的医保支付标准。

综上所述，在医疗服务项目价格谈判中，要明确谈判内容和基本流程等，谈判人员要严格遵守谈判规则。根据自身掌握的谈判支撑材料或依据，做好充分准备，有理有节地进行谈判，以提高谈判效率。此外，医疗机构和医保机构等谈判者应有大局意识，尽可能地缩小利益诉求差距，实现医疗机构、医保机构和患者等多方共赢目标。

第五节　本章小结

本书是基于医疗服务价格改革政策，形成医疗服务定价的概念模型。更多考虑人的劳动价值，将医疗服务成本重新划分为人力成本和非人力成本。同时，充分考虑医疗服务价格的关键因素，主要从医疗服务项目技术难度和风险程度、医疗服务需求弹性、政府财政补助收入比例、医用商品价格指数、医院可持续发展费率、医院等级等因素来确定初步价格，充分考虑各方利益，建立医疗服务价格利益主体的谈判机制模型，给定调节权重，形成医疗服务基准价格计量理论定价模型。

第十章

医疗服务分级综合定价模型
与实证研究

第一节　医疗服务的分级定价机理分析

　　医疗服务价格改革的关键是逐步理顺比价关系，分级定价和动态调整是重要手段。根据医疗服务价格基本内涵，制定医疗服务价格，不仅要考虑提供医疗服务的成本消耗，还要考虑患者获得的健康收益和医保基金承受能力，这是本书定价的核心和主线。分级定价是医疗服务收费标准的确定策略。按照原有的医疗服务项目定价标准，根据一级、二级、三级医疗机构，将医疗服务价格划分为相应的三个价位（梯度价位）。根据医师级别进行梯度定价，体现了不同医师的技术劳务价值。事实上，这种分法相对粗糙，已不适应市场需求和社会发展需要。简单来说，同样的三级甲等医院，其服务能力和服务质量差别较大，同样的医疗服务制定同样的价格（服务有差别，价格无差别）是不公平的，也是不科学的。

　　目前，医疗服务定价处于市场方定价和政府方定价共存的局面。原则上，政府指导价是可以下调的，但不可上浮的一种最高限价法。从医疗机构现实操作看，通常采用政府指导价，下调价格的积极性不高。这种政府定价方式没有发挥很好的激励效果，可以称为"僵死"价格，缺乏有效波动空间和价格激励性。换言之，不完全符合价值规律，即价格围绕价值上下波动。由于基本医疗服务价格又不能完全地由市场决定，则政府干预是不可避免的，即医疗服务价格要在政府主导下形成一定程度的波动价格。

　　不同规模和级别的医院，所承担的医疗服务任务和风险程度也不一样，需要医院级别调整系数（这在前面的医疗成本测算中已经体现了）。从激励约束角度看，级别高的医院拥有较好的服务能力，服务的疾病类型越宽泛，服务人群患病程度越复杂，相应的医疗服务项目成本消耗越高，医疗服务收费价格也应该越高；反之越低。

　　本书认为分级定价，不能简单地按医院级别和医师级别，而应考虑地区经济、医院规模、医师临床工作年限、医疗服务能力、医疗服务技术难度和风险程度等因素，最终落脚于综合医疗服务质量（质量规制）。根据文献研究，借鉴有关学者对分级定价的研究成果[1][2]，并结合时代背景和改革的现实需要，考虑医疗机构等级、医师级别和市场需求等因素，提出本书的分级定价基本思路，即构建医疗服务质量分级定价机制。

　　不同地区改革试点情况不同，应该由各地医疗服务价格管理局对本地区医疗机构进行分级定价。医疗服务分级综合定价核心特点是同一医疗服务在不同级别医院之间有差距以及在同一级别不同服务质量之间有差距，形成波动价格。本书的主要特点是基于医疗质量的医疗服务分级，来从激励规制视角研究医疗服务价格综合定价模型（见图10－1）。

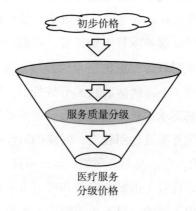

图 10－1　医疗服务价格两次分级

---

　　① 吴蓉蓉：《我国现行医疗服务价格的分析研究》，南京中医药大学学位论文，2009 年。
　　② 郭薇薇、姚丽平、许军等：《医疗服务分级分档定价的设想及做法》，载《中国卫生经济》2013 年第 10 期，第 30 ~ 31 页。

第二节　医疗服务分级综合定价计量模型

根据激励规制理论与价格形成机理，按照研究设定的医疗服务定价基础模型，并结合医疗服务分级定价标准，确立医疗服务分级综合定价计量模型。现将医疗服务定价基础模型按步骤进行归纳展示，重点计算公式如下。

一、医疗服务定价机制模型

第一步：基于社会平均期望工资的医疗服务项目标准人力成本（$C_{B.\,Manp}^{ij}$）。

$$C_{B.\,Manp}^{ij} = (\varphi_i \times \delta_j \times M_0) \times T_{ij} \times N_i \times k_{diffi.\,ij} \times k_{risk.\,ij} \qquad (10-1)$$

第二步：基于时间驱动作业成本法的医疗服务项目标准非人力成本（$C_{B.\,Non-manp}$）。

$$C_{B.\,Non-manp} = \left(\frac{C_{total}}{T_{theo.} \times R_{effe.}} \times T_{item} + E_{m.} + F_r. \right) - (R_{capa.}^* \times T_{item}) \qquad (10-2)$$

第三步：确定某区域内同一级医院的医疗服务项目初步价格。

$$P_\Delta^g = [(1+R) \times (1-S)] \times (C_{B.\,Manp}^{ij} + C_{B.\,Non-manp}) \qquad (10-3)$$

第四步：考虑医疗服务质量分级后，医疗服务项目初步价格。

$$P_\Delta^{g'} = [(1+R) \times (1-S)] \times (C_{B.\,Manp}^{ij} + C_{B.\,Non-manp}) \times Q \qquad (10-4)$$

第五步：确定医疗服务分级波动价格（综合定价模型）。

（1）一级医院（不区分等级，记 1Ⅰ）：

$$\text{基准价格}\ P_{b.}^{1'} = P_\Delta^1$$

$$\text{上浮价格}\ P_{u.}^{1'} = (1+F_5) \times P_\Delta^1$$

$$\text{下调价格}\ P_{d.}^{1'} = (1-F_4) \times P_\Delta^1$$

（2）二级医院（二级一等医院，记 2Ⅰ）：

$$\text{基准价格}\ P_{b.-Ⅰ}^{2'} = P_\Delta^2$$

$$\text{上浮价格}\ P_{u.-Ⅰ}^{2'} = (1+F_5) \times P_\Delta^2$$

$$\text{下调价格}\ P_{d.-Ⅰ}^{2'} = (1-F_4) \times P_\Delta^2$$

(3) 二级医院（二级二等医院，记 2 Ⅱ）：

$$基准价格\ P_{b.-Ⅱ}^{2'} = (1 + F_1) \times P_\Delta^2$$

$$上浮价格\ P_{u.-Ⅱ}^{2'} = (1 + F_1) \times (1 + F_5) \times P_\Delta^2$$

$$下调价格\ P_{d.-Ⅱ}^{2'} = (1 + F_1) \times (1 - F_4) \times P_\Delta^2$$

(4) 三级医院（三级一等医院，记 3 Ⅰ）：

$$基准价格\ P_{b.-Ⅰ}^{3'} = P_\Delta^3$$

$$上浮价格\ P_{u.-Ⅰ}^{3'} = (1 + F_5) \times P_\Delta^3$$

$$下调价格\ P_{d.-Ⅰ}^{3'} = (1 - F_4) \times P_\Delta^3$$

(5) 三级医院（三级二等医院，记 3 Ⅱ）：

$$基准价格\ P_{b.-Ⅱ}^{3'} = (1 + F_2) \times P_\Delta^3$$

$$上浮价格\ P_{u.-Ⅱ}^{3'} = (1 + F_2) \times (1 + F_5) \times P_\Delta^3$$

$$下调价格\ P_{d.-Ⅱ}^{3'} = (1 + F_2) \times (1 - F_4) \times P_\Delta^3$$

(6) 三级医院（三级三等医院，记 3 Ⅲ）：

$$基准价格\ P_{b.-Ⅲ}^{3'} = (1 + F_3) \times P_\Delta^3$$

$$上浮价格\ P_{u.-Ⅲ}^{3'} = (1 + F_3) \times (1 + F_5) \times P_\Delta^3$$

$$下调价格\ P_{d.-Ⅲ}^{3'} = (1 + F_3) \times (1 - F_4) \times P_\Delta^3$$

第六步：对人力消耗占主要成本，体现医疗服务人员价值的医疗服务项目，可由利益相关方谈判后基准价格。

$$P_{benchmark}^{g'} = \tau_1 P_1^{g'} + \tau_2 P_2^{g'} + \cdots + \tau_n P_n^{g'} \qquad (10-5)$$

二、医疗服务调价机制模型

可以采用原有定价模型重新测算项目医疗服务价格，也可以采用基于医疗服务价格变动指数的价格调整模型，如下：

$$P^g = (1 + MCPI - X) \times P_{benchmark}^{g'} \qquad (10-6)$$

当不存在利益相关方的谈判价格时，$P_{benchmark}^{g'} = P_\Delta^{g'}$，则有：

$$P^g = (1 + MCPI - X) \times [(1 + R) \times (1 - S)] \times (C_{B.\,Manp}^{ij} + C_{B.\,Non\text{-}manp}) \times Q$$

$$(10-7)$$

其中，F_1、F_2、F_3、F_4、F_5 分别为波动系数，通常由利益相关者确定（字母含义同前文，此处不再赘述）。

第三节　医疗服务分级综合定价模拟分析与实证研究[*]

一、样本医疗服务项目人力成本测算结果

根据综合定价模型的分析步骤，要进行人力标准成本测算。通过《武汉统计年鉴 2021》（总第 33 期），获取历年城镇非私营单位就业人员平均工资中的在岗职工社会平均工资，计算 2016～2020 年医疗服务人员的人力成本情况（见表 10－1），进而以在岗职工社会平均工资的"3 倍"为基础，计算 2021 年的医疗服务人员的基础人力成本为 126.60 元/人·时。

表 10－1　　武汉市医疗服务人员平均工资期望值及人力成本测算值情况

年份	社会平均工资（元/人·年）	人力成本测算值（元/人·时）		
		2 倍	3 倍	5 倍
2016	71963	68	102	170
2017	79684	75	113	189
2018	88327	84	125	209
2019	98043	93	139	232
2020	107567	102	153	255

注：①表中数值为取整结果；②表中数值参考第七章表 7－2，计算方式亦同本书第七章。

不同类型医疗服务人员的人力成本需要进行调整，其基本调整系数参考前面章节。根据专家咨询和文献复习，本书选取的医师、护士、技师、药师、工勤的调整系数为 1.0：0.9：0.8：0.8：0.7。根据本书第七章的

---

[*]　特别说明：此部分仅展示定价模型的计算过程（模拟操作分析），具体结果要以科学的成本测算和调整系数为基准，进行医疗服务项目价格制定。以武汉市为例，进行医疗服务项目分级定价模型分析。

人力成本测算模型，测算出 2021 年武汉市不同类别的基础人力成本（见表 10 - 2）。

表 10 - 2　　2021 年不同类别医疗服务人员的基础人力成本（元/人·时）

医师	医师	护士	技师	药师	工勤
基础成本	127	114	102	102	89

注：表中数值为取整结果。

考虑医疗服务技术项目的技术难度和风险程度、项目耗时和不同类别医疗服务人员数等因素，并参考《全国医疗服务价格项目规范（2012 年版）工作手册》（以下简称《工作手册》）和医院调查实际数据，测算出某一医疗服务项目消耗的人力成本情况，进而计算出每一级别医院该项目的基准价格。

二、样本医疗服务项目价格测算结果

本书以湖北省武汉市公立医院的普通门诊诊察费、脑功能磁共振成像、单胎顺产接生、颈椎病推拿治疗四个医疗服务项目为例，分属于综合诊疗类、医技诊疗类、临床诊疗类、中医及民族医诊疗类。运用医疗服务分级综合定价模型，详细阐述医疗服务项目价格测算过程及结果。

特别说明：暂未区分项目类别（δj），不考虑质量因素（$Q = 1$）和谈判价格因素，即本章"式（9 - 10）"中的 $\tau_1 = 1$，$\tau_2 = \tau_3 \cdots \tau_n = 0$；$P^g = P_1^g = P_\Delta^g$。以三级医院为例，考虑该医疗服务项目医院总资产增长率 R、医院获得财政补助比例 S 等因素。本书取 R = 10%、S = 8.72%。具体计算如下：

举例 1：普通门诊诊察费（110200001/AAAA0001） 查阅《工作手册》，基本人力消耗及耗时为医 1；平均耗时 20 分钟，即医师 1 名，耗时 1/3 小时；技术难度与风险程度分别为 d50 和 d60，即 1.00 = 50/50 和 1.20 = 60/50。根据普通门诊诊察费项目内涵，该医师为主治及以下医师提供。假定三级医院门诊医疗成本中的非人力成本占比 45%（亦可测算实际的非人力成本）。

普通医师的标准人力成本测算为：

$127 \times 1.00 \times 1.20 = 152.40$（元/小时）

普通门诊诊察费的人力成本为：

$152.40 \times 1 \times (1/3) = 50.80$（元）

普通门诊诊察费的非人力成本为：

$[46.00 \div (1 - 0.45)] \times 0.45 = 41.56$（元）

则有该项目医疗服务价格为：

$(1 + 10\%) \times (1 - 8.72\%) \times (50.80 + 41.56) = 92.74$（元）

说明：现行三级医院医疗服务价格为 3 元。

举例 2：脑功能磁共振成像（210200003/ECABC001） 查阅《工作手册》，基本人力消耗为医 2 技 1，即医师 2 名，医技人员 1 名；平均耗时 1.5 小时；技术难度与风险程度分别为 c69 和 c77，即 $1.38 = 69/50$ 和 $1.54 = 77/50$。根据脑功能磁共振成像项目内涵，假定三级医院医技科室医疗成本中的非人力成本占比 70%。

暂未区分项目类别（δ_j），医师和技师的标准人力成本测算为：

医师：$127 \times 1.38 \times 1.54 = 269.90$（元/小时）

技师：$102 \times 1.38 \times 1.54 = 216.77$（元/小时）

脑功能磁共振成像的人力成本为：

$269.90 \times 2 \times 1.50 + 216.77 \times 1 \times 1.50 = 1134.86$（元）

脑功能磁共振成像的非人力成本为：

$[1134.86 \div (1 - 0.70)] \times 0.70 = 2648.01$（元）

则有该项目医疗服务价格为：

$(1 + 10\%) \times (1 - 8.72\%) \times (1134.86 + 2648.01) = 3798.30$（元）

说明：现行一级、二级、三级医院医疗服务价格为 459 元。

举例 3：单胎顺产接生（331400002/HUE52401） 查阅《工作手册》，基本人力消耗及耗时为医 1 护 1，即医师 1 名，护士 1 名，平均耗时 2 小时；技术难度与风险程度分别为 a50 和 a36，即 $1.00 = 50/50$ 和 $0.72 = 36/50$。假定三级医院妇产科医疗成本中的非人力成本占比 50%。

医师和护士的标准人力成本测算为：

医师：$127 \times 1.00 \times 0.72 = 91.44$（元/小时）

护士：$114 \times 1.00 \times 0.72 = 82.08$（元/小时）

单胎顺产接生的人力成本为：

$91.44 \times 1 \times 2.00 + 82.08 \times 1 \times 2.00 = 347.04$（元）

单胎顺产接生的非人力成本为：

$[347.04 \div (1 - 0.50)] \times 0.50 = 347.04$（元）

则有该项目医疗服务价格为：

$(1 + 10\%) \times (1 - 8.72\%) \times (347.04 + 347.04) = 696.91$（元）

说明：现行三级医院医疗服务价格为 700 元。

举例 4：颈椎病推拿治疗（450000002/PBDA0101） 查阅《工作手册》，基本人力消耗及耗时为医 1，平均耗时 20 分钟，即医师 1 名，耗时 1/3 小时；技术难度与风险程度分别为 m65 和 m36，即 $1.30 = 65/50$ 和 $0.72 = 36/50$。三级医院中医推拿科医疗成本中的非人力成本占比 45%。

医师的标准人力成本测算为：

$127 \times 1.30 \times 0.72 = 118.87$（元/小时）

颈椎病推拿治疗的人力成本为：

$118.87 \times 1 \times (1/3) = 39.62$（元）

颈椎病推拿治疗的非人力成本为：

$[39.62 \div (1 - 0.45)] \times 0.45 = 32.42$（元）

则有该项目医疗服务价格为：

$(1 + 10\%) \times (1 - 8.72\%) \times (39.62 + 32.42) = 72.33$（元）

说明：现行三级医院的医疗服务价格为 55 元。

以上测算结果仅用于理论探索，具体应用时需考虑多种因素影响。

三、样本医疗服务项目的分级价格情况

计算出四种医疗服务项目的基准价格后，根据分级定价原则和医疗服务分级综合定价计量模型，设定医疗服务分级定价标准。

这里，本书采用医疗服务分级价格波动幅度为 $F_1 = F_2 = 5\%$、$F_3 = 10\%$、$F_4 = F_5 = 5\%$，分别对普通门诊诊察费（价格一）、脑功能磁共振成像（价格二）、单胎顺产接生（价格三）、颈椎病推拿治疗（价格四）四

种三级医院医疗服务项目进行分级定价（见表 10 - 3）。此外，一级和二级医院同理可得。

表 10 - 3　　　　　　　　　四种医疗服务项目分级定价情况　　　　　　单位：元

机构分级		分级规则		价格一	价格二	价格三	价格四
三级医院	3Ⅲ	上浮 10%	上浮 5%	107.11	4387.04	804.93	83.54
			不变	102.01	4178.13	766.60	79.56
			下调 5%	96.91	3969.22	728.27	75.58
	3Ⅱ	上浮 5%	上浮 5%	102.25	4187.63	768.34	79.74
			不变	97.38	3988.22	731.76	75.95
			下调 5%	92.51	3788.80	695.17	72.15
	3Ⅰ	基准价格	上浮 5%	97.38	3988.22	731.76	75.95
			不变	92.74	3798.30	696.91	72.33
			下调 5%	88.10	3608.39	662.06	68.71

注：①价格一、价格二、价格三、价格四分别为普通门诊诊察费、脑功能磁共振成像、单胎顺产接生、颈椎病推拿治疗等医疗服务项目；②暂未区分项目类别（δj），比如综合服务类和影像学诊断类人力成本会有差别；③测算价格时的人力成本标准是武汉市 2016 ~ 2020 年社会平均工资标准的 3 倍测算值。

综上所述，根据所建立的医疗服务分级综合定价模型，测算出湖北省武汉市四个医疗服务项目的波动价格。从样本医疗服务项目价格的测算情况看，本书所构建的综合定价模型具有一定的可操作性和参考应用价值。当然，为了更好地验证该综合定价模型及测算结果可靠性，需要进行与其他地区进行比较以及与现行价格进行比较分析。

第四节　本章小结

本章重点剖析了以"成本—质量—价格"为主线的医疗服务价格分级定价思路，重点考虑同一医疗服务在不同级别医院之间有差距以及在同一级别不同服务质量之间有差距，形成医疗服务的波动价格。在分级指标方面，重点阐述了医疗服务质量评价的指标维度，以及医院的分级标准和质量分级标准，确定了医疗服务的分级波动价格和波动幅度，形成了医疗服务分级综合定价计量模型。进一步开展实证模拟测算，即选取四类医疗服务中的普通门诊诊察费、脑功能磁共振成像、单胎顺产接生、颈椎病推拿治疗为例，按照综合分级定价计量模型，逐步测算价格。当然，调整人力成本标准中地区社会平均工资的倍数，测算结果会有所变化。本书所建立的定价公式仅为理论探索成果，其科学可行性需要在实践中进一步论证。

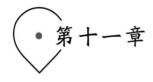

第十一章

研究结论与展望

第一节　主要结论与政策建议

一、主要结论

（一）系统阐述医疗服务价格形成思路，构建价格形成机制综合概念模型

本书发现我国医疗服务价格的传统规制效果不明显并存在诸多问题，而核心问题归因于价格形成机制不完善。从价格规制入手，详细地阐述了医疗服务价格激励规制内涵和制度变迁特征，并结合价格改革政策，确定医疗服务价格形成的基本思路和主要内容。

主要从成本和质量着手，重新界定医疗成本的基本内涵，将其划分为人力成本和非人力成本两类。根据医疗服务项目的构成要素，合理确定人力成本或价值以及非人力成本。同时，充分考虑医疗服务价格的关键影响因素，确定医疗服务定价模型中的调整系数，进而形成基准价格。通过利益相关方谈判形成最终价格，并按照质量评级标准，形成具有一定波动范围的医疗服务项目分级标准价格。

（二）确定医疗服务的分级定价标准，形成基于质量分级定价机制

结合实际需要和改革要求，本书重新审视我国医疗机构分级标准，

发现原有医院分级标准（"三级十等"）存在"设而不用"的尴尬局面，这充分表明现有的分级标准已不符合现实需要。结合文献复习和专家访谈等资料分析，拟构建新型的"3级6类"医院分级标准，即一级（Ⅰ类）、二级（Ⅰ类/乙、丙、未定等）、二级（Ⅱ类/甲等）、三级（Ⅰ类/丙、未定等）、三级（Ⅱ类/乙等）、三级（Ⅲ类/甲等）。同时，借鉴国家三级公立（中医）医院绩效考核标准，构建医疗服务质量综合评价体系，按照评级结果及新型医院分级标准，确定每一类医院同一医疗服务项目的基准价格、上浮价格或下调价格，形成基于医疗服务质量的分级定价机制。

（三）确定医疗服务分级定价综合计量模型

根据医疗服务价格形成机制的概念模型，确定医疗服务综合计量定价模型和利益相关方谈判后的基准价格，形成医疗服务规制价格，则有：

$$P_{\Delta}^{g'} = [(1 + R) \times (1 - S)] \times (C_{B.\,Manp}^{ij} + C_{B.\,Non\text{-}manp}) \times Q, \quad (11-1)$$

$$P_{benchmark}^{g'} = \tau_1 P_1^{g'} + \tau_2 P_2^{g'} + \cdots + \tau_n P_n^{g'}, \quad (11-2)$$

$$P^{g} = (1 + MCPI - X) \times P_{benchmark}^{g'} \quad (11-3)$$

结合医疗服务分级定价标准，最终形成医疗服务分级定价综合计量模型（其中，字母含义同前文）：

（1）一级医院（不区分等级，记 1Ⅰ）：

基准价格 $P_{b.}^{1'} = P_{\Delta}^{1}$

上浮价格 $P_{u.}^{1'} = (1 + F_5) \times P_{\Delta}^{1}$

下调价格 $P_{d.}^{1'} = (1 - F_4) \times P_{\Delta}^{1}$

（2）二级医院（二级一等医院，记 2Ⅰ）：

基准价格 $P_{b.\text{-}I}^{2'} = P_{\Delta}^{2}$

上浮价格 $P_{u.\text{-}I}^{2'} = (1 + F_5) \times P_{\Delta}^{2}$

下调价格 $P_{d.\text{-}I}^{2'} = (1 - F_4) \times P_{\Delta}^{2}$

（3）二级医院（二级二等医院，记 2Ⅱ）：

基准价格 $P_{b.\text{-}II}^{2'} = (1 + F_1) \times P_{\Delta}^{2}$

上浮价格 $P_{u.\text{-}II}^{2'} = (1 + F_1) \times (1 + F_5) \times P_{\Delta}^{2}$

下调价格 $P_{d.\text{-}II}^{2'} = (1 + F_1) \times (1 - F_4) \times P_{\Delta}^{2}$

（4）三级医院（三级一等医院，记3Ⅰ）：

$$基准价格\ P_{b-I}^{3'} = P_{\Delta}^{3}$$

$$上浮价格\ P_{u-I}^{3'} = (1 + F_5) \times P_{\Delta}^{3}$$

$$下调价格\ P_{d-I}^{3'} = (1 - F_4) \times P_{\Delta}^{3}$$

（5）三级医院（三级二等医院，记3Ⅱ）：

$$基准价格\ P_{b-II}^{3'} = (1 + F_2) \times P_{\Delta}^{3}$$

$$上浮价格\ P_{u-II}^{3'} = (1 + F_2) \times (1 + F_5) \times P_{\Delta}^{3}$$

$$下调价格\ P_{d-II}^{3'} = (1 + F_2) \times (1 - F_4) \times P_{\Delta}^{3}$$

（6）三级医院（三级三等医院，记3Ⅲ）：

$$基准价格\ P_{b-III}^{3'} = (1 + F_3) \times P_{\Delta}^{3}$$

$$上浮价格\ P_{u-III}^{3'} = (1 + F_3) \times (1 + F_5) \times P_{\Delta}^{3}$$

$$下调价格\ P_{d-III}^{3'} = (1 + F_3) \times (1 - F_4) \times P_{\Delta}^{3}$$

其中，F_1、F_2、F_3、F_4、F_5 分别为波动系数，通常由利益相关者确定（其他指标含义见正文第八章）。上述定价公式仅为理论探索成果，其可行性需要在实践中进一步论证。

综上所述，本书认为构建医疗服务价格形成机制需要一个复杂的和逐步完善的过程，涉及政府行政机构、医疗机构、医疗服务人员、患者、社会组织等各方面的利益。如何实现各方利益均衡是形成医疗服务价格的核心问题，而价格改革的核心是医疗服务体制的改革。这就要求我们必须认清现实，革新变旧，与时俱进，敢于触碰固有的利益格局，打破体制机制的顽瘴痼疾。多个部门协同发力，破除医疗服务价格体制性障碍。实施以立法为基础，国家医疗服务价格管理局为主导，利益相关方谈判和医疗行业自律为辅助的医疗服务价格规制体系。

基于医疗服务的信息不对称性等因素，原有医疗服务价格规制模式弊端已经显现，不能满足新时代的医疗服务需求。本书从激励规制视角探索研究医疗服务价格形成机制的路径或策略，确立医疗服务价格形成的基本思路和内容以及综合定价计量模型，具有重要的理论和现实参考价值。探索将医疗服务成本、价格与医疗服务质量挂钩，形成动态的医疗服务分级定价机制，充分调动医疗机构的积极性，有利于提高医疗服务水平和质量，保障人民群众的身心健康，实现健康中国的伟大目标。

二、政策建议

在医疗服务定价模型的构建过程中,研究发现当前的医疗服务价格存在诸多问题。如医疗服务价格体制性障碍、缺乏利益相关者的表达机制、缺乏价格运行效果评估机制、缺乏有效的监管、激励和问责机制、不完善的价格公示制度与社会监督机制、不健全的成本核算体系等,以及调查研究发现现有的医院分级标准("三级十等")已无法符合现实需要,亟待需要修正的问题等。现对此提出如下政策建议,以建立和完善医疗服务价格形成机制。

(一) 强化监管主体,建立医疗服务价格综合监管制度

监督与管理是保障制度高效运行的有力法宝,任何一项制度的实施都需要强有力的监管机制。这时,监管主体就变得极其重要,能够让制度在监管体系下正常地实施或运行。在医疗保障局成立之前,多头管理,让医院管理者苦不堪言。事实上,我们必须从这一困境中找到能够解决现实问题的策略。然而,随着新一轮的机构改革,国家成立了医疗保障局,有效解决医疗服务价格出现的多头管理问题。推动医疗服务价格改革相关的工作,能够至上而下地有效实施监管,制定合理医疗服务价格,同时,开展与医疗服务价格密切相关的医疗保险整治工作。

在国家医保局的指导下,开展对医疗服务价格改革试点评估,逐步完善医疗服务价格的配套政策和监管机制。建立全过程、全方位和多部门联合的监管模式,积极依靠人民群众和信息化手段,建立群众举报、例行检查、随机抽查等多种方式并行的监管机制,构建完善的综合监管制度,加强医药价格监管和联合惩戒。具体表现[1]在:

一是要明确医疗服务价格监管主体。医疗服务价格监管涉及患者、医疗服务人员、医疗机构、社会组织、政府机构(卫健委、医保局、市场监

---

[1] 王碧艳、方鹏骞、蒋帅等:《我国医疗服务价格规制的关键问题和对策探讨》,载《中国卫生事业管理》2021 年第 3 期,第 192~194 页。

管局等），其中政府机构位于监管的主导地位。根据相关要求，医疗服务价格应该建立由卫生健康行政主管部门牵头，医疗保障局、市场监管局等相关部门参加的综合监管机制。整合"三医联动"资源，促进医疗服务价格管理工作的有效开展，保证实施的可持续性。

二是明确监管对象和内容，执行属地化监管体制，明确重点监管内容，如自立、分解、叠加、重复项目收费，未按规定执行价格公示制度，诱导性或误导性价格标识等。

三是开展常规与专项相结合的监管模式，采用多样化的监管手段。依托信息化技术手段，建立医疗服务价格信息监测网，以高效监测价格动态变化，评估和预警医疗机构诊疗服务行为问题。完善"双随机、一公开"抽查机制，将结果及时公布并写入社会信用记录，违规费用限时清退。强化社会媒体的监督地位，及时报道违法行为的典型案例。完善举报奖励制度，鼓励更多社会力量参与医疗服务价格监管。

四是完善医疗服务相关法律法规，建立对医疗机构违法行为的重罚制度，形成强大的威慑力。建立具体可行的问责机制，依法依规对医疗机构法人及其相关负有连带责任的主管领导进行问责。

（二）完善价格公示制度，强化社会监督

通过调查发现，我国医疗服务价格公示制度并不完善，在一定程度上影响了医疗服务价格的监管和高效运行。本书建议确立法律法规，明确要求医疗机构，尤其是二级以上的医疗机构，显著位置公示医疗服务价格。如在官方网站、官方微信、官方 App 等上公示价格，以及在院内电子屏滚动播放或者显著位置设置电子触摸屏查询处，信息化条件相对较弱的医疗机构，可以在公示栏张贴医疗服务价格墙报。

同时，医疗卫生机构还应该设立投诉管理处和投诉电话、信箱、留言板等多种投诉方式，并积极处理医疗事件，及时反馈处理信息。完善医疗机构投诉制度，简化医疗投诉流程，形成工作方式制度化，这样做并未增加医院太多工作负担，但却起到良好的社会监督作用。

逐步完善医疗服务价格公示制度，明确医疗机构收费管理制度。整体来讲，医院价格公示不仅是医疗服务价格还应包括药品价格、医用耗材价

格，三者联动起来，才能更好地规范医疗价格行为，避免"大处方、大检查、高价药"等问题。价格公示制度保证了患者的价格知情权，让患者看病就医的花费更加清晰明了，降低医患矛盾和误解，优化人文环境。

（三）持续开展价格运行效果评估，建立激励和问责机制

以立法为基础，加强医疗行业自律为辅的医疗服务价格规制体系，建立高效的激励与问责机制。积极推进政策评估机制构建，以便更好地发挥政策效力。激励与问责的前提是对医疗服务价格运行或者执行效果进行考核或评估，包括政策设计、实施过程和结果的全程评估。有学者提出政策评估模型[①]，可以借鉴用来医疗服务价格政策评估。

在医疗服务价格政策评估中，评估内容包括价格制度设计、宣传情况、配套设施完善情况、规定动作是否到位、医疗服务人员诱导需求情况、"巧立名目"等违规收费情况、患者对价格和费用的满意度情况等。评估方式应涵盖定性和定量方法。可以借助"互联网＋"等信息化手段，实施运行数据的在线评估，如在患者满意度方面，可以借鉴银行等服务行业，允许患者结束就医后给予医疗服务人员评价。结合患者的病情、转归等情况，运用信息系统分析患者满意度，查漏补缺，以便更好地提供人文关怀和优质医疗服务。

根据评估结果，按照"奖优罚劣"原则，建立和完善激励机制和问责机制。对评估良好的医疗机构给予一定的激励性优惠政策，比如执行价格、补偿力度等；按照法律法规，对评估较差的医疗机构给予一定的惩罚措施，要求医疗机构对照存在的问题按时按量逐个解决，甚至约谈或处理相关负责人，将其与个人绩效和职业生涯挂钩。归根结底是要进一步完善医疗服务价格运行体系，保证医疗服务价格制度的有效实施。

（四）建立专家论证和社会听证制度，提升利益相关方参与力度

中国特色社会主义制度决定了我国在实施重大公共政策决策时可以引

---

① 王瑞祥：《政策评估的理论、模型与方法》，载《预测》2003 年第 3 期，第 6 ~ 11 页；Evert Vedung. Public policy and program evaluation. Transaction Publishers，1997.

入专家论证制度，尤其是关系民生健康的重大事件，如医疗服务价格。这一制度将充分汲取医疗服务价格相关专家的智慧与知识、科学理论与方法，有效防止政策实施风险，化解政策争议，降低政策实施阻力，提升社会接受度或认同感，与社会经济发展相协调，与各方利益目标相一致。加强医疗服务成本监审和价格监测，完善定价过程中公众参与、专家论证制度，主动接受社会监督。

建立社会听证制度，也是提升社会对医疗服务价格认同感的重要举措，使社会各界的利益相关者有机会公平、平等地表达利益诉求和意见及建议，最终实现医疗服务价格决策结果的社会公益性、公平性、有效性。社会公众有机会参与到关乎自身利益的决策过程中，旨在达到医疗服务价格的政策制定者（如医疗服务价格管理局）、医疗服务价格执行者（如医疗机构）、人民群众（如患者等）等的直接有效沟通，这为公众能够有效地参与和监督医疗服务价格政策决策提供了有力保障。

事实上，医疗服务价格的制订参与机制，应该秉承医疗服务的提供方和购买方最大化参与，即"谁提供，谁参与""谁购买，谁参与""谁价格分担比例多，谁话语权大"，医疗机构是医疗服务的提供方，政府、医疗保险机构和患者是医疗服务的购买方，应按照医疗服务的购买比例，提高话语权分量或权重。本书认为医疗保险机构和医疗机构应该有更多的话语权。

（五）形成医疗服务政府备案价，放开医疗服务价格，推动支付方式改革

从医疗服务价格制度变迁特征发现，我国医疗服务价格改革是在政府的主导和深度干预下完成的，医疗机构等利益相关者只能被动接受医疗服务价格，让整个医疗服务市场缺少竞争活力。这样一来，就会影响医疗服务体系运行效率。本书认为，医疗服务价格制定的利益相关者包括医疗服务提供方（医疗机构和医疗服务人员等）和医疗服务购买方（患者、医疗保险机构），而政府的角色比较特殊，既可为提供方又可为购买方。因此，医疗服务应该由政府还是市场定价，应该考虑是基本或非基本医疗服务，而不是公立或非公立医疗机构。换言之，执行政府指

导价或是市场调节价，应该依据服务内容的基本和非基本而不是服务供给者的公与私，即基本医疗服务价格需要政府指导价，非基本医疗服务价格交给市场形成均衡价格，而不是公立医疗机构执行政府指导价，非公立医疗机构执行市场调节价。只有破除体制性障碍，才会更好地解决医疗服务费用矛盾。

医疗服务价格能交给市场调节的，要全部还给市场；需要交给政府管制的，要规制到位。进一步放开绝大多数的非基本医疗服务价格医疗服务定价权，将政府指导价和市场调节价统一改为政府备案价，定价权交给医疗服务的主要提供方（医疗机构）和医疗服务主要购买方（医疗保险机构）协商定价，并按照实际提供量和购买量的比例，划分双方最大化参与程度的权重。主要从两个方面着手，一方面是国家医疗保障局要充分利用研究机构、医疗行业或专业学会等专家智慧，对传统线下医疗服务和互联网线上医疗服务项目（或病种等）进行论证，确定标准化的医疗服务项目。另一方面是在政府主导下，医疗机构和医疗保险机构谈判形成初步医疗服务项目及其价格，共同向地方省市医疗保障局提交谈判结果。同时，完善公众参与政府价格决策的机制，举行线上和线下的社会听证会，让利益相关者充分表达诉求，最终形成合理的医疗服务项目及其价格，并交给政府备案。总之，医疗服务价格形成过程引入价格谈判、专家论证和社会听证等机制或制度，实现医疗服务价格的公平性、有效性和社会公益性，逐步形成以政府备案价为核心的新型价格机制。

政府需要更多地放开医疗服务价格，同时推动支付方式改革。医保付费机制，即支付方式，是医疗服务价格运行中的重要组成部分，归因于医疗付费制度对医疗服务价格产生深远影响。从需方支付方式来看，医保机构的第三方付费，即医保机构代替患者付费，相当于降低了患者的支付价格，会出现过度医疗、诱导需求等诸多问题；患者完全自费，就会增加患者经济负担，限制了患者的医疗服务需要，降低国民健康质量；比较盛行的共付方式，即患者、社会和政府按一定比例共同支付医疗费用。从供方支付方式来看，按项目付费，作为一种"后付制"，是我国一直沿用的付费机制，而且产生了较深的诟病，不利于医疗费用控制；而按病种付费，被称为"打包式"计费模式，规定病种治疗过程及结果标准和医疗费用标准，有利于降低规制成本和促进医院控制成本。总额预付和按人头付费，作为一种"预付制"，有利于激励医疗机构控制成本和提高效率，但会出现"道德风险"。

（六）完善医疗机构的分级标准，构建医疗服务分级定价机制

医疗机构分级管理是构建现代医院管理制度的重要环节。合理的分级管理，有利于医疗服务资源的优化配置，以及充分发挥应有的医疗服务功能。本书发现，当前的医疗机构分级标准（参照1989年版的《医院分级管理办法》）不适应医院的发展需要，建议修正为一级医院不设等级，二级医院分甲、乙二等，三级医院分甲、乙、丙三等，即"三级六类"。其服务功能仍然按照原有的医院分级标准要求。

合理进行医院分级后，则可按照医疗服务质量综合评价结果，进行医疗服务分级，进而形成分级定价。事实上，医疗服务分级可以反过来看成是对医疗服务提供方分级，而不是针对不同的医疗需求方划分价格范围。医疗服务需求者是可以自由选择医疗服务机构的，在保证最基本的服务前提下，若患者选择更优质的医疗服务机构应该承担相对较高的价格，这符合经济运行规律。如何构建更合理的医疗服务分级标准是至关重要的问题，按照本书的提法，可以采用以质量为核心，定性和定量相结合的评级标准，以同样的医疗服务项目制定基准价格和波动幅度，形成波动价格。

（七）转变医疗机构"创收"机制，强化医院成本核算

随着我国医疗服务价格政策调整，政府投入不足，"放权让利"的出现，使得公立医疗机构开始追逐经济利益，医院管理者等开始思考如何补偿医院的发展缺口，那么"创收"机制就悄然成形了。当前，许多公立医院仍在以年医疗收入和结余多少作攀比，这无形中改变了医疗服务行为，提升了医疗服务价格。一些在竞争中挣扎的医疗机构开始改制，吸引社会资本进入，这也印证了我国医疗卫生费用政府、个人和社会的卫生支出比例和速度。因此，改革医疗服务价格的根本是破除医疗卫生体制障碍和改变医疗机构"创收"机制。

事实上，通过价格规制手段，能够"倒逼"医院加强成本管理，促进医院节约内部运行成本。制定合理的医疗服务价格，就需要真实的医疗服务成本，即价格问题归因于成本问题，成本核算体系的建立和完善就变得尤为重要。本书在数据采集过程中发现，较多医院并未开展成本核算，不能提供医疗服务项目的成本核算值。因此，通过借鉴企业成本核算经验，并运用确立法律法规，强制医疗机构进行成本核算，以进一步构建完善的医院全成本核算体系。

（八）推动信息化建设，构筑"智慧医疗"体系

新时代的健康生活离不开信息化，"智慧医疗"体系已成为医疗服务体系的重要组成部分。作为新兴名词，智慧医疗主要指以信息技术为载体，通过卫生管理部门、医疗机构、医保机构、医药企业、医生与患者等之间的协同发力，实现便捷、高效、优质的医疗卫生服务，是"三医联动"机制和现代医院制度的重要抓手。在医疗服务价格方面，主要运用"智慧医疗"来实现医疗服务价格的有效监管，可以精确到患者的电子病历、健康档案、医疗费用（价格）、治疗结果及满意度等全程监控；可以监控到医疗机构的经济运行成本与支出，便于医疗成本核算；也可以构建专家库，以便公平、公正、公开地评价医院。实现合理的医疗服务价格和优质的医疗质量，保障人民群众的健康。

（九）拓宽筹资渠道，提高基金保障能力

医疗服务价格与国民经济发展水平密切相关，与需求者购买力或经济负担能力正相关，这不仅表现在患者支付能力上，还表现在政府和市场等投入能力上。原则上，政府有责任增加对基本医疗保险基金的投入力度，逐步提升全民医保的总体筹资标准。但是，仅靠政府短期内的投入并不能解决筹资水平低的问题，这需要社会各界的协同投入，发挥政府和市场功能，拓宽医疗卫生资金筹集渠道，适时引导市场资本投入医疗保险领域（如商业医疗保险、慈善捐赠等），保障医保基金的可持续性，提高基金保障能力。充足的医保基金，就可以在一定程度上提高报销比例，进而降低患者的医疗服务价格。

第二节　研究不足与展望

一、研究不足之处

受医疗改革政策、相关资料获取、研究周期等客观条件限制，本书存在部分不足之处。主要表现在：

（1）医疗服务价格改革试点处在变动之中，多地现行医疗服务项目价格仍处在调整状态，以及获取医院成本等数据比较困难，对研究过程和结果可能会有一定的影响。

（2）在价格决定要素确定上。本书主要通过理论梳理仅对武汉市不同级别医院的临床、管理等专业人员进行专家咨询，专家所在地区覆盖面过窄，而且专家咨询数量不足，决定要素结果具有一定局限性。今后需要进一步扩大价格决定要素的专家咨询力度，包括扩大不同地区专家覆盖面、不同级别（一级、二级、三级）和不同类别（综合类、中医类、妇幼类等）医院、提升咨询专家数量等，保证专家咨询结果的一致性和权威性，确定科学的医疗服务价格决定要素。

（3）在非人力成本测算上，本书仅给出时间驱动作业成本法的非人力成本核算的理论模型，尚未进行更为详尽的样本项目实证测算分析。今后将在成本核算机制上做更深入的理论与实证应用研究。

（4）在分级定价机制上，尚未构建较为完善的医疗服务质量分级定价指标体系，评价指标的权重尚未合理确定，仅局限于理论分析。今后的研究会深入探讨和构建适宜的医疗服务质量分级评价指标，针对权威专家和一线医疗人员开展指标专家咨询工作，科学确定医疗服务质量评价指标权重，形成合理的医疗服务分级框架。

（5）缺少"互联网＋"医疗服务项目价格形成机理研究。今后在"互联网＋"医疗服务发展背景下，探索建立互联网医疗和远程医疗服务项目的价格形成机制，建立完善的线上和线下医疗服务项目定价机制模型。

二、展望

医疗服务价格管理是一项关系民生健康生活的重大公共问题，需要凝结政府和社会力量来构建和完善医疗服务价格形成机制。本书是从激励规制视角来探索构建医疗服务价格形成机制，但仍需要进一步的补充和完善，今后会逐步克服当前的不足之处，进一步探索构建以病种为核心的医疗服务价格形成机制，做后续应用研究。在医院分级上，甚至可以采用委属、省属、市属、县区属等医院进行分级而非传统的一级、二级、三级分类方法；根据医疗服务改革试点需要，可以运用医疗服务分级综合计量定价模型所测算的价格进行干预实验。过去、现在还是将来会有更多的研究者积极地探索和完善医疗服务价格形成机制，保障医疗服务价格的公平、有效和可持续性。

附　件

附件1　样本医院调查表及相关调查数据

附表1-1　　　　　　　　医院基本情况调查表

填表时间：　　　　　　　　　　填表人员：
填报单位：　　　　　　　　　　联系电话：

类别	单位	2012 年	2013 年	2014 年	2015 年	2016 年
一、人员						
（一）编制人数	人					
（二）年末在职人员	人					
1. 管理人员	人					
2. 工勤技能人员	人					
3. 卫生技术人员	人					
（1）医师	人					
（2）药师（士）	人					
（3）技师（士）	人					
（4）注册护士	人					
4. 其他	人					
二、床位						
（一）编制床位	张					
（二）平均开放床位	张					
（三）年末实际开放床位	张					
三、服务量						
（一）诊疗人次数	人次					
其中：门急诊人次数	人次					
（二）出院人数	人					
四、医疗费用						
（一）门急诊患者次均医药费用	元					
其中：药品费	元					
（二）出院者平均医药费用	元					
其中：药品费	元					

附表 1 - 2　　　　　　　　**医院财务收支情况调查表**　　　　　单位：元

填表时间：　　　　　　　　填表人员：
填报单位：　　　　　　　　联系电话：

类别	2012 年	2013 年	2014 年	2015 年	2016 年
一、收入合计					
（一）医疗收入					
1. 门诊收入					
2. 住院收入					
（二）财政补助收入					
（三）科教项目收入					
（四）其他收入					
二、支出合计					
（一）人员支出					
（二）卫生材料费					
（三）药品费					
（四）固定资产折旧费					
（五）无形资产摊销费					
（六）提取医疗风险基金					
（七）其他费用					
（八）财政项目补助支出					
（九）科教项目支出					
三、收支结转（余）					
（一）财政补助结转（余）					
（二）科教项目结转（余）					
（三）业务收支结余					

附表 1 – 3   2014 ~ 2016 年 30 个样本医疗服务项目操作科室成本构成情况

填表时间：　　　　　　　填表人员：　　　　　　　联系电话：
填报单位：　　　　　　　医疗服务项目名称：　　　操作科室：

成本项目	2014 年		2015 年		2016 年	
	金额（元）	构成比（%）	金额（元）	构成比（%）	金额（元）	构成比（%）
人员经费						
卫生材料费						
药品费						
固定资产折旧费						
无形资产摊销费						
提取医疗风险基金						
其他费用						
科室全成本合计		100		100		100

附表 1 - 4　　　　2012 ～ 2014 年 55 所武汉市城市公立医院的
实际开放床位数情况　　　　　　单位：张

医院	2012 年	2013 年	2014 年	医院	2012 年	2013 年	2014 年
H1	3625	4177	4059	H29	621	682	736
H2	1269	1321	1354	H30	550	630	660
H3	1638	1704	1704	H31	498	500	500
H4	499	499	499	H32	610	950	950
H5	800	802	808	H33	30	30	30
H6	3823	3909	4275	H34	695	695	695
H7	800	1200	1200	H35	212	320	320
H8	1821	2071	3283	H36	1972	1972	1972
H9	477	477	477	H37	227	230	280
H10	1005	975	975	H38	676	676	676
H11	500	600	600	H39	320	330	330
H12	1348	1495	1503	H40	580	808	808
H13	1180	1044	1500	H41	22	22	24
H14	800	822	806	H42	863	848	874
H15	726	850	850	H43	410	450	720
H16	3000	3003	3195	H44	510	510	510
H17	508	1035	1037	H45	930	970	1280
H18	1668	1668	1682	H46	400	400	650
H19	245	255	298	H47	70	70	70
H20	400	400	400	H48	214	264	275
H21	2148	2178	2178	H49	400	330	384
H22	936	938	938	H50	554	689	689
H23	366	366	366	H51	30	30	30
H24	493	520	526	H52	220	220	280
H25	140	140	140	H53	150	276	299
H26	102	115	115	H54	70	120	120
H27	74	80	98	H55	624	647	800
H28	350	499	499	—	—	—	—

注：医院均采用字母与数字表示，如 H1，H2，…，H55。

附表 1-5 **2012~2014 年 55 所武汉市城市公立医院的**
门急诊人次数情况 单位：人次

医院	2012 年	2013 年	2014 年	医院	2012 年	2013 年	2014 年
H1	3512583	3805653	4285597	H29	437626	464768	498547
H2	1173850	1542327	1636548	H30	359217	323152	299559
H3	2156650	2275892	2298258	H31	110348	128468	120916
H4	123615	118176	116310	H32	162654	176125	188251
H5	506626	549294	560633	H33	115345	99363	96266
H6	3304226	3513216	4050940	H34	85785	93180	110167
H7	1487167	1718971	1990566	H35	92640	171450	185998
H8	878428	1072794	1310276	H36	1911226	1937191	1908867
H9	343171	342709	336976	H37	63947	71279	144398
H10	874083	773005	771439	H38	594148	721754	665960
H11	97068	100958	93461	H39	86236	92005	121804
H12	191633	198330	206650	H40	227707	256747	250718
H13	694608	701582	719373	H41	36466	34970	38820
H14	670203	720057	697656	H42	390501	380126	382859
H15	382989	245217	160896	H43	102315	144474	198738
H16	1516595	1893960	2217423	H44	184504	197815	206393
H17	40642	38551	36813	H45	449940	522468	595155
H18	1063858	1160685	1175782	H46	12316	21721	18612
H19	243399	248591	242643	H47	17305	41738	49771
H20	57901	76159	80500	H48	56303	62461	75896
H21	1018171	1097892	1182070	H49	118097	141347	123097
H22	54515	59995	58963	H50	283330	298877	352477
H23	27829	13444	30440	H51	48218	44630	54468
H24	213293	234222	220135	H52	70523	77087	83560
H25	70457	67934	68724	H53	30115	35938	89133
H26	546617	637680	702143	H54	45000	48000	58000
H27	303233	277554	269070	H55	277986	273485	386896
H28	35995	42384	44866	-	-	-	-

注：医院均采用字母与数字表示，如 H1，H2，…，H55。

附表 1 – 6 　　　2012 ~ 2014 年 55 所武汉市城市公立医院的
住院人数情况 　　　　　单位：人

医院	2012 年	2013 年	2014 年	医院	2012 年	2013 年	2014 年
H1	122239	153506	176898	H29	26888	30121	32773
H2	35095	41748	47080	H30	13576	13992	14688
H3	61842	70996	73740	H31	4011	4211	4344
H4	13062	13751	13650	H32	4663	5791	7257
H5	21040	21403	24013	H33	1503	1359	1281
H6	137848	158426	175026	H34	16994	17358	21896
H7	42630	54646	62538	H35	8600	10600	11700
H8	74776	93535	115482	H36	75196	73654	75590
H9	15901	17465	18319	H37	7780	7965	10110
H10	34389	36742	37218	H38	23402	25214	24640
H11	6292	7298	8760	H39	14606	15685	15949
H12	27607	32396	37272	H40	13456	13978	16426
H13	23653	29984	32733	H41	1417	1361	1173
H14	26034	26075	26569	H42	18428	20342	22003
H15	16383	18814	18848	H43	22842	22801	24720
H16	91403	111021	118877	H44	14667	14766	13889
H17	17728	22928	29061	H45	65446	75041	77133
H18	52570	60688	65193	H46	3207	3888	5168
H19	5739	6782	7137	H47	806	2353	2050
H20	7425	10106	10623	H48	8901	10229	12135
H21	56899	65994	72593	H49	10775	11406	13728
H22	32487	37562	35762	H50	25230	26480	28235
H23	846	1179	1218	H51	968	803	894
H24	14239	15395	15957	H52	7743	9632	9249
H25	3546	3753	4087	H53	6640	10290	13740
H26	3613	4286	4023	H54	3946	4220	5160
H27	1543	1857	2270	H55	23986	26987	31006
H28	3873	4680	5497	–	–	–	–

注：医院均采用字母与数字表示，如 H1，H2，…，H55。

附件2　专家咨询表

（相关因素对医疗服务价格影响程度综合评价的专家咨询表的前言部门省略）

一、专家个人基本情况

【填表说明】

（1）填空题：请直接在"_____"上填写答案；

（2）选择题：请直接"√"（勾选）对应的选项（非特殊说明，均为单选题）。

（3）医疗服务价格概念：本研究界定为医疗服务项目收费标准，即患者到医疗机构就诊时所需医疗服务项目（不包括药品）的收费标准；

医疗成本概念：是指医疗机构或医疗服务人员对患者提供医疗服务时所需支付的各项费用的总和。

A01 您的姓名：_____

A02 您的年龄：_____岁

A03 您的性别：①男　②女

A04 您的联系电话和邮箱：_____

A05 您的工作单位和通信地址：_____

_____

A06 工作单位类别：

①高校　　　　②医疗机构　　　③行政部门　　　④科研机构

⑤其他

A07 您的最高学历：

①博士研究生　　②硕士研究生　　③本科　　　　④本科以下

A08 专业技术职称：

①正高级　　　　②副高级　　　　③中级　　　　④初级

A09 工作职务：_____

A10 工作年限：_____年；您从事的主要专业领域及工作年限

（如果是多个领域，请填写两个主要领域及年限）：

①专业＿＿＿＿＿＿＿＿＿＿ 年限：＿＿＿＿＿＿年

②专业＿＿＿＿＿＿＿＿＿＿ 年限：＿＿＿＿＿＿年

A11 您对医疗服务价格的熟悉程度：＿＿＿＿＿＿；医疗成本的熟悉程度：＿＿＿＿＿＿。

①非常熟悉　　　②较熟悉　　　③一般　　　④不熟悉

二、相关因素对医疗服务价格影响程度咨询量化表

【填表说明】

（1）医疗服务价格受诸多因素影响，通过文献梳理并进行初步筛选，我们将医疗服务价格的主要影响因素确定为社会经济状况、政治与政策、医疗技术、教育与道德、法律法规、人口与环境等方面。特别说明：各个条目不再进行名词解释或逐条释义。

（2）请您对各类影响因素的熟悉程度、判断依据做出评价并在相应选项内直接"√"（勾选），以及评价各类影响因素对医疗服务价格的影响程度并给出相应分值（分值范围：0～10分）（见附表2-1和附表2-2）。若需要补充影响因素条目，请直接在空表处填写。

附表2-1　　　相关因素对医疗服务价格影响程度咨询量化表（熟悉程度）

影响因素		编码	您对该类影响因素熟悉程度				影响程度（分）
			不熟悉	一般	熟悉	非常熟悉	0～10
社会经济状况	地区人均GDP	B11					
	通货膨胀率（价格指数）	B12					
	医疗成本（人、物、时间等）	B13					
	医疗供需关系	B14					
	医疗消费观念	B15					
	医务人员满意度	B16					
	患者满意度	B17					
卫生相关机构	卫生行政部门	B21					
	财政部门	B22					
	物价部门	B23					
	医疗保险机构	B24					
	医疗机构	B25					

续表

影响因素		编码	您对该类影响因素熟悉程度				影响程度（分）
			不熟悉	一般	熟悉	非常熟悉	0～10
价格相关政策	医疗服务价格改革政策	B31					
	药品改革政策	B32					
	卫生投入与补偿政策	B33					
	医疗付费方式	B34					
医疗技术	临床新技术、新方法的应用	B41					
	智能化、信息化服务的应用	B42					
	医疗技术研发投入	B43					
教育与道德	卫生宣传与教育投入	B51					
	医学人才培养模式	B52					
	医患双方的医疗行为	B53					
法律法规	中华人民共和国劳动法	B61					
	中华人民共和国价格法	B62					
	中华人民共和国执业医师法	B63					
	护士条例	B64					
人口与环境	生活环境与生活方式变化	B71					
	人口老龄化、城镇化结构	B72					
	医疗服务市场竞争程度	B73					
	地区疾病谱	B74					

附表 2－2　　相关因素对医疗服务价格影响程度咨询量化表（判断依据）

影响因素		编码	条目判断的主要依据										
			实践经验			理论分析			同行了解			直觉判断		
			大	中	小	大	中	小	大	中	小	大	中	小
社会经济状况	地区人均 GDP	B11												
	通货膨胀率（价格指数）	B12												
	医疗成本（人、物、时间等）	B13												
	医疗供需关系	B14												
	医疗消费观念	B15												
	医务人员满意度	B16												
	患者满意度	B17												

影响因素		编码	条目判断的主要依据											
			实践经验			理论分析			同行了解			直觉判断		
			大	中	小	大	中	小	大	中	小	大	中	小
卫生相关机构	卫生行政部门	B21												
	财政部门	B22												
	价格部门	B23												
	医疗保险机构	B24												
	医疗机构	B25												
价格相关政策	医疗服务价格改革政策	B31												
	药品改革政策	B32												
	卫生投入与补偿政策	B33												
	医疗付费方式	B34												
医疗技术	临床新技术、新方法的应用	B41												
	智能化、信息化服务的应用	B42												
	医疗技术研发投入	B43												
教育与道德	卫生宣传与教育投入	B51												
	医学人才培养模式	B52												
	医患双方的医疗行为	B53												
法律法规	中华人民共和国劳动法	B61												
	中华人民共和国价格法	B62												
	中华人民共和国执业医师法	B63												
	护士条例	B64												
人口与环境	生活环境与生活方式变化	B71												
	人口老龄化、城镇化结构	B72												
	医疗服务市场竞争程度	B73												
	地区疾病谱	B74												

附件3 医院会计制度中的费用与成本相关表

附表 3－1 医院会计制度中的医疗收入费用明细表（会医 02 表附表 01）

编制单位：　　　　　　　　　　　年　　月　　　　　　　　单位：元

项　目	本月数	本年累计数	项　目	本月数	本年累计数
医疗收入			医疗成本		
1. 门诊收入			（一）按性质分类		
其中：挂号收入			1. 人员经费		
诊察收入			2. 卫生材料费		
检查收入			3. 药品费		
化验收入			4. 固定资产折旧费		
治疗收入			5. 无形资产摊销费		
手术收入			6. 提取医疗风险基金		
卫生材料收入			7. 其他费用		
药品收入			（二）按功能分类		
其中：西药收入			1. 医疗业务成本		
中草药收入			其中：临床服务成本		
中成药收入			医疗技术成本		
药事服务费收入			医疗辅助成本		
其他门诊收入			2. 管理费用		
2. 住院收入					
其中：床位收入					
诊察收入					
检查收入					
化验收入					
治疗收入					
手术收入					
护理收入					
卫生材料收入					
药品收入					
其中：西药收入					
中草药收入					
中成药收入					
药事服务费收入					
其他住院收入					

附表 3-2　　　医院会计制度中的医院各科室直接成本表（成本医 01 表）

编制单位：　　　　　　　　　　　年　　月　　　　　　　　　单位：元

科室名称	人员经费(1)	卫生材料费(2)	药品费(3)	固定资产折旧(4)	无形资产摊销(5)	提取医疗风险基金(6)	其他费用(7)	合计(8)=(1)+(2)+(3)+(4)+(5)+(6)+(7)
临床服务类科室 1 临床服务类科室 2 …… 小计								
医疗技术类科室 1 医疗技术类科室 2 …… 小计								
医疗辅助类科室 1 医疗辅助类科室 2 …… 小计								
医疗业务成本合计								
管理费用								
本月总计								

说明：

1. 本表反映管理费用和医疗技术、辅助类科室成本分摊至临床服务类科室成本前各科室直接成本情况。

2. 医疗业务成本合计＝临床服务类科室成本小计＋医疗技术类科室成本小计＋医疗辅助类科室成本小计。

3. 本月总计＝医疗业务成本合计＋管理费用。

附表 3 – 3   医院会计制度中的医院临床服务类科室全成本表（成本医 02 表）

编制单位：   年   月   单位：元

成本项目 / 科室名称	人员经费（1）			卫生材料费（2）			药品费（3）			固定资产折旧（4）			无形资产摊销（5）			提取医疗风险基金（6）			其他费用（7）			合计 (8) =(1)+(2)+(3)+(4)+(5)+(6)+(7)		
	直接成本	间接成本	全成本	直接成本	间接成本	全成本	直接成本	间接成本	全成本	直接成本	间接成本	全成本	直接成本	间接成本	全成本	直接成本	间接成本	全成本	直接成本	间接成本	全成本	直接成本	间接成本	全成本
临床服务类科室 1																								
临床服务类科室 2																								
…																								
科室全成本合计																								

说明：

1. 本表反映医院根据《医院财务制度》规定的原则和程序，将管理费用、医疗辅助类科室直接成本、医疗技术类科室直接成本逐步分摊转移到临床服务类科室后，各临床服务类科室的全成本情况。即：临床服务类科室全成本包括科室直接成本和分摊转移的间接成本。

2. 表中的"直接成本"反映间接成本分摊前各临床服务类科室发生的直接成本金额。

3. 表中的"间接成本"反映将管理费用、医疗辅助类科室直接成本、医疗技术类科室直接成本按规定的原则和程序分摊转移至各临床服务类科室的间接成本金额。

附件4 传统医疗和"互联网+"医疗服务成本与价格政策汇编

1.《关于印发公立医院成本核算规范的通知》（国卫财务发〔2021〕4号）（不要文件附件）

2.《关于印发推进医疗服务价格改革意见的通知》（发改价格〔2016〕1431号）

3.《关于完善"互联网+"医疗服务价格和医保支付政策的指导意见》（医保发〔2019〕47号）

4.《关于做好当前医疗服务价格动态调整工作的意见》（医保发〔2019〕79号）

5.《关于印发〈深化医疗服务价格改革试点方案〉的通知》（医保发〔2021〕41号）

附4.1 《公立医院成本核算规范》

关于印发公立医院成本核算规范的通知

（国卫财务发〔2021〕4号）

各省、自治区、直辖市及新疆生产建设兵团卫生健康委、中医药局，国家卫生健康委、国家中医药局预算管理医院：

为健全现代医院管理制度，规范公立医院成本核算工作，推进公立医院高质量发展，国家卫生健康委和国家中医药管理局组织制定了《公立医院成本核算规范》。现予以印发，请认真贯彻执行。

国家卫生健康委 国家中医药管理局
2021年1月26日

公立医院成本核算规范

第一章 总 则

第一条 为健全现代医院管理制度，优化资源配置，规范公立医院成本核算工作，发挥成本核算在医疗服务定价、公立医院成本控制和绩效评价中的作用，提升单位内部管理水平和运营效率，推进公立医院高质量发展，根据财政部公布的政府会计准则制度、《事业单位成本核算基本指引》、《关于医院执行政府会计制度——行政事业单位会计科目和报表的补充规定》、《医院财务制度》等规章制度，制定本规范。

第二条 本规范适用于全国各级卫生健康行政部门、中医药主管部门举办的各级各类公立医院（以下简称"医院"）。其他部门举办的医院参照执行。

第三条 医院成本是指医院特定的成本核算对象所发生的资源耗费，包括人力资源耗费，房屋及建筑物、设备、材料、产品等有形资产耗费，知识产权等无形资产耗费，以及其他耗费。

第四条 医院成本核算是指医院对其业务活动中实际发生的各种耗费，按照确定的成本核算对象和成本项目进行归集、分配，计算确定各成本核算对象的总成本、单位成本等，并向有关使用者提供成本信息的活动。

第五条 医院进行成本核算应当遵循以下原则：

（一）相关性原则。医院选择成本核算对象、归集分配成本、提供成本信息等应当与满足成本信息需求相关，有助于使用者依据成本信息作出评价或决策。

（二）真实性原则。医院应当以实际发生经济业务或事项为依据进行成本核算，确保成本信息真实可靠、内容完整。

（三）适应性原则。医院进行成本核算应当与卫生健康行业特点、特定的成本信息需求相适应。

（四）及时性原则。医院应当及时收集、处理、传递和报告成本信息，便于信息使用者及时作出评价或决策。

（五）可比性原则。相同行政区域内不同医院，或者同一医院不同时期，对相同或相似的成本核算对象进行成本核算所采用的方法和依据等应当保持连续性和一致性，确保成本信息相互可比。

（六）重要性原则。医院选择成本核算对象、开展成本核算应当区分重要程度，对于重要的成本核算对象和成本项目应当力求成本信息精确，对于非重要的成本核算对象和成本项目可以适当简化核算。

第六条 医院进行成本核算应当满足内部管理和外部管理的需求，包括但不限于以下方面：

（一）成本控制。医院应当完整、准确核算特定成本核算对象的成本，揭示成本的发生和形成过程，以便对影响成本的各种因素、条件施加影响或管控，将实际成本控制在预期目标内。

（二）医疗服务定价。医院应当在统一核算原则和方法的基础上准确核算医疗服务成本，为政府有关部门制订医疗服务相关价格或收费标准提供依据和参考。

（三）绩效评价。医院应当设置与成本相关的绩效指标，衡量医院整体和内部各部门的运行效率、核心业务实施效果、政策项目资金实施效益。

第七条 医院可根据相关部门对成本信息的需求以及成本管理的要求确定成本核算周期，并根据工作需要定期编制成本报告，全面反映医院成本核算情况。原则上，成本核算周期应当与会计核算周期保持一致。

第八条 医院应当以权责发生制为基础，以财务会计数据为准进行成本核算，财务会计有关明细科目设置和辅助核算应当满足成本核算需要。

第九条 医院应当确保成本数据原始记录真实完整，加强收集、记录、传递、整理和汇总等工作，为成本核算提供必要的数据基础。

第二章 组织机构与职责

第十条 为保证医院成本核算工作正常有序开展，医院应当成立成本核算工作领导小组，明确承担成本核算工作的职能部门。

第十一条 成本核算工作领导小组应当由医院主要负责人担任组长，总会计师或分管财务的副院长担任副组长，成员包括财务、医保、物价、运营管理、医务、药剂、护理、信息、人事、后勤、设备、资产、病案统计等相关职能部门负责人以及部分临床科室负责人。成本核算工作领导小组主要负责审议医院成本核算工作方案及相关制度，明确各部门职责，协调解决成本核算相关问题，组织开展成本核算，加强成本管控，制订相匹配的绩效考核方案，提升运营效率。

第十二条　承担成本核算的职能部门（以下简称"成本核算部门"）是开展成本核算工作的日常机构。医院根据规模和业务量大小设置成本核算岗位。成本核算部门主要职责是：制订医院成本核算工作方案及相关工作制度等；确定成本核算对象和方法，开展成本核算；按照相关政府主管部门的规定定期编制、报送成本报表；开展成本分析，提出成本控制建议，为医院决策与运营管理提供支持和参考。

第十三条　医院各部门均应当设立兼职成本核算员，按照成本核算要求，及时、完整报送本部门成本核算相关数据，并确保数据的真实性和准确性，做好本部门成本管理和控制。

第十四条　医院各部门在成本核算过程中应当提供的数据信息资料主要包括：

（一）财务部门：各部门应发工资总额，邮电费、差旅费等在财务部门直接报销并应当计入各部门的费用；门诊和住院医疗收入明细数据。

（二）人事薪酬部门：各部门人员信息、待遇标准（包括职工薪酬、社会保障等）、考勤和人员变动情况。

（三）医保部门：与医保相关的工作量和费用。

（四）后勤部门：各部门水、电、气等能源耗用量及费用；相关部门物业、保安、保洁、配送、维修、食堂、洗衣、污水处理等工作量和服务费用。

（五）资产管理部门：各部门固定资产和无形资产数量、使用分布与变动情况，设备折旧和维修保养、内部服务工作量和费用。

（六）物资管理部门：各部门卫生材料、低值易耗品等用量、存量和费用。

（七）药剂部门：各部门药品用量、存量和费用。

（八）供应室、血库、氧气站等部门：各部门实际领用或发生费用及内部服务工作量。

（九）病案统计部门：门诊、住院工作量，病案首页及成本核算相关数据。

（十）信息部门：负责医院成本核算系统的开发与完善，并确保其与相关信息系统之间信息的统一与衔接，协助提供其他成本相关数据。

（十一）其他部门：其他与成本核算有关的数据。

医院应当根据自身实际情况确定提供成本核算数据的部门。

第三章 成本项目、范围和分类

第十五条 按照成本核算的不同对象，可分为科室成本、诊次成本、床日成本、医疗服务项目成本、病种成本、按疾病诊断相关分组（Diagnosis Related Groups，DRG）成本。

第十六条 医院应当根据国家规定的成本核算口径设置成本项目，并对每个成本核算对象按照成本项目进行数据归集。成本项目是指将归集到成本核算对象的按照一定标准划分的反映成本构成的具体项目。医院成本项目包括人员经费、卫生材料费、药品费、固定资产折旧费、无形资产摊销费、提取医疗风险基金、其他运行费用等7大类。

第十七条 成本项目核算数据应当与政府会计准则制度中"业务活动费用""单位管理费用"等科目的有关明细科目数据保持衔接，并确保与财务报表数据的同源性和一致性。

第十八条 不属于成本核算对象的耗费，不计入成本核算对象的成本。主要包括：

（一）不属于医院成本核算范围的其他核算主体及经济活动发生的费用；

（二）在各类基金中列支的费用；

（三）国家规定不得列入成本的费用。

第十九条 按照医院管理的不同需求，对成本进行分类：

（一）按照计入成本核算对象的方式分为直接成本和间接成本。

1. 直接成本：是指确定由某一成本核算对象负担的费用，包括直接计入和计算计入的成本。

2. 间接成本：是指不能直接计入成本核算对象的费用，应当由医院根据医疗服务业务特点，选择合理的分配标准或方法分配计入各个成本核算对象。

间接成本分配标准或方法一般遵循因果关系和受益原则，将资源耗费根据动因（工作量占比、耗用资源占比、收入占比等）分项目追溯或分配至相关的成本核算对象。

同一成本核算对象的间接成本分配标准或方法一旦确定，在各核算期间应当保持一致，不得随意变动。

（二）按照成本属性分为固定成本和变动成本。

1. 固定成本：是指在一定期间和一定业务范围内，成本总额相对固定，不受业务量变化影响的成本。

2. 变动成本：是指成本总额随着业务量的变动而成相应比例变化的成本。

（三）按照资本流动性分为资本性成本和非资本性成本。

1. 资本性成本：是指医院长期使用的，其经济寿命将经历多个会计年度的固定资产和无形资产的成本，包括固定资产折旧和无形资产摊销费用。

2. 非资本性成本：是指某一会计年度内医院运营中发生的人员经费、卫生材料费、药品费、提取医疗风险基金和其他运行费用。

第二十条 按照成本核算的不同目的，医院的成本可分为医疗业务成本、医疗成本、医疗全成本和医院全成本。

（一）医疗业务成本是指医院业务科室开展医疗服务业务活动发生的各种耗费，不包括医院行政后勤类科室的耗费及财政项目拨款经费、非同级财政拨款项目经费和科教经费形成的各项费用。

医疗业务成本 = 临床服务类科室直接成本 + 医疗技术类科室直接成本
+ 医疗辅助类科室直接成本

（二）医疗成本是指为开展医疗服务业务活动，医院各业务科室、行政后勤类科室发生的各种耗费，不包括财政项目拨款经费、非同级财政拨款项目经费和科教经费形成的各项费用。

医疗成本 = 医疗业务成本 + 行政后勤类科室成本

（三）医疗全成本是指为开展医疗服务业务活动，医院各部门发生的各种耗费，以及财政项目拨款经费、非同级财政拨款项目经费形成的各项费用。

（四）医院全成本是指医疗全成本的各种耗费，以及科教经费形成的各项费用、资产处置费用、上缴上级费用、对附属单位补助费用、其他费用等各项费用。

第二十一条 医院成本核算单元应当按照科室单元和服务单元进行设置。成本核算单元是成本核算的基础，根据不同的核算目的和服务性质进行归集和分类。

科室单元是指根据医院管理和学科建设的需要而设置的成本核算单元。例如消化病房、呼吸门诊、手术室、检验科、供应室、医务处等。主要用于科室成本核算、医疗服务项目成本核算、诊次成本核算、床日成本核算等。

服务单元是指以医院为患者提供的医疗服务内容类别为基础而设置的成本核算单元，例如重症监护、手术、药品、耗材等服务单元。服务单元根据功能可细化为病房服务单元、病理服务单元、检验服务单元、影像服务单元、诊断服务单元、治疗服务单元、麻醉服务单元、手术服务单元、药品供应服务单元、耗材供应服务单元等。主要用于病种成本核算、DRG成本核算等。

第四章　科室成本核算

第二十二条 科室成本核算是指以科室为核算对象，按照一定流程和方法归集相关费用、计算科室成本的过程。科室成本核算的对象是按照医院管理需要设置的各类科室单元。

第二十三条 医院应当按照服务性质将科室划分为临床服务类、医疗技术类、医疗辅助类、行政后勤类。

（一）临床服务类科室是指直接为患者提供医疗服务，并能体现最终医疗结果、完整反映医疗成本的科室。

（二）医疗技术类科室是指为临床服务类科室及患者提供医疗技术服务的科室。

（三）医疗辅助类科室是指服务于临床服务类和医疗技术类科室，为其提供动力、生产、加工、消毒等辅助服务的科室。

（四）行政后勤类科室是指除临床服务类、医疗技术类和医疗辅助类科室之外，从事行政管理和后勤保障工作科室。

第二十四条 医院原则上应当按照《科室单元分类名称及编码》（附件1）设置科室单元。

（一）临床服务类科室设置的专业实验室或检查室，其发生的人员经费、房屋水电费等耗费若由所属临床科室承担，则该实验室或检查室的收入和成本计入所属临床科室。

（二）各临床服务类、医疗技术类、医疗辅助类科室下设的办公室，其成本计入所属科室。

第二十五条 医院开展科室核算时，应当将提供医疗服务所发生的全部费用，按照成本项目归集到科室单元。通过"业务活动费用""单位管理费用"等会计科目，按照成本项目归集实际发生的各种费用，据此计算确定各科室的成本，包括直接成本和间接成本。

第二十六条 科室直接成本分为直接计入成本与计算计入成本。

（一）直接计入成本是指在会计核算中能够直接计入到科室单元的费用。包括人员经费、卫生材料费、药品费、固定资产折旧费、无形资产摊销费、以及其他运行费用中可以直接计入的费用。

（二）计算计入成本是指由于受计量条件所限无法直接计入到科室单元的费用。医院应当根据重要性和可操作性等原则，将需要计算计入的科室直接成本按照确定的标准进行分配，计算计入到相关科室单元。对于耗费较多的科室，医院可先行计算其成本，其余的耗费再采用人员、面积比例等作为分配参数，计算计入其他科室。

第二十七条 科室间接成本应当本着相关性、成本效益关系及重要性等原则，采用阶梯分摊法，按照分项逐级分步结转的方式进行三级分摊，最终将所有科室间接成本分摊到临床服务类科室。

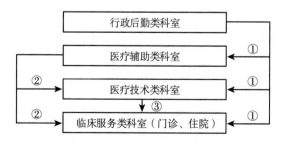

注：①一级分摊；②二级分摊；③三级分摊

具体步骤为：

（一）一级分摊：行政后勤类科室费用分摊。

将行政后勤类科室费用采用人员比例、工作量比重等分摊参数向临床服务类、医疗技术类和医疗辅助类科室分摊，并实行分项结转。

（二）二级分摊：医疗辅助类科室费用分摊。

将医疗辅助类科室费用采用收入比重、工作量比重、占用面积比重等分摊参数向临床服务类和医疗技术类科室分摊，并实行分项结转。

（三）三级分摊：医疗技术类科室费用分摊。

将医疗技术类科室费用采用收入比重等分摊参数向临床服务类科室分摊，分摊后形成门诊、住院临床服务类科室的成本。

第五章　诊次成本核算

第二十八条　诊次成本核算是指以诊次为核算对象，将科室成本进一步分摊到门急诊人次中，计算出诊次成本的过程。采用三级分摊后的临床门急诊科室总成本，计算出诊次成本。

全院平均诊次成本 =（∑全院各门急诊科室成本）/全院总门急诊人次

某临床科室诊次成本 = 某临床科室门急诊成本/该临床科室门急诊人次

第六章　床日成本核算

第二十九条　床日成本核算是指以床日为核算对象，将科室成本进一步分摊到住院床日中，计算出床日成本的过程。采用三级分摊后的临床住院科室总成本，计算出床日成本。

全院平均实际占用床日成本 =（∑全院各住院科室成本）/全院实际占用总床日数

某临床科室实际占用床日成本 = 某临床住院科室成本/该临床住院科室实际占用床日数

第七章　医疗服务项目成本核算

第三十条　医疗服务项目成本核算是指以各科室开展的医疗服务项目为对象，归集和分配各项费用，计算出各项目单位成本的过程。医疗服务项目成本核算对象是指各地医疗服务价格主管部门和卫生健康行政部门、中医药主管部门印发的医疗服务收费项目，不包括药品和可以单独收费的卫生材料。医疗服务项目应当执行国家规范的医疗服务项目名称和编码。

第三十一条 医疗服务项目成本核算分两步开展：首先确定医疗服务项目总成本，其次计算单个医疗服务项目成本。应当以临床服务类和医疗技术类科室二级分摊后成本剔除药品成本、单独收费的卫生材料成本作为医疗服务项目总成本，采用作业成本法、成本当量法、成本比例系数法等方法计算单个医疗服务项目成本。

医院可结合实际探索适当的计算方法。

第三十二条 作业成本法是指通过对某医疗服务项目所有作业活动的追踪和记录，计量作业业绩和资源利用情况的一种成本计算方法。该方法以作业为中心，以成本动因为分配要素，体现"服务消耗作业，作业消耗资源"的原则。提供某医疗服务项目过程中的各道工序或环节均可视为一项作业。成本动因分为资源动因和作业动因，主要包括人员数量、房屋面积、工作量、工时、医疗服务项目技术难度等参数。

作业成本法按照以下步骤开展核算：

（一）划分作业。在梳理医院临床服务类科室和医疗技术类科室医疗业务流程基础上，将医疗服务过程划分为若干作业。各作业应当相对独立、不得重复，形成医院统一、规范的作业库。

（二）直接成本归集。将能够直接计入或者计算计入到某医疗服务项目的成本直接归集到医疗服务项目。

（三）间接成本分摊。将无法直接计入或者计算计入到某医疗服务项目的成本，首先按照资源动因将其分配至受益的作业，再按照医疗服务项目消耗作业的原则，采用作业动因将作业成本分配至受益的医疗服务项目。

第三十三条 成本当量法是指在确定的核算期内，以科室单元为核算基础，遴选典型的医疗服务项目作为代表项目，其成本当量数为"1"，作为标准当量，其他项目与代表项目进行比较，进而得到其他项目各自的成本当量值，再计算出各项目成本的方法。

成本当量法按照以下步骤开展核算：

（一）选取代表项目。确定各科室单元典型项目作为代表项目，将其成本当量数设为"1"。

（二）计算科室单元的总当量值。

1. 以代表项目单次操作的资源耗费为标准，将该科室单元当期完成的所有医疗服务项目单次操作的资源耗费分别与代表项目相比，得出每个项目的成本当量值。

2. 每个项目的成本当量值乘以其操作数量，得出该项目的总成本当量值。

3. 各项目总成本当量值累加得到该科室单元的成本当量总值。

（三）计算当量系数的单位成本。

当量系数的单位成本 = （该科室单元当期总成本 – 药品成本 – 单独收费的卫生材料成本）/该科室单元的成本当量总值

（四）计算项目单位成本。

项目单位成本 = 当量系数的单位成本 × 该项目的成本当量值

第三十四条 成本比例系数法是指将归集到各科室单元的成本，通过设定某一种分配参数，将科室单元的成本最终分配到医疗服务项目的计算方法。核算方法主要有收入分配系数法、操作时间分配系数法、工作量分配系数法。

（一）收入分配系数法。将各医疗服务项目收入占科室单元总收入（不含药品收入和单独收费卫生材料收入）的比例作为分配成本的比例。

（二）操作时间分配系数法。将各医疗服务项目操作时间占科室单元总操作时间的比例作为分配成本的比例。

（三）工作量分配系数法。将各医疗服务项目工作量占科室单元总工作量的比例作为分配成本的比例。

第三十五条 不同科室单元开展的同一个医疗服务项目成本的确定方法：将各科室单元该医疗服务项目的核算成本通过加权平均法形成该医疗服务项目院内的平均成本。

（一）计算各个科室单元该医疗服务项目总成本。用该科室单元医疗服务项目的核算成本乘以其操作数量，得出该科室单元医疗服务项目总成本。

（二）计算医院内该医疗服务项目的成本。将各个科室单元该医疗服务项目总成本除以当期内该医疗服务项目操作总数，得到项目成本。

第八章　病种成本核算

第三十六条　病种成本核算是指以病种为核算对象，按照一定流程和方法归集相关费用，计算病种成本的过程。医院开展的病种可参照临床路径和国家推荐病种的有关规定执行。

第三十七条　病种成本核算方法主要有自上而下法（Top-Down Costing）、自下而上法（Bottom-Up Costing）和成本收入比法（Cost-to-Charge Ratio，CCR）。

（一）自上而下法。自上而下法以成本核算单元成本为基础计算病种成本。按照以下步骤开展核算：

1. 统计每名患者的药品和单独收费的卫生材料费用，形成每名患者的药耗成本。

2. 将成本核算单元的成本剔除所有计入患者的药品和单独收费的卫生材料费用后，采用住院天数、诊疗时间等作为分配参数分摊到每名患者。

3. 将步骤 1 和步骤 2 成本累加形成每名患者的病种成本。

4. 将同病种患者归为一组，然后将组内每名患者的成本累加形成病种总成本，采用平均数等方法计算病种单位成本。

病种总成本 = ∑该病种每名患者成本

某病种单位成本 = 该病种总成本/该病种出院患者总数

（二）自下而上法。自下而上法以医疗服务项目成本为基础计算病种成本。按照以下步骤开展核算：

1. 将医疗服务项目成本、药品成本、单独收费的卫生材料成本对应到每名患者后，形成每名患者的病种成本。

某患者病种成本 = ∑（该患者核算期间内某医疗服务项目工作量 × 该医疗服务项目单位成本）+ ∑药品成本 + ∑单独收费的卫生材料成本

2. 将同病种患者归为一组，然后将组内每名患者的成本累加形成病种总成本，采用平均数等方法计算病种单位成本。

病种总成本 = ∑该病种每名患者成本

某病种单位成本 = 该病种总成本/该病种出院患者总数

（三）成本收入比法。成本收入比法以服务单元的收入和成本为基础计算病种成本，通过计算医院为患者提供的各服务单元的成本收入比值，利用该比值将患者层面的收入转换为成本。按照以下步骤开展核算：

1. 计算各服务单元的成本收入比值。

某服务单元成本收入比 = 该服务单元成本/该服务单元收入

2. 计算患者病种成本。

某患者病种成本 = ∑该患者某服务单元收入 × 该服务单元成本收入比

3. 将同病种患者归为一组，然后将组内每名患者的成本累加形成病种总成本，采用平均数等方法计算病种单位成本。

病种总成本 = ∑该病种每名患者成本

某病种单位成本 = 该病种总成本/该病种出院患者总数

第九章　DRG 成本核算

第三十八条　DRG 成本核算是指以 DRG 组为核算对象，按照一定流程和方法归集相关费用计算 DRG 组成本的过程。

第三十九条　DRG 成本核算方法主要有自上而下法、自下而上法和成本收入比法。

（一）自上而下法。自上而下法以成本核算单元成本为基础计算 DRG 组成本。按照以下步骤开展核算：

1. 统计每名患者的药品和单独收费的卫生材料费用，形成每名患者的药耗成本。

2. 将成本核算单元的成本剔除所有计入患者的药品和单独收费的卫生材料费用后，采用住院天数、诊疗时间等作为分配参数分摊到每名患者。

3. 将步骤 1 和步骤 2 成本累加形成每名患者的成本。

4. 将每名患者归入到相应的 DRG 组，然后将组内每名患者的成本累加形成该 DRG 组总成本，采用平均数等方法计算该 DRG 组单位成本。

DRG 组总成本 = ∑该 DRG 组每名患者成本

某 DRG 组单位成本 = 该 DRG 组总成本/该 DRG 组出院患者总数

（二）自下而上法。自下而上法以医疗服务项目成本基础计算 DRG 组成本。按照以下步骤开展核算：

1. 将医疗服务项目成本、药品成本、单独收费的卫生材料成本对应到每名患者后，形成每名患者的成本。

某患者成本 = $\sum$（患者核算期间内某医疗服务项目工作量×该医疗服务项目单位成本）+ $\sum$药品成本 + $\sum$单独收费的卫生材料成本

2. 将每名患者归入到相应的 DRG 组，然后将组内每名患者的成本累加形成该 DRG 组总成本，采用平均数等方法计算该 DRG 组单位成本。

DRG 组总成本 = $\sum$该 DRG 组每名患者成本

某 DRG 组单位成本 = 该 DRG 组总成本/该 DRG 组出院患者总数

（三）成本收入比法。成本收入比法以服务单元的收入和成本为基础计算 DRG 组成本，通过计算医院为患者提供的各服务单元的成本收入比值，利用该比值将患者层面的收入转换为成本。按照以下步骤开展核算：

1. 计算各服务单元的成本收入比值。

某服务单元成本收入比 = 该服务单元成本/该服务单元收入

2. 计算患者成本。

某患者成本 = $\sum$该患者某服务单元收入×该服务单元成本收入比

3. 将每名患者归入到相应的 DRG 组，然后将组内每名患者的成本累加形成该 DRG 组总成本，采用平均数等方法计算该 DRG 组单位成本。

DRG 组总成本 = $\sum$该 DRG 组每名患者成本

某 DRG 组单位成本 = 该 DRG 组总成本/该 DRG 组出院患者总数

第十章　成本报表

第四十条　为保证成本信息质量，开展成本核算的医院应当按照要求定期形成成本报表和成本核算报告，并对成本核算结果和成本控制情况作出详细说明。医院应当按照月度或年度编制报表，也可以按照季度编制。成本报表数据应当真实、准确。医院应当至少每年产出年度成本核算报告。

第四十一条　成本报表按照不同的管理需要进行分类。

（一）按照使用者不同可分为对内报表和对外报表。对内报表指医院为满足内部管理需要而编制的成本报表；对外报表指医院按照相关政府主管部门要求报送的成本报表。

（二）按照核算对象不同分为科室成本报表、诊次成本报表、床日成本报表、医疗服务项目成本报表、病种成本报表、DRG 成本报表。科室成本报表主要包括直接成本表、全成本表、成本分摊汇总表等；诊次成本报

表主要包括院级诊次成本构成表、科室诊次成本表等；床日成本报表主要
包括院级床日成本构成表、科室床日成本表等；医疗服务项目成本报表主
要包括项目成本汇总表、项目成本明细表等；病种成本报表主要包括病种
成本明细表、病种成本构成明细表等；DRG 成本报表主要包括 DRG 成本
明细表、DRG 成本构成明细表等。

第十一章　成本分析

第四十二条　医院要结合经济运行等相关信息，开展成本核算结果分
析，重点分析成本构成、成本变动的影响因素，制订成本控制措施，提出
改进建议。

第四十三条　医院开展成本分析主要方法包括：

（一）按照分析目的和要求不同，可分为全面分析、局部分析、专题
分析等。

（二）按照指标比较方法不同，可分为比较分析法、结构分析法、趋
势分析法、因素分析法等。

（三）本量利分析：医院通过对保本点的研究分析，确定医疗服务正
常开展所达到的保本点业务量和保本收入总额，反映出业务量与成本之间
的变动关系。

第四十四条　各级卫生健康行政部门、中医药主管部门应当加强地区
间、医院间成本数据的分析比较，服务于政策的制订和完善，优化卫生资
源配置，提高资源利用效率。医院应当加强成本数据和分析结果的应用，
促进业务管理与经济管理相融合，提升运营管理水平，推进医院高质量
发展。

第十二章　附　则

第四十五条　本规范由国家卫生健康委、国家中医药管理局负责解释。

第四十六条　本规范自印发之日起施行。《县级公立医院成本核算操
作办法》（国卫办财务发〔2015〕39 号）同时废止。

附件：1. 科室单元分类名称及编码，2. 公立医院成本报表（略）

附 4.2 《推进医疗服务价格改革意见》

关于印发推进医疗服务价格改革意见的通知

发改价格〔2016〕1431号

各省、自治区、直辖市发展改革委、物价局、卫生计生委（局）、人力资源社会保障厅（局）、财政厅（局）：

根据党的十八大和十八届三中、四中、五中全会精神以及深化医药卫生体制改革的总体部署，国家发展改革委、国家卫生计生委、人力资源社会保障部、财政部制定了《推进医疗服务价格改革的意见》，经国务院同意，现印发你们，请遵照执行，并就有关事项通知如下：

一、各地价格、卫生计生、人力资源社会保障、财政等部门要按照《推进医疗服务价格改革的意见》的要求，积极稳妥推进改革。要抓紧制定改革具体实施方案，明确部门分工，加强政策衔接，做好政策解读和舆论引导工作，形成改革合力，确保改革平稳实施。

二、各地要按照"总量控制、结构调整、有升有降、逐步到位"的原则，统筹考虑各方面承受能力，合理制定和调整医疗服务价格，逐步理顺医疗服务比价关系，并与医保支付、医疗控费政策同步实施，确保群众费用负担总体不增加。

三、此前有关医疗服务价格管理政策规定，凡与本通知不符的，以本通知规定为准。

国家发展改革委　国家卫生计生委　人力资源社会保障部　财政部
2016年7月1日

推进医疗服务价格改革的意见

推进医疗服务价格改革，是价格机制改革和深化医药卫生体制改革的重要任务，对推动医疗机构建立科学合理补偿机制，促进医药卫生事业健康发展具有重要作用。近年来，各地结合实际规范医疗服务价格管理，调整医疗服务价格，取得了积极成效。但医疗服务价格尚未理顺，管理方式仍需改进，价格行为有待进一步规范。为深入推进医疗服务价格改革，经国务院同意，现提出以下意见。

一、指导思想、基本原则和主要目标

（一）指导思想。全面贯彻党的十八大和十八届三中、四中、五中全会精神，按照党中央、国务院的决策部署，牢固树立并切实贯彻创新、协调、绿色、开放、共享的发展理念，紧紧围绕深化医药卫生体制改革目标，按照"总量控制、结构调整、有升有降、逐步到位"要求，积极稳妥推进医疗服务价格改革，合理调整医疗服务价格，同步强化价格与医疗、医保、医药等相关政策衔接联动，逐步建立分类管理、动态调整、多方参与的价格形成机制，确保医疗机构良性运行、医保基金可承受、群众负担总体不增加。

（二）基本原则。

坚持调放结合。按照公立医院综合改革要求，科学核算医疗服务成本，控制医药费用总量，优化医药费用结构，逐步理顺医疗服务比价关系，体现医务人员技术劳务价值。合理确定医疗服务政府定价范围，充分发挥行业监管、医保控费和市场机制作用，引导价格合理形成。

坚持协同配套。与公立医院补偿机制、公立医疗机构薪酬制度、药品流通体制、医保支付、分级诊疗、医疗行为监管等改革协同推进、衔接配套，增强改革的整体性、系统性和协同性，形成政策合力。

坚持统筹兼顾。落实政府投入责任，正确处理好完善公立医院补偿机制、保障医保基金运行安全、提高群众受益水平的关系，统筹考虑各方面利益，切实保障困难群众的基本医疗需求。

坚持稳步推进。加强整体谋划，把握好时机、节奏和力度，分步实施，有序推进，及时完善政策，确保改革平稳实施，防止价格异常波动、诱发社会不稳定因素。

（三）主要目标。到2017年，逐步缩小政府定价范围，改革医疗服务项目管理，改进价格管理方式，结合公立医院综合改革同步调整医疗服务价格。到2020年，逐步建立以成本和收入结构变化为基础的价格动态调整机制，基本理顺医疗服务比价关系。积极探索建立通过制定医保支付标准引导价格合理形成的机制。

二、主要任务

（一）推进医疗服务价格分类管理。

1. 公立医疗机构提供的基本医疗服务实行政府指导价。对人力消耗占主要成本，体现医务人员技术劳务价值、技术难度和风险程度的医疗服务，公立医院综合改革试点地区可探索由政府主导、利益相关方谈判形成价格的机制。

2. 公立医疗机构提供的特需医疗服务及其他市场竞争比较充分、个性化需求比较强的医疗服务，实行市场调节价。严格控制特需医疗服务规模，提供特需医疗服务的比例不超过全部医疗服务的10%。公立医疗机构实行市场调节价的具体医疗服务项目，由省级价格主管部门会同卫生计生、人力资源社会保障、中医药部门，根据本地区医疗市场发展状况、医疗保障水平等因素确定，并在2016年底前向社会公布。

3. 非公立医疗机构提供的医疗服务，落实市场调节价政策。基本医保基金支付的实行市场调节价的医疗服务，由医保经办机构综合考虑医疗服务成本以及社会各方面承受能力等因素，与医疗机构谈判合理确定医保支付标准，引导价格合理形成。

（二）逐步理顺医疗服务比价关系。围绕公立医院综合改革，统筹考虑取消药品加成及当地政府补偿政策，按照总量控制、结构调整的原则，同步调整医疗服务价格，重点提高诊疗、手术、康复、护理、中医等体现医务人员技术劳务价值的医疗服务价格，降低大型医用设备检查治疗和检验等价格。在此基础上，通过规范诊疗行为，降低药品、耗材等费用腾出空间，动态调整医疗服务价格。实行分级定价，根据医疗机构等级、医师级别和市场需求等因素，对医疗服务制定不同价格，拉开价格差距，引导患者合理就医。做好与医保支付、医疗控费等政策相互衔接，保证患者基本医疗费用负担总体不增加。

（三）改革医疗服务价格项目管理。国家负责制定全国医疗服务项目技术规范，统一项目名称和服务内容，指导医疗机构规范开展服务，并作为确定医疗机构收费项目的依据。各地依据全国医疗服务项目技术规范，确定本地区医疗机构服务收费的具体项目。2020 年前，形成全国统一的医疗服务项目技术规范，并实行动态调整。坚持鼓励创新和使用适宜技术相结合的原则，及时受理新增医疗服务项目，简化工作程序，提高工作效率，促进医疗新技术尽早进入临床使用。

（四）推进医疗服务定价方式改革。扩大按病种、按服务单元收费范围，逐步减少按项目收费的数量。到 2016 年底，城市公立医院综合改革试点地区实行按病种收费的病种不少于 100 个。各地可结合本地实际，按照价格法的规定，授权设区市和有条件的县（市）对医疗服务价格进行调整，并做好协调指导和监督管理工作。

（五）加强医疗服务价格监管。对实行政府指导价的医疗服务，要按照"管细、管好、管到位"的要求，加强医疗服务成本监审和价格监测，完善定价过程中公众参与、专家论证制度，主动接受社会监督。对实行市场调节价的医疗服务，医疗机构要遵循公平、合法和诚实信用的原则，合理制定和调整价格，并保持相对稳定。加强医药费用控制，各地要综合考虑经济发展水平、基本医疗保障和群众承受能力等因素，合理确定本地区医药费用总量，明确控费指标，确保区域内医疗费用不合理增长得到有效控制。建立全方位、多层次的价格监督机制，发挥 12358 全国价格监管平台作用，依法严肃查处各种乱收费行为。

三、保障措施

（一）明确部门分工。各有关部门要按照推进医疗服务价格改革要求和职责分工，及时细化落实改革措施。价格主管部门会同有关部门统筹研究制定医疗服务价格改革政策，建立多种形式并存的定价方式，合理确定和调整医疗服务项目及价格，强化价格行为监管。卫生计生行政部门（含中医药管理部门）会同有关部门制定全国医疗服务项目技术规范，加强行业监管和医疗机构内部管理，制定规范医疗服务行为、控制医疗费用不合理增长的政策措施，在 2016 年底前建立健全公立医疗机构医疗总费用、次均（床日）费用、检查检验收入占比、药占比、门诊和住院人次等指标定期通报制度，督促落实医疗服务价格公示制度、费用清单制度，强化社会监督和医疗机构控费意识。人力资源社会保障、卫生计生部门要做好医保与价格政策的衔接配合，加强医保对医疗服务行为的监管，并会同财政等有关部门积极推进医保支付方式改革，加强费用控制，制定医保支付标准的政策措施。

（二）协同推进改革。各有关部门要按照深化医药卫生体制改革要求，加快药品流通体制、医保支付制度、公立医疗机构薪酬制度和分级诊疗制度等改革，推动建立经营规范、竞争有序、服务高效的药品流通新秩序和合理用药、合理诊疗的医疗机构内在激励约束机制，切实减轻患者费用负担。各地价格、卫生计生、人力资源社会保障和中医药等部门要密切配合、相互协作，共同研究制定医疗服务价格改革具体方案，出台医疗服务价格改革政策时，同时公布医保支付和医疗控费等措施。

（三）鼓励探索创新。鼓励地方按照医疗服务价格改革的总体要求和目标任务，在推进医疗服务定价方式改革、医保支付方式改革以及控制医药费用、强化社会监督、发挥商业保险作用等方面大胆探索，勇于创新，积累经验，促进改革整体推进。充分发挥第三方在规范医疗服务项目、核算医疗服务成本和开展政策评估等方面的技术支撑作用，促进医疗服务价格管理更加客观、公正、规范、透明。

（四）做好跟踪评估。各地要建立医疗服务价格改革的督导、考核和评估机制，加强对改革进展和效果的跟踪评价，及时总结经验、完善政策，推广好的做法。要密切关注改革后医药费用变化情况，防止出现其他方面未见到实际效果，医疗服务价格却大幅上升，群众和全社会医疗负担加重的问题。对改革中出现的新问题，要及时研究分析，提出解决措施。要建立应急处置工作预案，第一时间研究处理社会反映的问题。

（五）加强舆论宣传。强化政策宣传和舆论引导，及时准确解读医疗服务价格改革政策措施，合理引导社会预期，积极回应社会关切，争取社会各界的理解和支持，引导广大医务人员积极参与，凝聚各方共识，为改革创造良好环境，确保改革顺利推进。医疗服务价格改革涉及面广、影响大、情况复杂，各地区、各有关部门要充分认识改革的重要性、艰巨性和复杂性，加强领导，落实责任，精心组织实施。国家发展改革委会同有关部门对改革落实情况加强监督检查，改革中出现的重大情况，各地要及时报告。

附表：部分重点工作任务分工及进度安排表（略）

附4.3 《关于完善"互联网+"医疗服务价格和医保支付政策的指导意见》

国家医疗保障局关于完善"互联网+"医疗服务价格和医保支付政策的指导意见

医保发〔2019〕47号

各省、自治区、直辖市及新疆生产建设兵团医疗保障局：

为贯彻落实国务院办公厅《关于促进"互联网+医疗健康"发展的意见》（国办发〔2018〕26号）和《关于印发深化医药卫生体制改革2019年重点工作任务的通知》（国办发〔2019〕28号）精神，完善"互联网+"医疗服务的价格和支付政策，现提出以下意见。

一、总体要求

（一）指导思想

以习近平新时代中国特色社会主义思想为指导，以人民健康为中心，适应"互联网+医疗健康"发展，合理确定并动态调整价格、医保支付政策，支持"互联网+"在实现优质医疗资源跨区域流动、促进医疗服务降本增效和公平可及、改善患者就医体验、重构医疗市场竞争关系等方面发挥积极作用。

（二）基本原则

一是深化"放管服"。坚持市场形成、政府调节、社会共治相结合，建立开放灵活、多方参与的价格形成机制，激发医疗市场活力与引导提供适宜服务并重。

二是分类管理。适应"互联网+"的运行发展规律，针对不同的服务主体、对象和内容，制定有操作性的价格和支付政策。

三是鼓励创新。对于依托"互联网+"显著改善成本效率，以及更好满足多层次医疗需求的新技术、新模式，给予更宽松的发展空间。

四是协调发展。线上、线下医疗服务实行公平的价格和支付政策，促进线上、线下协调发展。

（三）主要思路

"互联网＋"医疗服务是各级各类医疗机构，在依法合规的前提下，将线下已有医疗服务通过线上开展、延伸。"互联网＋"医疗服务价格，纳入现行医疗服务价格的政策体系统一管理。符合条件的"互联网＋"医疗服务，按照线上线下公平的原则配套医保支付政策，并根据服务特点完善协议管理、结算流程和有关指标。积极适应"互联网＋"等新业态发展，提升医疗服务价格监测监管信息化、智能化水平，引导重构医疗市场竞争关系，探索新技术条件下开放多元的医疗服务价格新机制。

二、完善"互联网＋"医疗服务价格项目管理

（一）项目政策按医疗机构经营性质分类管理

非营利性医疗机构依法合规开展的"互联网＋"医疗服务，医疗保障部门主要按项目管理，未经批准的医疗服务价格项目不得向患者收费。营利性医疗机构提供依法合规开展的"互联网＋"医疗服务，可自行设立医疗服务价格项目。互联网医院按其登记注册的所有制形式和经营性质适用相应的价格项目政策。

（二）项目准入以省为主实行分级管理

医疗服务价格项目实行以省为主，国家、省和市三级管理。国家医疗保障局负责规范立项原则、项目名称、服务内涵、计价单元、计价说明、编码规则等，指导各省级医疗保障部门做好医疗服务价格项目工作。各省级医疗保障部门负责根据医疗技术发展和本地区实际，设立适用本地区的医疗服务价格项目。医疗机构将已有线下项目通过线上开展，申请立项收费的，由地市级医疗保障部门受理，符合准入条件的，提交省级医疗保障部门集中审核决策。

（三）明确项目准入应符合的基本条件

设立"互联网＋"医疗服务价格项目，应同时符合以下基本条件：一是应属于卫生行业主管部门准许以"互联网＋"方式开展、临床路径清晰、技术规范明确的服务；二是应面向患者提供直接服务；三是服务过程应以互联网等媒介远程完成；四是服务应可以实现线下相同项目的功能；五是服务应对诊断、治疗疾病具有实质性效果。不得以变换表述方式、拆分服务内涵、增加非医疗步骤等方式或名义增设项目。

（四）明确不作为医疗服务价格项目的情形

仅发生于医疗机构与医疗机构之间、医疗机构与其他机构之间，不直接面向患者的服务；医疗机构向患者提供不属于诊疗活动的服务；以及非医务人员提供的服务，不作为医疗服务价格项目，包括但不限于远程手术指导、远程查房、医学咨询、教育培训、科研随访、数据处理、医学鉴定、健康咨询、健康管理、便民服务等。

三、健全"互联网＋"医疗服务价格形成机制

（一）价格政策按公立非公立实行分类管理

公立医疗机构提供"互联网＋"医疗服务，主要实行政府调节，由医疗保障部门对项目收费标准的上限给予指导，公立医疗机构按不超过医疗保障部门所公布价格的标准收取服务费用；满足个性化、高层次需求为主的"互联网＋"医疗服务，以及向国外、境外提供的"互联网＋"医疗服务，落实特需医疗规模控制的要求和市场调节价政策。价格实行市场调节的，公立医疗机构综合考虑服务成本、患者需求等因素，自主确定收费标准和浮动范围并书面告知当地医疗保障部门。

非公立医疗机构提供"互联网＋"医疗服务，价格实行市场调节。

（二）收费方式应体现跨区域服务的特征

公立医疗机构提供"互联网＋"医疗服务，价格包括了一个项目的完整费用，并按照属地化原则，由公立医疗机构或其所在地区的省级医疗保障部门制定。医疗保障部门和医疗机构不得因服务对象、服务区域不同制定不公平的价格标准。

患者接受"互联网＋"医疗服务，按服务受邀方执行的项目价格付费。"互联网＋"医疗服务涉及邀请方、受邀方及技术支持方等多个主体或涉及同一主体不同部门的，各方自行协商确定分配关系。

（三）医保部门制定调整价格实行省级管理

省级医疗保障部门负责制定调整公立医疗机构提供的"互联网＋"医疗服务价格。新开展的"互联网＋"医疗服务，价格可由省级医疗保障部门制定或与医疗机构协议确定试行价格。医疗机构申请立项时，应按省级医疗保障部门的规定，同步提交价格建议、成本测算结果、经济

性评估报告、与线下同类项目的比较分析等资料。试行期满（一般不超过两年），在评估服务效果和成本收入等情况的基础上，进一步明确价格政策。

（四）制定调整价格应保持线上线下合理比价

省级医疗保障部门制定调整"互联网＋"医疗服务价格，应保持线上线下同类服务合理比价：一是线上线下服务价格应与服务效用相匹配，保持合理的比价关系和价格水平，体现激励服务与防止滥用并重；二是线上线下服务价格应与经济性改善程度相匹配，使线上服务可以比传统就医方式更有利于节约患者的整体费用；三是线上线下服务价格应与必要成本的差异相匹配，体现医疗服务的共性成本和"互联网＋"的额外成本。

（五）针对各类服务特点细化价格政策

一是公立医疗机构提供检查检验服务，委托第三方出具结论的，收费按委托方线下检查检验服务项目的价格执行，不按远程诊断单独立项，不重复收费；二是公立医疗机构开展互联网复诊，由不同级别医务人员提供服务，均按普通门诊诊察类项目价格收费；三是公立医疗机构依托"互联网＋"提供家庭医生服务，按照服务包签约内容和标准提供服务和结算费用，不因服务方式变化另收或加收费用。

（六）充分保障患者合理合法的价格权益

各类主体提供"互联网＋"医疗服务，收费应以知情同意、合法合规为前提，遵循公平、合法和诚实信用的原则，在政策允许的范围内，合理制定和调整价格，并以明确清晰的方式公示。各地区医疗保障部门要加强基金监管力度，对于医疗机构存在强制服务、分解服务、以不公平价格提供服务、虚报价格等失信行为的，采取约谈告诫、要求整改等方式予以约束，涉嫌违法违规的，应及时将相关问题线索移交检查执法部门。

四、明确"互联网＋"医疗服务的医保支付政策

（一）确定医保支付范围

定点医疗机构提供的"互联网＋"医疗服务，与医保支付范围内的线下医疗服务内容相同，且执行相应公立医疗机构收费价格的，经相应备案程序后纳入医保支付范围并按规定支付。属于全新内容的"互联网＋"并执行政府调节价格的基本医疗服务，由各省级医疗保障部门按照规定，综合考虑临床价值、价格水平、医保支付能力等因素，确定是否纳入医保支付范围。

（二）完善医保协议管理

各级医疗保障部门要根据"互联网＋"医疗服务的特点，合理确定总额控制指标，完善定点医疗机构服务协议，调整医保信息系统，优化结算流程，同时加强医疗服务监管，支持定点医疗机构依托"互联网＋"提供规范、便捷、优质、高效的医疗服务。对于定点医疗机构存在价格失信、欺诈骗保等行为的，纳入协议违约范围，按规定进行处理。

五、强化组织实施

（一）抓好贯彻落实和疏导矛盾

各省（区、市）医疗保障部门要根据本意见要求，及时梳理调整"互联网＋"医疗服务价格和医保支付政策，规范价格项目，疏导积累的价格矛盾，做好价格和支付政策有效衔接。涉及卫生健康和市场监管等部门职责的，应充分听取意见建议，做好沟通配合工作，及时移交问题线索。

（二）加强价格监测和跟踪评估

各省（区、市）医疗保障部门要以公立医疗机构为重点，加强医疗服务价格日常监测监管，及时报告工作中出现的新情况、新问题。对线下项目服务形式改变后，费用出现较大波动的情况，要及时开展调查，动态调整或指导公立医疗机构及时调整价格。

（三）做好政策解读和舆论引导

结合"互联网＋"医疗服务的新规律、新特点，及时准确解读价格和支付政策，合理引导社会预期，积极回应社会关切，争取社会各界的理解和支持。凝聚各方共识，引导医务人员积极参与，为改革创造良好环境，确保改革顺利推进。

国家医疗保障局
2019 年 8 月 17 日

附4.4 《关于做好当前医疗服务价格动态调整工作的意见》

国家医疗保障局、卫生健康委、财政部、市场监管总局印发了 《关于做好当前医疗服务价格动态调整工作的意见》
（医保发〔2019〕79号）

为贯彻落实党中央、国务院关于深化医药卫生体制改革和治理高值医用耗材的改革部署，在总体不增加患者负担前提下，稳妥有序试点探索医疗服务价格优化，现就做好当前公立医疗机构医疗服务价格动态调整工作，全面取消公立医疗机构医用耗材加成等提出以下意见。

一、总体要求

以习近平新时代中国特色社会主义思想为指导，以人民健康为中心，持续完善医疗服务价格管理体系。坚持以临床价值为导向、以成本为基础、以科学方法为依托，按照总量控制、结构调整、有升有降、逐步到位的原则，与财政补助衔接，强化上下联动和共建共治，加强部门协同，充分发挥医疗机构专业优势，建立和完善医疗服务价格动态调整机制，稳妥有序试点探索医疗服务价格优化。通过动态调整医疗服务价格，逐步理顺医疗服务比价关系，支持医疗技术进步，支持体现技术劳务价值，支持为人民群众提供更有价值、更高效率的医疗服务，促进医疗资源优化配置、促进医疗机构主动规范服务行为、促进医疗行业高质量发展。

二、建立和完善医疗服务价格动态调整机制

（一）规范基本路径。医疗服务价格动态调整机制是当前各地调整医疗服务价格的重要方式。各省（区、市）按照"设置启动条件、评估触发实施、有升有降调价、医保支付衔接、跟踪监测考核"的基本路径，整体设计本省份动态调整机制。各地在定价权限范围内，按照机制实施调价。

（二）综合设置启动条件。设置启动条件的因素可以包括但不限于以下内容：一是医药卫生费用、医疗服务收入（不含药品、耗材、检查、化验收入，下同）占比、医疗成本变化、人力成本占比等反映医疗机构运行状况的指标；二是医保基金可支付月数或患者个人自付水平等反映社会承受能力的指标；三是居民消费价格指数或地区生产总值等反映经济发展的指标；四是社会平均工资等影响医疗服务要素成本变化的指标等。具体启动条件，以及相应的触发标准、约束标准，应结合当地实际确定并向社会公布。

（三）定期开展调价评估。医疗保障部门会同相关部门对本地区上一年度的相关指标进行量化评估，符合触发标准的，按程序启动调价工作；超过约束标准的，本年度原则上不安排价格动态调整。配套医改重点任务实施的专项调整，以及对新增项目、价格矛盾突出项目进行的个别调整除外。2020－2022年，各地要抓住药品耗材集中采购、取消医用耗材加成等降低药品耗材费用的窗口期，每年进行调价评估，达到启动条件的要稳妥有序调整价格，加大医疗服务价格动态调整力度，与"三医"联动改革紧密衔接。

（四）合理测算调价空间。调价空间主要按照"历史基数"加"合理增长"的方式确定，即以每次调价前医药费用总量为基数，选择反映控费效果、经济发展、医保筹资、物价水平或居民收入变化的相关指标综合确定合理的调整幅度。为落实重大医改任务，配套实施专项调整时，可根据医改任务对公立医疗机构收入和成本的实际影响分类测算调价空间，兼顾医院、患者和医保三者平衡。

（五）优化选择调价项目。一是优先将技术劳务占比高、成本和价格严重偏离的医疗服务项目纳入调价范围。二是关注不同类型、不同等级医疗机构的功能定位、服务能力和运行特点，兼顾收入结构特殊的专科医疗机构和基层医疗机构。三是平衡好调价节奏和项目选择，防止出现部分应调整的项目长期得不到调整、部分项目过度调整的情况。

（六）科学制定调价方案。动态调整医疗服务价格的方法主要是将调价空间向调价项目进行合理分配，具体应符合以下要求：一是调价预计增收的总金额与既定的调价空间基本吻合，注意医院间、学科间均衡。二是重点提高体现技术劳务价值的医疗服务价格，降低设备物耗占比高的检查检验和大型设备治疗价格，支持儿科等薄弱学科发展，支持中医传承创新发展，支持公立医疗机构提高医疗服务收入占比。三是区域内实行分级定价，考虑医疗机构等级和功能定位、医师级别、市场需求、资源配置方向等因素，合理调节价格差距。四是区域间应加强沟通协调，促使经济发展水平相近、医疗发展水平相当、地理区域相邻省份的价格水平保持合理衔接。

三、落实取消医用耗材加成专项改革任务

各地要认真落实中央要求，于 2019 年底前全面取消各级各类公立医疗机构医用耗材加成。减少的合理收入主要通过调整医疗服务价格、财政适当补助、做好同医保支付衔接等方式妥善解决。公立医疗机构要通过分类集中采购、加强成本核算、规范合理使用等方式降低成本，实现良性平稳运行。

调价项目和调价水平要结合医用耗材使用规律，重点关注补偿合理空间、匹配耗材使用结构、有利于理顺比价关系等。调价项目属于医保支付范围的，按规定给予报销，各统筹地区不因取消医用耗材加成调减医疗机构医保总额控制指标。财政适当补助是指，改革过渡期间同级财政部门对受政策影响较大的公立医疗机构，可以根据执行取消医用耗材加成改革绩效考评情况和实际运行情况，予以适当奖补。

四、完善配套措施

（一）改革优化调价规则和程序。医疗服务定调价的程序，一般包括价格成本调查、专家论证、风险评估、听取意见、集体审议等环节。各地要依法依规改革优化医疗服务定调价程序，采取简明易行的方式开展成本调查、广泛听取意见。做好调价风险评估，重点研判影响范围广或涉及特殊困难群体的调价项目，防范个性问题扩大成为系统性风险。

（二）做好跟踪监测和绩效评价。监测公立医疗机构医疗服务价格、成本、费用、收入分配及改革运行情况等，作为实施医疗服务价格动态调整的基础。做好医疗服务价格动态调整机制实施情况的绩效评价工作，及时完善政策。部门间加强互联互通、信息共享。

（三）保障患者合法价格权益。公立医疗机构提供医疗服务，收费应以合法合规为前提，遵循公平、合法和诚实信用的原则，在政策允许的范围内，合理制定和调整价格，并以明确清晰的方式公示，不得强制服务并收费，不得采取分解收费项目、重复收费、扩大收费等方式变相提高收费标准。

（四）提升公立医疗机构管理和服务水平。公立医疗机构应主动适应改革，完善自我管理；规范医疗服务行为，控制药品耗材不合理使用；提升医疗服务质量、优化医疗服务流程、改善就医体验；改革完善内部分配机制，实现良性平稳运行。

五、做好组织实施

（一）提高思想认识。各地要充分认识做好当前医疗服务价格动态调整工作的重要性和复杂性，加强领导，落实责任，精心组织实施，落实好本年度取消医用耗材加成和价格专项调整工作，借鉴前期取消药品加成，以及已取消医用耗材加成省份的相关经验，确保按时完成医改重点任务。

（二）加强部门协同。医疗保障部门会同有关部门统筹研究制定医疗服务价格改革政策。卫生健康行政部门会同有关部门做好全国医疗服务项目技术规范制定工作，加强对公立医疗机构的指导。财政部门按要求落实对公立医疗机构的补助政策。市场监管部门要加强对各类医疗机构的监督检查，严肃查处各类价格违法违规行为。各有关部门根据日常管理和监督检查实际，提供改进价格政策的意见建议。

（三）鼓励探索创新。各地要根据本地区实际条件，探索创新完善医疗服务价格动态调整机制、全面取消公立医疗机构医用耗材加成的具体方式方法；不具备全面建立价格动态调整机制条件的地区，2020 年底前，可选择部分地市开展试点。

（四）做好舆论引导。各地要解读好价格动态调整机制的主要做法，宣传稳妥有序试点探索医疗服务价格优化、做好当前医疗服务价格动态调整，以及取消公立医疗机构医用耗材加成等工作的必要性和重要意义，引导各方形成合理预期，引导公立医疗机构主动转变发展方式，通过完善自我管理，强化降本增效，减少资源浪费。要密切关注舆情动态，及时妥善应对负面舆情。

国家医疗保障局办公室
2019 年 12 月 31 日印发

附4.5 《深化医疗服务价格改革试点方案》

国家医保局等八部门关于印发
《深化医疗服务价格改革试点方案》的通知

医保发〔2021〕41号

各省、自治区、直辖市人民政府，新疆生产建设兵团，国务院有关部委、有关直属机构：

《深化医疗服务价格改革试点方案》已经中央全面深化改革委员会第十九次会议审议通过。经国务院同意，现印发你们，请结合实际认真组织实施。

国家医保局 国家卫生健康委 国家发展改革委 财政部
人力资源社会保障部 市场监管总局 国家中医药局 国家药监局
2021年8月25日

深化医疗服务价格改革试点方案

深化医疗服务价格改革是推进医疗保障和医疗服务高质量协同发展的重要举措。按照党中央、国务院关于深化医疗保障制度改革任务部署，为加快建立科学确定、动态调整的医疗服务价格形成机制，持续优化医疗服务价格结构，现制定本方案。

一、总体要求

（一）指导思想。以习近平新时代中国特色社会主义思想为指导，深入贯彻党的十九大和十九届二中、三中、四中、五中全会精神，坚持以人民健康为中心、以临床价值为导向、以医疗事业发展规律为遵循，建立健全适应经济社会发展、更好发挥政府作用、医疗机构充分参与、体现技术劳务价值的医疗服务价格形成机制，坚持公立医疗机构公益属性，建立合理补偿机制，调动医务人员积极性，促进医疗服务创新发展，提高医疗卫生为人民服务的质量和水平，控制人民群众医药费用负担，保障人民群众获得高质量、有效率、能负担的医疗卫生服务。

（二）总体思路。规范管理医疗服务价格项目，建立符合价格规律的计价单元体系。统筹兼顾医疗事业发展需要和各方承受能力，调控医疗服务价格总体水平。探索政府指导和公立医疗机构参与相结合的价格形成机制，充分发挥公立医疗机构专业优势，合理确定医疗服务价格。建立灵敏有度的价格动态调整机制，明确调价的启动条件和约束条件，发挥价格合理补偿功能，稳定调价预期、理顺比价关系，确保群众负担总体稳定、医保基金可承受、公立医疗机构健康发展可持续。强化大数据和信息化支撑作用，加强公立医疗机构价格监测评估考核，确保价格机制稳定运行。坚持系统观念，统筹推进公立医院补偿机制、分级诊疗、医疗控费、医保支付等相关改革，完善激励约束机制，增强改革的系统性、整体性、协同性，形成综合效应。

（三）改革目标。通过 3 至 5 年的试点，探索形成可复制可推广的医疗服务价格改革经验。到 2025 年，深化医疗服务价格改革试点经验向全国推广，分类管理、医院参与、科学确定、动态调整的医疗服务价格机制成熟定型，价格杠杆功能得到充分发挥。

二、建立目标导向的价格项目管理机制

（四）制定价格项目编制规范。按照服务产出为导向、医疗人力资源消耗为基础、技术劳务与物耗分开的原则，制定国家价格项目编制规范。明确医疗技术或医疗活动转化为价格项目的立项条件和管理规则，厘清价格项目与临床诊疗技术规范、医疗机构成本要素、不同应用场景加收标准等的政策边界。构建内涵边界清晰、适应临床诊疗、便于评价监管的价格项目体系。

（五）完善全国价格项目规范。在充分听取临床专家等意见基础上，分类整合现行价格项目，完善全国医疗服务价格项目规范，统一价格项目编码，逐步消除地区间差异。实现价格项目与操作步骤、诊疗部位等技术细节脱钩，增强现行价格项目对医疗技术和医疗活动改良创新的兼容性，合理压减项目数量。医用耗材从价格项目中逐步分离，发挥市场机制作用，实行集中采购、"零差率"销售。

（六）优化新增价格项目管理。简化新增价格项目申报流程，加快受理审核进度，促进医疗技术创新发展和临床应用。对资源消耗大、价格预期高的新增价格项目，开展创新性、经济性评价。对优化重大疾病诊疗方案或填补诊疗空白的重大创新项目，开辟绿色通道，保障患者及时获得更具有临床价值和成本效益的医疗服务。

三、建立更可持续的价格管理总量调控机制

（七）加强医疗服务价格宏观管理。根据经济发展水平、医疗技术进步和各方承受能力，对公立医疗机构医疗服务价格调整总量实行宏观管理，控制医药费用过快增长，提升价格管理的社会效益。在价格调整总量范围内突出重点、有升有降调整医疗服务价格，发挥价格工具的杠杆作用。

（八）合理确定价格调整总量。建立健全价格调整总量的确定规则和指标体系。以区域内公立医疗机构医疗服务总费用为基数，综合考虑地区经济发展水平、医药总费用规模和结构、医保基金筹资运行、公立医疗机构运行成本和管理绩效、患者跨区域流动、新业态发展等因素，确定一定时期内公立医疗机构医疗服务价格调整的总金额。

（九）统筹平衡总量分配。地区间价格调整总量增速要快慢结合，促进增加医疗资源有效供给，提高均等化水平。医疗费用增速过快的地区要严格控制增长。公立医疗机构间价格调整总量有保有压，体现合理回报、激励先进，反映各级各类公立医疗机构功能定位、服务特点，支持薄弱学科、基层医疗机构和中医医疗服务发展，促进分级诊疗。

四、建立规范有序的价格分类形成机制

（十）通用型医疗服务的政府指导价围绕统一基准浮动。医疗机构普遍开展、服务均质化程度高的诊察、护理、床位、部分中医服务等列入通用型医疗服务目录清单。基于服务要素成本大数据分析，结合宏观指数和服务层级等因素，制定通用型医疗服务政府指导价的统一基准，不同区域、不同层级的公立医疗机构可在一定范围内浮动实施，促进通用型医疗服务规范化标准化和成本回收率均等化。

（十一）复杂型医疗服务的政府指导价引入公立医疗机构参与形成。未列入通用型医疗服务目录清单的复杂型医疗服务，构建政府主导、医院参与的价格形成机制，尊重医院和医生的专业性意见建议。公立医疗机构在成本核算基础上按规则提出价格建议。各地集中受理，在价格调整总量和规则范围内形成价格，严格控制偏离合理价格区间的过高价格，统一公布政府指导价。建立薄弱学科的调查监测和政策指引机制，允许历史价格偏低、医疗供给不足的薄弱学科项目价格优先调整，推动理顺比价关系。充分考虑中医医疗服务特点，支持中医传承创新发展。支持技术难度大、风险程度高、确有必要开展的医疗服务适当体现价格差异。引导公立医疗机构加强成本管理和精算平衡、统筹把握调价项目数量和幅度，指导公立医疗机构采取下调偏高价格等方式扩大价格调整总量。

（十二）特需服务和试行期内新增项目实行市场调节价。公立医疗机构确定特需服务和试行期内新增项目（试行期 1 至 2 年）的价格，并报医疗服务价格主管部门备案。定价要遵守政府制定的价格规则，与医院等级、专业地位、功能定位相匹配，定价增加的医疗服务费用占用价格调整总量。严格控制公立医疗机构实行市场调节价的收费项目和费用所占比例，不超过全部医疗服务的 10%。新增项目试行期满后，按通用型或复杂型项目进行管理。

五、建立灵敏有度的价格动态调整机制

（十三）通用型医疗服务项目价格参照收入和价格指数动态调整。通用型医疗服务项目基准价格参照城镇单位就业人员平均工资、居民消费价格指数变化进行定期评估、动态调整。城镇单位就业人员平均工资累计增幅达到触发标准、居民消费价格指数低于一定水平的，按规则调整基准价格。

（十四）复杂型医疗服务项目价格经评估达标定期调整。建立健全调价综合评估指标体系，将医药卫生费用增长、医疗服务收入结构、要素成本变化、药品和医用耗材费用占比、大型设备收入占比、医务人员平均薪酬水平、医保基金收支结余、患者自付水平、居民消费价格指数等指标列入评估范围，明确动态调整的触发标准和限制标准。定期开展调价评估，符合标准时集中启动和受理公立医疗机构提出的价格建议。

（十五）建立医疗服务价格专项调整制度。为落实药品和医用耗材集中带量采购等重大改革任务、应对突发重大公共卫生事件、疏导医疗服务价格突出矛盾、缓解重点专科医疗供给失衡等，根据实际需要启动医疗服务价格专项调整工作，灵活选择调价窗口期，根据公立医疗机构收入、成本等因素科学测算、合理确定价格调整总量和项目范围，有升有降调整价格。

六、建立严密高效的价格监测考核机制

（十六）加强公立医疗机构价格和成本监测。监测公立医疗机构重要项目价格变化。实行医疗服务价格公示、披露制度，编制并定期发布医疗服务价格指数。对监测发现医疗服务价格异常、新增项目定价偏高的，必要时组织开展成本调查或监审、成本回收率评价、卫生技术评估或价格听证，防止项目价格畸高畸低。

（十七）做好医疗服务价格改革评估。密切跟踪医疗服务价格项目管理机制改革进展，定期评估新增项目执行效果。全面掌握医疗服务价格总量调控和动态调整执行情况，定期评估调价对公立医疗机构运行、患者和医保基金负担等的影响。密切跟踪价格分类形成机制落实情况，定期评估区域间、学科间比价关系。科学运用评估成果，与制定和调整医疗服务价格挂钩，支撑医疗服务价格新机制稳定高效运行。

（十八）实行公立医疗机构价格责任考核制度。制定公立医疗机构医疗服务价格主体责任考核办法。稽查公立医疗机构内部价格管理和定价的真实性、合规性，检查公立医疗机构医疗服务价格执行情况，考核公立医疗机构落实改革任务、遵守价格政策、加强经营管理、优化收入结构、规范服务行为等情况。稽查、检查和考核结果与公立医疗机构价格挂钩。

七、完善价格管理的支撑体系

（十九）优化医疗服务价格管理权限配置。医疗服务价格项目实行国家和省两级管理。医疗服务价格水平以设区的市属地化管理为基础，国家和省级医疗保障部门可根据功能定位、成本结构、医疗技术复杂程度等，对部分医疗服务的价格进行政策指导。

（二十）完善制定和调整医疗服务价格的规则程序。周密设计各类医疗服务价格制定和调整的规则，减少和规范行政部门自由裁量权，确保医疗服务价格形成程序规范、科学合理。建立调价公示制度。加强事前的调价影响分析和社会风险评估，重点关注特殊困难群体，主动防范和控制风险。依法依规改革完善优化医疗服务定调价程序，采取多种形式听取意见。

（二十一）加强医疗服务价格管理能力建设。健全联动反应和应急处置机制，加强上下衔接、区域联动、信息共享。畅通信息报送渠道，为价格调整提供良好信息支撑。提升医疗服务价格管理信息化水平，加强医疗服务价格管理队伍建设。

八、统筹推进配套改革

（二十二）深化公立医院综合改革。完善区域公立医院医疗设备配置管理，引导合理配置，严控超常超量配备。加强公立医疗机构内部专业化、精细化管理。规范公立医疗机构和医务人员诊疗行为。合理确定公立医院薪酬水平，改革完善考核评价机制，实现医务人员薪酬阳光透明，严禁下达创收指标，不得将医务人员薪酬与科室、个人业务收入直接挂钩。

（二十三）改进医疗行业综合监管。加强医疗机构医疗服务价格监督检查，以及部门间信息共享、配合执法。研究制定医疗服务价格行为指南。依法严肃查处不执行政府指导价、不按规定明码标价等各类价格违法行为，以及违规使用医保资金行为。

（二十四）完善公立医疗机构政府投入机制。落实对符合区域卫生规划的公立医疗机构基本建设和设备购置、重点学科发展等政府投入。落实对中医（民族医）医院和传染病、精神病、职业病防治、妇产和儿童等专科医疗机构的投入倾斜政策。

（二十五）规范非公立医疗机构价格。非公立医疗机构提供的医疗服务，落实市场调节价政策，按照公平合法、诚实信用、质价相符的原则合理定价，纳入医保基金支付的按医保协议管理。加强非公立医疗机构价格事中事后监管，做好价格监测和信息披露，必要时采取价格调查、函询约谈、公开曝光等措施，维护良好价格秩序。

（二十六）衔接医疗保障制度改革。做好医疗服务价格和支付政策协同，价格管理总量调控和医保总额预算管理、区域点数法协同。探索制定医保支付标准。建立健全医保医用耗材目录管理制度。深化以按病种、按疾病诊断相关分组付费为主的多元复式医保支付方式改革。探索对紧密型医疗联合体实行医保总额付费，加强监督，在考核基础上结余留用、合理超支分担。推进医用耗材全部挂网采购，扩大高值医用耗材集中带量采购范围。强化公立医疗机构定点协议管理。

九、组织开展试点

（二十七）加强组织领导。开展试点的地区要充分认识深化医疗服务价格改革的重要性、复杂性和艰巨性，把改革试点作为深化医疗保障制度改革的重要工作任务，把党的领导贯彻到试点全过程，建立试点工作领导机构，健全工作机制，加强组织领导，严格按照统一部署开展试点工作。

（二十八）稳妥有序试点。国家医保局会同相关部门，初期在科学评估基础上遴选5个城市，重点围绕总量调控、价格分类形成和动态调整、监测考核等机制开展试点，并加强直接联系指导。有条件的省（自治区、直辖市）可组织设区的市参与试点。试点城市要因地制宜制定试点实施方案，稳妥有序推进，形成可复制、可推广的改革经验。

（二十九）精心组织实施。试点实施方案要聚焦突出问题和关键环节，深入探索体制机制创新，力求有所突破，取得实效。试点实施方案由省级人民政府审核后组织实施，并报国家医保局备案。试点中遇到重大情况，及时向国家医保局和省级人民政府报告。非试点地区要按照国家医保局等4部门印发的《关于做好当前医疗服务价格动态调整工作的意见》（医保发〔2019〕79号）要求，做好相关工作，持续理顺医疗服务比价关系。

（三十）做好宣传引导。各地区、各有关部门要主动做好深化医疗服务价格改革政策解读，及时回应群众关切，合理引导社会预期。充分调动各方支持配合改革的积极性和主动性，广泛听取意见，凝聚社会共识，提前做好风险评估，努力营造良好改革氛围。

参 考 文 献

［1］［美］N・格里高利・曼昆著．梁小民译：《经济学原理》，三联书店、北京大学出版社 1999 年版。

［2］白剑峰：《狗洗澡与人看病（不吐不快）》，载《人民日报》，2016 年 4 月 8 日，第 19 版。

［3］白剑峰：《让医生的技术更值钱（不吐不快）》，载《人民日报》，2017 年 3 月 31 日，第 19 版。

［4］贲慧、唐小东、吴迪宏等：《医疗补偿机制与制定医疗服务价格的关系研究》，载《中国医院》2009 年第 4 期，第 32～35 页。

［5］蔡宗泰：《影响医疗服务价格的主要因素分析》，载《现代经济信息》2014 年第 7 期，第 340 页。

［6］陈峰：《我国医疗服务价格规制研究》，南京中医药大学学位论文，2011 年。

［7］陈江华：《上海市二甲医院医疗服务价格影响因素分析》，东华大学学位论文，2005 年。

［8］陈玲：《医疗补偿机制与制定医疗服务价格的关系探讨》，载《现代商业》2013 年第 32 期，第 178～179 页。

［9］陈新平：《新旧版全国医疗服务价格项目对接与定价研究》，载《中国总会计师》2013 年第 12 期，第 84～85 页。

［10］褚金花、于保荣：《我国医疗服务价格管理体制研究综述》，载《中国卫生经济》2010 年第 4 期，第 64～66 页。

［11］崔莉：《我国医疗服务价格规制研究：基于拉姆齐定价法的探析》，载《中国卫生经济》2015 年第 2 期，第 49～51 页。

［12］代涛：《公立医院发展改革的国际经验与启示》，载《中国医院》2011 年第 7 期，第 6～11 页。

［13］［美］丹尼尔·F. 史普博著. 余晖等译：《管制与市场》，上海三联书店、上海人民出版社 1999 年版。

［14］［美］道格拉斯·C. 诺思著. 杭行译：《制度、制度变迁与经济绩效》（第 1 版），格致出版社、上海三联书店、上海人民出版社 2008 年版。

［15］邓旭东、欧阳权：《委托代理理论与国企激励约束机制的构建》，载《企业经济》2004 年第 10 期，第 17 ~ 20 页。

［16］杜人淮：《论政府与市场关系及其作用的边界》，载《现代经济探讨》2006 年第 4 期，第 67 ~ 70 页。

［17］方鹏骞：《中国医疗卫生事业发展报告（2016）》，人民出版社 2017 年版。

［18］冯欣：《取消药品加成后的医疗服务项目定价模型实证研究》，载《中国卫生经济》2014 年第 3 期，第 76 ~ 77 页。

［19］冯勇：《公立医院医疗服务价格与政府规制研究》，青岛大学学位论文，2012 年。

［20］高丽伟、查丹：《完善我国公立医院医疗服务价格管理的思考》，载《价格理论与实践》2013 年第 9 期，第 46 ~ 47 页。

［21］顾善清、刘宝：《〈全国医疗服务价格项目规范（2012 年版）〉评析》，载《中国卫生资源》2013 年第 4 期，第 248 ~ 250 页。

［22］郭阳旭：《信息不对称条件下的医疗服务价格规制研究》，载《价格理论与实践》2007 年第 8 期，第 32 ~ 33 页。

［23］侯建林、王延中：《公立医院薪酬制度的国际经验及其启示》，载《国外社会科学》2012 年第 1 期，第 69 ~ 77 页。

［24］黄超：《公立医院改革"三明模式"的路径与效果研究》，厦门大学学位论文，2014 年。

［25］黄鹏：《不对称信息条件下电力产业激励性价格规制的研究》，上海师范大学学位论文，2009 年。

［26］黄少安、刘海英：《制度变迁的强制性和诱致性——兼对新制度经济学和林毅夫先生所做区分评析》，载《经济学动态》1996 年第 4 期，第 58 ~ 61 页。

［27］黄晓璐：《我国医疗服务市场供需关系分析及对策研究》，载《湖北经济学院学报》（人文社会科学版）2009 年第 6 卷第 4 期，第 52～53 页。

［28］江其玟、戴静宜、胡靖雯等：《我国公立医院医疗服务价格调整模型构建与应用》，载《卫生经济研究》2019 年第 6 期，第 38～41 页。

［29］姜燕燕：《我国政府对医疗服务价格的规制研究》，西安理工大学学位论文，2008 年。

［30］蒋帅：《基于成本与价值导向的医疗服务项目定价模型研究》，载《中国卫生经济》2021 年第 40 卷第 11 期，第 47～50 页。

［31］蒋帅、付航、苗豫东：《成本视角下公立医院医疗服务分级定价机制模型》，载《解放军医院管理杂志》2020 年第 8 期，第 744～747 页。

［32］金春林、王惟、龚莉等：《我国医疗服务项目价格调整进展及改革策略》，载《中国卫生资源》2016 年第 19 卷第 2 期，第 83～86 页。

［33］李凤芝：《我国医疗服务价格改革与发展策略研究》，天津大学学位论文，2004 年。

［34］李丽：《我国医疗服务价格规制的理论与实证分析》，山东大学学位论文，2007 年。

［35］李利平、张永庆、吴振献等：《估时作业成本法在医疗服务项目成本测算中的应用》，载《卫生经济研究》2016 年第 8 期，第 36～38 页。

［36］李鲁：《社会医学》（第 3 版），人民卫生出版社 2007 年版。

［37］李卫平、黄二丹：《境外非营利性医院医疗服务定价及对我国的借鉴》，载《中国财政》2014 年第 7 期，第 74～76 页。

［38］李玮彬：《寻租理论文献综述》，辽宁大学学位论文，2013 年。

［39］李晓阳：《我国医疗服务市场规制研究》，哈尔滨工业大学学位论文，2010 年。

［40］李秀英：《医疗卫生服务的市场调节与政府作用的界定》，载《中国卫生经济》2000 年第 11 期，第 16～17 页。

［41］李永强、朱宏、李军山：《公立医院医疗服务价格动态调整研究》，载《卫生经济研究》2018 年第 11 期，第 35～37 页。

［42］梁万年：《卫生事业管理学》（第 2 版），人民卫生出版社 2007 年版。

［43］林新真:《中德医疗保障制度对比分析及启示》,载《价格理论与实践》2013 年第 4 期,第 51~52 页。

［44］刘剑、曹红梅:《我国公立医院医疗服务价格调整的问题与对策分析》,载《中国卫生管理研究》2006 年第 1 期,第 130~144 页。

［45］刘珺珺、蒋文伟:《公立医院成本管理问题分析及建议》,载《中国医院管理》2018 年第 6 期,第 615~618 页。

［46］刘丽杭:《医疗服务价格规制的理论与实证研究》,中南大学学位论文,2005 年。

［47］刘树杰:《价格机制、价格形成机制及供求与价格的关系》,载《中国物价》2013 年第 7 页,第 69~73 页。

［48］刘洋:《政府与市场关系及其作用的边界》,载《中国商论》2016 年第 36 期,第 154~155 页。

［49］卢洪友、连玉君、卢盛峰:《中国医疗服务市场中的信息不对称程度测算》,载《经济研究》2011 年第 4 期,第 94~106 页。

［50］鲁献忠、徐红伟、许梦雅等:《加强公立医院成本管理的对策》,载《现代医院管理》2015 年第 6 期,第 12~14 页。

［51］吕馥蓉:《完善医疗服务价格政府管制的研究》,华南理工大学学位论文,2013 年。

［52］罗力、章滨云、华颖等:《四种医疗费用合理增长率测算方法》,载《中国医院管理》2002 年第 9 期,第 27~29 页。

［53］骆严、焦洪涛:《基于 ROCCIPI 模型的中国"拜杜规则"分析》,载《科学学研究》2014 年第 32 卷第 1 期,第 59~65,102 页。

［54］马云泽:《规制经济学研究范式的分异与融合》,载《南通大学学报》(社会科学版)2007 年第 4 期,第 109~116 页。

［55］孟庆跃、郑振玉:《医疗服务价格扭曲的测量及其分析》,载《中国卫生资源》2003 年第 5 期,第 225~227 页。

［56］曲振涛、杨恺钧:《规制经济学》,复旦大学出版社 2006 年版。

［57］[法]让·雅克·拉丰、让·梯若尔,著.石磊、王永钦译:《政府采购与规制中的激励理论》,格致出版社,上海三联书店、上海人民出版社 2014 年版。

[58] 申屠志珑:《我国医疗器械价格形成机制及影响因素实证研究》,浙江财经大学学位论文,2015 年。

[59] 申笑颜、栾福茂:《医疗服务价格规制研究述评》,载《医学与哲学》(人文社会医学版)2011 年第 1 期,第 56~58 页。

[60] 苏长春:《我国医疗服务市场供给诱导需求现象的现状研究》,山西医科大学学位论文,2008 年。

[61] 陶成君、丁玉澜:《青海 14 家省级公立医院取消药品加成》,载《海东时报》,2016 年 5 月 17 日,第 A02 版。

[62] 田亚平、刘爽、王晓方等:《我国移动医疗研究现况的可视化分析》,载《中国卫生质量管理》2019 年第 26 卷第 6 期,第 82~85,95 页。

[63] 佟珺、石磊:《价格规制、激励扭曲与医疗费用上涨》,载《南方经济》2010 年第 1 期,第 38~46 页。

[64] 万彬、丁海霞、占伊扬:《国外医疗服务定价及管理模式对我国的启示》,载《现代医院管理》2017 年第 5 期,第 80~82 页。

[65] 王碧艳、方鹏骞、蒋帅等:《我国医疗服务价格规制的关键问题和对策探讨》,载《中国卫生事业管理》2021 年第 3 期,第 192~194 页。

[66] 王虎峰、赵斌:《购买机制如何影响医疗服务价格——以美国医疗保险为例》,载《北京航空航天大学学报》(社会科学版)2016 年第 2 期,第 1~7 页。

[67] 王瑞祥:《政策评估的理论、模型与方法》,载《预测》2003 年第 3 期,第 6~11 页。

[68] 王性玉、薛来义:《寻租理论三方博弈模型分析》,载《财经问题研究》2001 年第 11 期,第 14~17 页。

[69] 王屹亭、火煜雯、凤博:《卫生服务准公共产品划分的依据与意义》,载《医学与哲学(A)》2015 年第 11 期,第 52~55 页。

[70] 危凤卿、袁素维、刘雯薇等:《"十二五"末我国居民医疗卫生服务需求状况研究》,载《中国医院管理》2015 年第 35 卷第 3 期,第 5~7 页。

[71] 吴蓉蓉:《我国现行医疗服务价格的分析研究》,南京中医药大学学位论文,2009 年。

［72］伍凤兰：《农村合作医疗的制度变迁研究》，浙江大学出版社2009年版。

［73］杨君昌：《公共定价的理论》，上海财经大学出版社2002年版，第71页。

［74］杨永生、郑格琳、肖梦熊等：《〈全国医疗服务价格项目规范〉中西医项目技术难度和风险程度赋值对比性分析》，载《中国中医药信息杂志》2014年第1期，第2~4页。

［75］医疗价格指数课题组：《医疗价格指数的编制方法》，载《中国卫生经济》1996年第7期，第26~29页。

［76］于立、肖兴志：《规制理论发展综述》，载《财经问题研究》2001年第1期，第17~24页。

［77］于露露、李燕、王辰旸，等：《我国移动医疗应用服务监管刍议》，载《中国医院管理》2017年第37卷第7期，第56~58页。

［78］袁国栋、顾昕：《政府对医疗服务价格的管制：美国经验对我国医改的启示》，载《中国卫生经济》2014年第12期，第109~112页。

［79］翟桔红、徐水安：《政府职能内涵的理论阐释》，载《行政与法》2007年第5期，第13~15页。

［80］张慧、于丽华、张振忠：《我国医疗服务项目定价方法探析》，载《中国卫生经济》2014年第7期，第61~62页。

［81］张希兰、顾海、徐彪：《医疗服务价格调整的经济效应及政策启示》，载《统计与决策》2013年第20期，第103~106页。

［82］张昕竹、让·拉丰、安·易斯塔什：《网络产业：规制与竞争理论》，社会科学文献出版社2000年版。

［83］张莹：《日本医疗服务价格政策分析》，载《中国卫生经济》2010年第9期，第36~37页。

［84］张振忠、陈增辉、李敬伟：《2012年版〈全国医疗服务价格项目规范〉修订原则及思路》，载《中国卫生经济》2013年第2期，第5~7页。

［85］赵娟：《寻租理论的新发展》，载《技术经济与管理研究》2011年第8期，第3~8页。

［86］赵要军、李建军、李淼军等：《基于估时作业成本法的医疗服务项目二级分层成本核算模型构建及应用》，载《中华医院管理杂志》2020年第8期，第682～686页。

［87］赵云：《病种收费与医疗服务价格形成机制的思考》，载《中国医疗保险》2013年第12期，第58～60页。

［88］郑大喜：《医疗服务价格调整与医疗费用控制的关系研究》，载《医学与哲学》2005年第9期，第18～21页。

［89］［日］植草益：《微观规制经济学》，朱邵文、胡欣欣等译，中国发展出版社1992年版。

［90］周学荣：《中国医疗价格的政府管制研究》，中国社会科学出版社2008年版。

［91］朱应皋、吴美华：《论政府与市场关系模式重构》，载《南京财经大学学报》2007年第1期，第12～14页。

［92］邹俐爱、许崇伟、龙钊等：《医疗服务项目定价模型研究》，载《中国卫生经济》2013年第1期，第74～75页。

［93］Albert O. Hirschman. National power and the structure of foreign trade, Berkeley: University of California Press, 1945.

［94］Alfred E. Kahn. The economics of regulation: principles and institutions, Vol. 1, New York: Wiley, 1970.

［95］Alger I. , Salanie F. A theory of fraud and overtreatment in experts markets. Journal of Economics & Management Strategy, Vol. 15, No. 4, 2006, pp: 853 - 881.

［96］Anne O. Krueger. The political economy of the rent? seeking society, The American Economic Review, Vol. 64, No. 3, 1974, pp: 291 - 303.

［97］Attari M. Discontinuous interest rate processes: An equilibrium model for bond option prices, Journal of Financial & Quantitative Analysis, Vol. 34, No. 3, 1999, pp: 293 - 322.

［98］Baron D. P. , Myerson R. Regulating a monopolist with unknown costs, Econometrica, Vol. 50, No. 4, 1982, pp. 911 - 930.

［99］Bhagwati J. N. Directly unproductive profit? seeking activities, Journal of Political Economy, Vol. 90, No. 5, 1982, pp: 988 – 1002.

[100] Currier K. M. A practical approach to quality? adjusted price cap regulation, Telecommunications Policy, Vol. 31, No. 8 – 9, 2007, pp: 493 – 501.

[101] Dranove D. , Cone K. Do state rate setting regulations really lower hospital expenses?, Journal of Health Economics, Vol. 4, No. 2, 1985, pp: 159 – 165.

[102] Evert Vedung. Public policy and program evaluation, Transaction Publishers, 1997.

[103] Facanha L. O. , Resende M. Price cap regulation, incentives and quality: the case of brazilian telecommunications, International Journal of Production Economics, Vol. 92, No. 2, pp: 133 – 144.

[104] Gordon Tullock. The welfare cost of monopoly tariffs and theft, Western Economic Journal, Vol. 5, No. 3, 1967, pp. 224 – 232.

[105] Greenstein S. , Mcmaster S. , Spiller P. The effect of incentive regulation on infrastructure modernization: local exchange companies deployment of digital technology, Journal of Economics & Management Strategy, Vol. 4, No. 2, 1995, pp: 187 – 236.

[106] Grossman M. On the concept of health capital and the demand for health, Journal of Political Economy, No. 80, 1972, pp: 223 – 255.

[107] Hotelling H. The general welfare in relation to problems of taxation and of railways and utility rates, Econometrica, Vol. 6, No. 3, 1938, pp: 242 – 269.

[108] James M. Buchanan, Robert D. Tollison, Gordon Tullock. Toward a theory of the rent? seeking society, Texas A&M Univ Press, 1980.

[109] Joskow P. , Schmalensee R. Incentive regulation for electric utilities, Yale Journal on Regulation, Vol. 4, No. 1, 1986, pp: 267 – 274.

[110] Li Y. , Xing X. , Li C. Dynamic pricing model of medical services in public hospitals in China, Current Science, Vol. 109, No. 8, 2015, pp: 1437 – 1444.

[111] Liu C. , et al. Status and trends of mobile – health applications for

iOS devices: A developer's perspective, Journal of Systems & Software, Vol. 84, No. 11, 2011, pp: 2022 – 2033.

[112] Loeb M. , Magat W. A. A decentralized method for utility regulation, The Journal of Law and Economics, Vol. 22, No. 2, 1979, pp: 399 – 404.

[113] Melnick G. A. , Wheeler J. R. , Feldstein P. J. Effects of rata regulation on selected components of hospital expenses, Inquiry, Vol. 18, No. 3, 1981, pp: 240 – 246.

[114] Mishra D. P. , Heide J. B. , Cort S. G. Information asymmetry and levels of agency relationships, Journal of Marketing Research, Vol. 35, No. 3, 1998, pp: 277 – 295.

[115] Posner R. A. Theories of economic regulation, The Bell Journal of Economics and Management Science, Vol. 5, No. 2, 1974, pp: 335 – 358.

[116] Resende M. , Facanha L. O. Price? cap regulation and service? quality in telecommunications: an empirical study, Information Economics and Policy, Vol. 17, No. 1, 2005, pp: 1 – 12.

[117] Robert A. Quality issues for system operators with special reference to European regulators, Brussels: Report, Belgian Transmission System Operator (ELIA), 2001.

[118] Robert D. Tollison. Rent Seeking: A Survey.

[119] Roemer M. I. Bed supply and hospital utilization: a natural experiment, Hospitals, No. 35, 1961, pp: 35: 36 – 42.

[120] Biles B. , Schramm C. J. , Atkinson J. G. Hospital cost inflation under stata rata? setting programs, The New England Journal of Medicine, No. 303, 1980, pp: 664 – 668.

[121] Sappington D. E. M. Incentives in principal? agent relationships, Journal of Economic Perspectives, Vol. 5, No. 2, 1991, pp: 45 – 66.

[122] Swamy Laxminarayan, Robert S. H. Istepanian. UNWIRED E-MED: The next generation of wireless and internet telemedicine systems, IEEE Transactions on Information Technology in Biomedicine, Vol. 4, No. 3, 2000, pp: 189 – 193.

[123] Tachiciu L. , Dinu V. , Kerbalek I. Information asymmetry and service quality assessment in business to business relationships, 20th Anniversary Conference, The Resilience of the Global Service Economy, 2010, Gothenburg, Sweden.

[124] Uri N. D. Measuring the impact of incentive regulation on technical efficiency in telecommunications in the United States, Applied Mathematical Modelling, Vol. 28, No. 3, 2004, pp: 255 –271.

[125] Velmurugan M. S. The success and failure of activity? based costing systems, Journal of Performance Management, Vol. 23, No. 2, 2010, pp: 3 –33.

[126] Vogelsang I. Incentive regulation, investments and technological change, Cesifo Working Paper, No. 2964, 2010, pp: 43.

[127] Zihua Lin. Demand for health insurance and demand for health care in rural china, University of California, 2000.